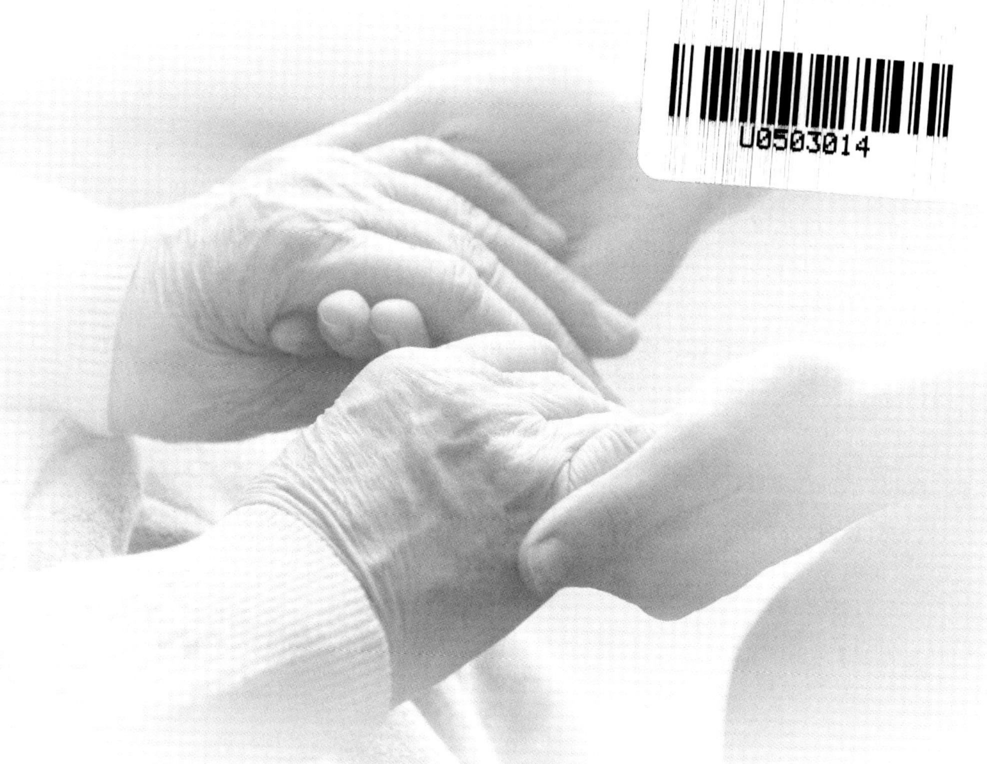

养老护理员

主编●张 艳　付 瑶

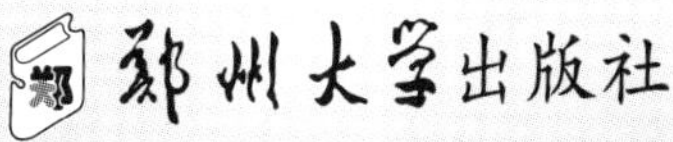

图书在版编目(CIP)数据

养老护理员 / 张艳, 付瑶主编. -- 郑州 : 郑州大学出版社, 2024. 12. -- ISBN 978-7-5773-0687-2

Ⅰ. R473

中国国家版本馆 CIP 数据核字第 2024PX4858 号

养老护理员

YANGLAO HULIYUAN

策划编辑	李龙传	封面设计	曾耀东
责任编辑	张　楠　胡文斌	版式设计	王　微
责任校对	白晓晓	责任监制	朱亚君

出版发行	郑州大学出版社	地　　址	郑州市大学路 40 号(450052)
出 版 人	卢纪富	网　　址	http://www.zzup.cn
经　　销	全国新华书店	发行电话	0371-66966070
印　　刷	河南大美印刷有限公司		
开　　本	787 mm×1 092 mm　1 / 16		
印　　张	14.25	字　　数	331 千字
版　　次	2024 年 12 月第 1 版	印　　次	2024 年 12 月第 1 次印刷

书　　号	ISBN 978-7-5773-0687-2	定　　价	49.00 元

作者名单

主　　编　张　艳　郑州大学护理与健康学院
　　　　　付　瑶　安顺市民族中等职业学校

副 主 编　齐如霞　安顺市民族中等职业学校
　　　　　李　萌　河南省第三人民医院
　　　　　范　围　安顺市民族中等职业学校
　　　　　陈玲丽　安顺市民族中等职业学校

编　　委　（按姓氏笔画排序）
　　　　　王焕东　河南省胸科医院
　　　　　田雨同　郑州大学护理与健康学院
　　　　　刘新英　鹤壁市老年公寓
　　　　　李　璟　安顺市民族中等职业学校
　　　　　杨巧菊　河南中医药大学护理学院
　　　　　肖　潇　安顺市民族中等职业学校
　　　　　吴小艳　安顺市民族中等职业学校
　　　　　张金华　新乡医学院护理学院
　　　　　张建阁　河南省人民医院
　　　　　林蓓蕾　郑州大学护理与健康学院
　　　　　孟李雪　武汉晴川学院
　　　　　夏　露　安顺市民族中等职业学校
　　　　　鲁振玲　郑州中牟县锦源老年公寓

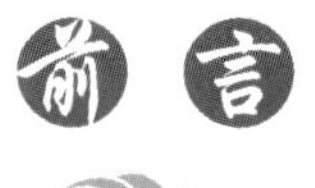

前言

人口老龄化加剧，养老成为社会焦点，养老护理员的关键作用日益凸显。他们为老年人提供生活照料、健康护理、心理关怀，是老年人幸福晚年的守护者。养老护理涵盖多元专业知识与技能，从基础的起居协助到复杂慢性疾病照护、紧急情况处理，要求护理员兼具爱心与实操本领。本书内容贴合行业标准与实际需求，梳理实用护理技巧、沟通要诀、康复辅助手段，还融入人文理念，关注老年人精神世界，推动养老事业走向优质、温情。

本书主要内容包括照护评估（生命体征的观测），基础照护（用药照护、风险应对、护理协助、感染防控、安宁服务），生活照护（清洁照护、穿脱衣物、饮食照护、排泄照护、睡眠照护、环境清洁、失智照护），康复照护（体位转换、康乐活动、功能促进、认知训练），心理支持（沟通交流、精神慰藉）等，关键技术配置插图和表格说明，从日常的生活照料，如饮食、起居、排泄护理，到更为复杂的医疗护理操作、心理疏导等，系统地介绍了养老护理的各项专业技能，通过详细的讲解、具体案例分析以及操作示范，帮助养老护理员快速提升自己的专业水平。专业的护理技能是养老护理员的立身之本，无论是初入行业的新手，还是已经有一定经验的从业者，都能在本书中找到提升自己的方法和途径，为更好地服务老人打下坚实的基础。

养老护理工作不仅仅是一份职业，更是一种使命。每一位养老护理员都是老年人晚年生活中的重要支撑，他们的专业技能、耐心与爱心，直接关系到老人们的生活质量、身心健康以及尊严。本书旨在为养老护理员提供全面、系统的专业知识和技能培训，帮助他们更好地履行这一神圣的职责，为老年人创造一个温馨、舒适、安全的晚年生活环境。我们相信，通过不断提升养老护理员的专业素养，能够让更多的老年人享受到高质量的护理服务，让他们的晚年生活充满阳光与温暖。

编者

2024 年 8 月

目录

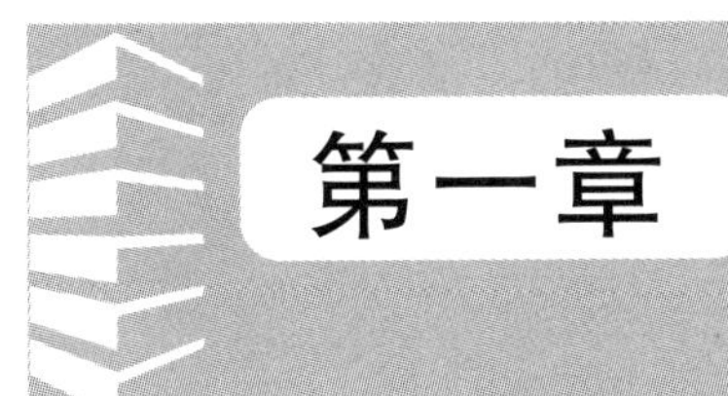

第一章 绪 论

学习目标

◆知识目标：了解养老护理员的发展进程及相关政策；熟悉养老护理员的概念及老年人相关政策法规；掌握养老护理员的核心能力及职业防护知识。

◆能力目标：具备养老护理员的核心能力并利用职业防护知识做好个人防护。

◆素质目标：树立正确的职业价值观，做到尊老敬老。

第一节 养老护理员的核心能力与职业规范

养老护理员是对老年人进行生活照料、护理的服务人员，其职业素质对老年人的生活质量有直接影响。《国务院关于加快发展养老服务业的若干意见》中明确指出，要大力加强老年人健康照护与促进从业人员职业素质和专业培训。2023 年我国民政部等 12 部门制定出台了《关于加强养老服务人才队伍建设的意见》，首次提出以养老护理员为试点，完善养老服务技能人才职业技能等级制度，进一步明确了养老护理员等养老服务技能人才的技能等级、评价主体、评价管理、评价结果使用等关键性问题。

一、养老护理员的核心能力

1. 基本能力

（1）热爱老年照护事业，热爱本职工作，本着“人道、博爱、奉献”的精神，不断学习、积累，不断提高服务质量。具有为老年人健康服务的敬业精神和娴熟的照护技能。

（2）有良好的职业道德与职业素养。工作中具有爱心、细心、耐心、热心、诚心。不做违反道德良心的不合法操作或有悖职业操守的任何行为，以维护职业声誉。

（3）具有诚实的品格、高尚的道德修养及思想情操。对老年人以诚相待、以爱相

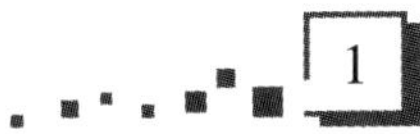

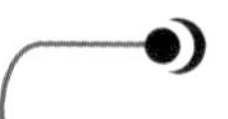

待，尊重人格和尊严、维护个人隐私，保护老年人的合法权益，全心全意为老年人服务。

（4）养老护理员应与同行及其他人员保持良好的合作关系，相互尊重、友爱、团结、协作。

（5）具有健康的心理，热情开朗的性格、稳定的情绪、宽容豁达的胸怀，健壮的体魄。工作作风严谨细微、主动、果断、敏捷、实事求是。

（6）文明礼貌，用语规范，态度和蔼，稳重端庄，服装整洁，仪表大方。

2. 业务能力

（1）掌握老年人营养与饮食、运动及康复照护与促进的基本知识。

（2）掌握老年人生活照护与促进的基本理论、基本知识。

（3）掌握老年人常见疾病预防及照护的基本理论、基本知识。

（4）掌握老年人心理照护与促进的基本理论、基本知识。

（5）掌握老年人健康照护与促进有关政策法规的基本知识。

3. 核心能力　老年人健康状况复杂多变，因此，要求养老护理员能及时发现老年人的健康问题和病情的变化，对老年人的健康问题及时作出初步判断，以便尽早进行干预及处理，这就需要养老护理员全面认识养老照护的专业性、特殊性，做到6个具备。

（1）具备基本技能：包括养老照料、护理知识和养老照护技能。

（2）具备团队精神：要求养老护理员与各方合作，不断交换信心，互相学习，取长补短，使各科达到共同的目标，各尽其责。

（3）具备对突发事件的应急处理能力：通过仔细观察每一位老年人的细微变化，及时发现问题并能做出相应处理。

（4）具备风险评估能力：有评估老年人可能发生意外的预知能力，并能做出相应处理。

（5）具备观察能力：了解老年人在生理和心理方面的需求，了解每一位老年人的过去经历，照顾他们不能用整齐划一的形式，也不能脱离实际和自身的生活习惯。

（6）具备良好的组织能力和协调能力。具体的能力清单汇总如表1–1–1。

表1–1–1　核心能力分类

核心能力	能力要求
1. 生活照护	①清洁照护；②穿脱衣物照护；③饮食照护；④排泄照护；⑤睡眠照护；⑥环境清洁照护；⑦失智照护
2. 基础照护	①体征观测；②用药照护；③风险应对；④护理协助；⑤感染防控；⑥安宁服务
3. 康复服务	①体位转换；②康乐活动；③功能促进；④认知训练；⑤康复评估
4. 心理支持	①沟通交流；②精神慰藉
5. 照护评估	①专项功能评估；②照护计划完善；③评估管理
6. 质量管理	①机构内部管理；②质量系统评价
7. 培训指导	①理论培训；②技术培训；③培训管理

专业的养老护理员通过职业技能培训，能胜任对老年人的生活照护和基本康复训练，辅助专业护理人员对老年人实施照护服务，以补充我国专业养老护理员不足，满足日益多样化的养老护理需求。因此，有效、科学地开展适合各地区情况的养老护理员职业培训是提高养老照护质量的关键，更是满足老年照护人才市场需求及养老行业规范化发展的迫切需求。

二、养老护理员的职业规范

1. 尊老敬老，以人为本　老年人是我们幸福生活的开拓者，今天所有的一切都离不开老年人曾经的辛勤劳动。当我们在享受发展和改革的成果时，不能忘记老年人曾经的付出，他们理应受到全社会的尊重和爱戴。

养老护理员直接承担着照护老年人的工作，其工作不仅仅是照护老年人，更担负着国家、社会对老年人的关怀，所以养老护理员的工作应以一切为老年人服务为宗旨。养老护理员应尊重老年人，让老年人有舒适感、安全感，使他们心情愉悦，延缓衰老，想老年人之所想，想老年人之所需，让老年人能够对养老护理员产生信任感，使养老护理员成为其可依靠的对象。养老护理员要以人为本，坦率、真诚、高效、贴身地服务老年人，使老年人从养老护理员细致的照料中感受到全社会的关爱。

2. 爱心至上，服务第一　老年人在生理、心理等方面都发生着退化现象，且大多数的老年人患有各种类型的慢性疾病，导致个别的老年人性格怪癖，如任性、固执、好强，但又力不从心。这就要求我们要有足够的爱心、耐心、细心、责任心来对待每位老年人，了解老年人的身体状况、情绪变化及日常生活中的需要，知道他们在想什么，他们需要什么，更好地服务老年人，满足其合理需求。

服务第一，就是要把服务老年人放在第一位。养老护理员的工作与众多服务性行业工作一样，是将服务他人放在首位。老年人的需要就是对养老护理员的要求，时时处处为老年人着想，急老年人之所急，想老年人之所想，全心全意为老年人服务是养老护理员职业素质的基本要求。

3. 恪守法纪，无私奉献　养老护理员要做到恪守法纪。首先，要树立严格的法治观念，认真学习和遵守国家的法律、法规，学习和遵守有关尊老、敬老和维护老年人权益的法律、法规。其次，不以老年人的职业、地位、文化水平、性格、态度、容貌及性别不同而区别对待；不利用职业的特性，收受老年人的贿赂，践踏护理道德基本原则，同时要保护老年人的隐私。无私奉献是一种崇高的职业精神。养老护理员要严格要求自己，为老年人着想，把为老年人服务作为行为准则，热爱本职工作，把自己的才能无私地奉献到照顾老年人的事业中去。

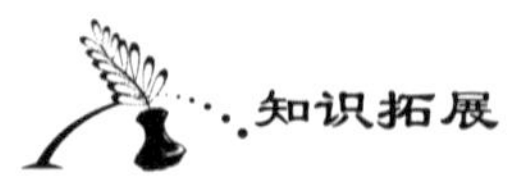

养老护理员职业规范基本体现

为了维护老年人的晚年尊严，保持老年人的最佳生活状态，养老护理员应做到“六送”“六是”。

1.“六送” 即送满意、送安全、送温暖、送幸福、送快乐、送健康。

2.“六是”

(1)一是老年人的好朋友，多关心、多体贴。

(2)二是老年人的倾诉对象，与老年人多沟通。

(3)三是老年人的帮助者，更加详细地了解和掌握老年人的生活习惯和身体状况。

(4)四是老年人的晚辈，多予以尊重和理解。

(5)五是老年人的子女，代替子女照顾老年人，做好尽孝工作。

(6)六是老年人沟通的桥梁，努力起到老年人与亲友、同事、上下级、社会相关部门的桥梁作用。

三、与老年人交往时应使用的正确礼仪

1. 自然优美的站姿 优美的姿势是以正确的站姿为基础的，适当的站姿能够使人减轻疲劳，并给人以轻松愉悦的感觉，站立时以挺、直、高、稳为要领。

(1)挺：头要端正，双目平视，颈直背挺，表情自然，面带微笑，下颌微收，双肩外展放松，双臂自然下垂，掌心向内，双手自然垂于身体两侧，或以右手轻握左手四指，双手拇指自然弯曲，向内交叉相握于小腹前。

(2)直：脊柱要尽量与地面垂直，挺胸，立腰，收腹，夹腿。

(3)高：站立时身体的重心要尽量提高，昂首提气，挺拔俊秀。向老年人微欠身躯，则表示谦虚恭敬。

(4)稳：足跟并拢，足尖分开，呈 60°，重心落在两足间，也可采用“丁”字形站姿。站立较长时间时，可以一足支撑，另一足稍放松，保持自然。

2. 轻盈机敏的步态 养老护理员优雅、敏捷、稳健的行走姿态会给人以动态的美感，充满朝气的精神状态也会对周围的人产生感染力。行走时精神饱满，头直肩平、双目平视、挺胸收腹、足尖向前、步伐平稳。行走轨迹应成直线，不拖脚，避免发出响声，步幅在 30 cm 左右，步态柔美匀称。

3. 禁忌站姿 忌驼背耸肩、凹胸凸腹、撅臀屈膝、东倒西歪、两腿交叉，给人以敷衍、

轻蔑、漫不经心、懒散懈怠的感觉。忌双手抱肘或手插兜及懒散、随便地倚在老年人床旁、墙角或电梯旁。双手背于身后或插兜为无视对方之意，侧转身体则表示厌恶和轻蔑，背朝对方则可理解为“不屑一顾”。

4. 搬椅子的技巧　养老护理员取右侧前位，面向椅背，以右手握住椅背下缘中段，左手扶住椅背上缘，拇指在内侧，向上提气，搬拿。挪动椅子时动作要轻，避免发出响声，态度应保持优雅。

5. 开关门技巧　开门时不可用脚踢，可用肩部或肘部将门轻轻推开。关门时用手扶住门锁或拉手，轻轻关上门，不可用力过猛，发出刺耳的响声。

6. 与老年人交往时应使用的文明用语

(1)赞美语：“您做得很好”“太棒了”“您真了不起”“您手真巧”……

(2)应答语：“行，请您稍等”“好，马上过来”“您不必客气，这是我应该做的”……

(3)提醒别人语：“请您小心”“请您注意”“请您别着急”“请您注意安全”……

(4)道歉语：“真对不起，让您久等了”“对不起，打扰了”……

第二节　养老护理员的职业防护

一、养老护理员职业损伤危险因素

1. 物理性危险因素

(1)电器意外伤害：养老护理员在工作中经常接触电器设备，由于设备老化或操作不慎，可能出现漏电或短路现象，有潜在的触电危险。

(2)电离辐射：养老护理员有可能需协助老年人做各种辅助检查，因此养老护理员会因多次少量接触各种放射线而面临电离辐射产生的健康风险。机体的蓄积作用可引起不同程度的致癌、致畸风险，对血液系统也会造成慢性损伤。

2. 化学性危害因素　老年人易患各种疾病，为预防感染，需要养老护理员经常使用各种化学消毒剂对环境、生活物品进行消毒、保养，并处理垃圾等。化学消毒剂的挥发，对人体的皮肤、黏膜、呼吸道、神经系统均会产生不良影响，亦可引起变态反应性疾病，如哮喘。紫外线等消毒设施，若使用不当可引起紫外线眼炎或皮炎；臭氧吸入过多可引起胸闷、气短、肺水肿等。

3. 生物性危害因素　养老护理员服务于老年人，与老年人接触密切，不可避免地经常接触老年人的血液、分泌物和排泄物等，增加了感染各种传染性疾病的机会，多种经血液传播的疾病也会因此操作造成感染，如乙型肝炎、丙型肝炎、梅毒、艾滋病等，都是养老护理员常见的职业伤害。

4. 心理社会性危害因素　护理工作突发事件多，养老护理员长期处于应激状态，容易出现精神紧张，情绪压抑，极易导致身心疲劳，抵抗力下降，出现各种症状，如头痛、全身乏力、胃肠道不适、睡眠障碍、抑郁、血压升高、心悸等。当老年人病情急重时，其本人或家属情绪往往波动较大,可能会对护理员的言行产生误解。护理员又因工作繁忙没有进行充分的解释,易引起争端,护理员可能会遭到辱骂,甚至受到殴打,使护理人员的人身安全受到威胁,导致严重的心理创伤,产生恐惧、焦虑等心理损伤。

二、养老护理员的职业防护措施

1. 制定防护法　将养老护理员的职业防护问题上升到法律高度,由养老机构主管部门和疾病预防控制部门制定职业防护法,以改善工作环境,更新防护设备、用品,加强防护教育,提高自我防护意识,学习职业安全防护知识。

2. 物理性危害的防护　养老护理员在护理老年人过程中,应严格遵守操作规程,专心致志,小心谨慎。对于患有经血液传播疾病的老年人,养老护理员在为此类老年人护理的同时,也应保护自己,以便保持持久的工作能力,如戴手套可以起到屏障作用。不能乱丢乱放废弃物,而应严格按要求进行销毁处理。若护理员不慎被老年人血液污染伤口,应立即进行处理,必要时到医疗机构进一步处理。

3. 化学性危害的防护　为加强空气流通,定时开窗通风、换气。在配制和使用消毒液时可使用手套、口罩、护目镜等防护用品,以尽量避免消毒液对眼睛、皮肤、黏膜的直接刺激。对于挥发性消毒液,要加盖密封保存。

4. 生物性危害的防护　养老护理员要了解各种传染病的传播途径,对有潜在接触血液、体液的操作,必须戴手套等。同时,洗手是预防细菌感染最简单、最基本的方法,洗手时严格按照七步洗手法。

5. 心理社会性危害的防护　养老护理员应具备专业修养和职业道德,还应加强心理调控力的锻炼,具有较强的判断、应急、沟通和解决问题的能力,不断学习专业知识,熟练掌握各种疾病的护理及急救技术,还必须有良好的服务态度,为老年人提供全身心的照护服务,同时还要学会自我心理疏导,放松情绪,把自己的心理调适到最佳状态,积极投身于照护工作中,减少职业损伤的发生。

三、预防来自老年人的伤害

1. 加强防范　如果老年人患有老年期痴呆或者存在心理障碍,在烦躁时,可能发生摔东西、打人等情况,养老护理员在护理这类老年人前,首先做好评估,加强防范,避免自己受到伤害。

2. 注意危险物品　发现老年人有摔东西和打人的现象,注意在老年人房间不要存放热水瓶、玻璃制品、棍棒、金属制品和其他容易造成自伤或他伤的物品。

3. 察言观色　在为老年人服务前,首先观察老年人的情绪,如果发现有对抗现象,尽量避免激惹对方,要以好言相劝,争取老年人配合。如果老年人异常烦躁,可以暂时停止服务,报告医生处理,待老年人情绪稳定时再继续完成护理工作。

4. 安全制动　必要时对有打人行为的老年人,适当进行手脚安全制动,制动后再进行有关的生活照料及有关的医学治疗等服务。制动前需与家属沟通,征得同意后再进行。

第三节　养老服务模式及管理现状

一、养老服务模式

（一）居家养老

1. 概念　居家养老是指老年人在家中居住，却享受社区或机构为老年人提供的综合性养老服务的一种社会化养老模式。

2. 特点　其一，服务主体多元化，传统的养老方式主要依靠家庭这一主体，目前的居家养老服务已经发展成为家庭、政府、社会等多方参与的多元化供给主体；其二，服务内容丰富化，早期的居家养老服务主要是生活照料，现在的居家养老不仅强调生活照顾，还包括精神慰藉、康复护理、家政服务等；其三，服务方式市场化，如政府购买居家养老服务、居家养老服务社会化、公私合作（PPP）模式应用于居家养老领域等，都在说明居家养老服务的市场化特点。

（二）互助养老

1. 概念　互助养老本质上是一种基于交换和互惠的养老方式，它以家庭养老为基础，以各类社区养老服务设施为依托，利用老年人之间的同期群（将相同时间段内具有共同行为特征的用户划分为同一个群体，该群体被称为同期群）效应，以互助友爱为核心，组建类型多样的互助养老小组，坚持“政府支持，民办、民管、民受益”的原则，实行自我管理和自我服务，组织老年人开展多种活动，通过“变老为宝”来满足老年人自身多样化的需求。

2. 特点　其一，养老参与主体多元化，互助共济。养老力量更加充足，可以解决家庭养老中子女时间不充裕及对养老机构不认同、不认可等问题；充分发挥政府、基层党组织、基层自治组织及老年人的作用，突出“共建、共治、共享”的理念。其二，资金获取渠道广，缓解经济压力。互助养老模式的养老资金不仅仅来源于政府和家庭，而且还需社会各个层面的支持，实现养老资金的多渠道筹措，减轻政府的经济负担，也分担家庭的养老压力。其三，养老服务内容丰富，能充分满足老年人的需求。互助养老涉及“日常照护、生活娱乐、健康养生、法律援助、联络子女、情感交流、护理协助、就医帮助、活动参与”等全方位服务，在满足老年人生理、安全需求的同时，更能满足老年人精神、娱乐、社交、受到尊重的需求，让老年人的生活更加充实，使老年人身心愉悦，健康快乐。

（三）机构养老

1. 概念　机构养老是老年人居住在专门的养老服务机构，如养老院、老年公寓、托老所、福利院等，由这些机构提供饮食起居、清洁卫生、生活护理、健康管理和文体娱乐活动等综合性服务的一种养老方式。

2. 特点　其一，专业化照护。养老服务机构提供专业的医疗和护理服务，能够满足

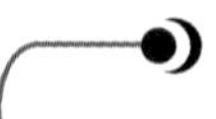

老年人多样化的健康需求，有效保障其生活质量。其二，安全性保障。养老服务机构通常拥有完善的安全管理制度和设施，包括紧急救援系统、夜间巡视等，确保老年人在遇到突发状况时能够得到及时救助。其三，便利性设施。养老服务机构通常配备有各种现代化的生活设施和娱乐设施，如餐厅、健身房、图书室等，使老年人的生活更加便利和丰富多彩。其四，减轻家庭负担。养老服务机构能够分担家庭照顾老年人的责任，使家庭成员有更多的时间和精力投入到工作和自我提升中，同时也有助于缓解家庭内部的矛盾和压力。其五，个性化服务。养老服务机构能够根据老年人的个人喜好和健康状况提供个性化的服务，如定制饮食、安排康复活动等，使老年人能够享受到更加贴心的关怀。

（四）智慧养老

1. 概念　智慧养老是人工智能技术与养老服务的深度融合，其主要特征在于充分利用包括机器人、语音识别、图像识别、自然语言处理和专家系统等人工智能相关技术手段，以后端医疗资源为保障，实现智能设备、智能家居、远程医疗和智能机器人的有机融合，为老年人提供全方位、线上线下和医养结合的综合性养老服务。主要包括 3 个方面：智慧助老、智慧用老、智慧孝老。智慧助老是指运用人工智能等高科技技术手段帮助老年人改善生活；智慧用老是指借助互联网、智能平台让老年人能够体验到人生的价值，让老年人的经验、智慧能够得到利用；智慧孝老是指让老年人得到精神层面的支持与陪伴。

2. 特点

（1）人工智能养老产品：人工智能在养老服务领域的应用通常采用“硬件产品+软件系统+人工服务”的模式，服务项目包括体征监测、安全监控、健康管理、应急报警等，并衍生出了许多人工智能养老产品，如智能家居、智能养老机器人等。

1）智能家居：是通过智能设备实现家居的自动化控制，包括灯光、温度、门窗等。老年人可以通过语音或手势控制智能设备，提高生活的便利性和舒适度。智能家居在我国的引入、发展和应用已经日趋成熟，主要包括智能电器、智能照明控制系统等先进设备。智能终端设备可以采集老年人的音频和行为，并上传到云端进行分析处理，然后将反馈信息传输给客户端。智能家居可以主动监测和调整老年人的环境指标，为老年人创造最佳的生活环境，降低老年人的健康风险。智能椅子和智能床可测量家中老年人的生理数据。例如，智能床可以监控健康状态和睡眠，可监测到心脏病患者在床上睡觉时的病情发作，并立即自动通知中央系统、护理员或其他任何授权人员，使突发状况得到及时处理，从而降低死亡风险。

2）智能养老机器人：依据其发挥的功能可分为治疗、交流和娱乐。三大类中均运用了大量的机器辅助设施，如动物型机器人（可作为动物辅助治疗的替代品，以避免因动物感染疾病或身体受伤等不利因素）、对话机器人（用以改善老年人与认知功能受损相关的不良交流环境）和玩具机器人（提供适合老年人的娱乐方式）。法国 Aldebaran SAS 和日本软银集团联合开发了一款基于家庭的社交机器人 Pepper。Pepper 的出现使其成为世界上第一款能够自动识别情绪、分析情感，并通过表情、动作、声音和语调与人类进行交流的个性化服务机器人，将之运用于养老护理中能极大缓解老年人缺乏陪伴的孤独感,极大地提高老年人在护理中的乐趣。

3)无线传感器网络:利用人工智能和无线传感器网络技术,通过可穿戴智能终端设备或住宅安装的终端设备实时监控社区中老年人的健康数据,并将数据上传到网络进行分析处理,将反馈信息提供给社区或远程服务终端,解决老年人在社区日常生活中的问题。例如,在家中安装环境监测设备,一方面可以保证老年人的家庭安全,另一方面可以通过身份识别信息提供相应的反馈。当家中出现漏水、漏气、火灾等异常信息时,环境监测设备可将信息上传至网络处理系统,通过报警等方式及时为老年人提供帮助;当家中发生水费、电费、网络费时,可进行在线支付等便捷服务。

4)远程医疗:是一种先进的电子医疗服务形式,它借助现代通信技术提供远程医疗支持,分析药物使用趋势,并将信息提供给授权人员,从而提供更快、更平价的医疗服务。医务人员可以通过一种能够测量多种生理体征并将其上传到数据平台进行进一步分析的远程医疗系统,跟踪居住者体征。该系统能够在紧急情况下或应使用者请求通过网络向远程医疗服务器传输实时信息。目前一些科技公司正在通过网络平台提供远程医疗服务,服务内容包括医生和患者之间的安全视频通信、远程健康监控和紧急护理服务。

5)虚拟现实技术:借助计算机系统及传感器等创建和体验虚拟世界,让人获得身临其境的感受,能尽最大可能满足每一位老年人的需求,是一种新兴的人机交互技术。虚拟现实技术与养老产业结合可以为养老服务提供技术支撑,提升养老服务质量,使失能、失智老年人享受到更高质量的生活,增添生活乐趣与精彩。

(2)智慧养老的具体类型

1)智能居家养老:是对以家庭为主要养老环境的老年人投放人工智能设备,以此来提高老年人的养老水平。智能设备主要包含四大类,分别是日常生活类、医疗护理类、精神慰藉类,以及紧急救助类。在日常生活方面,主要包括保洁机器人、感应灯光、智能开关等,老年人仅需通过简单的手势与语音对人工智能产品进行操作,就能实现开关灯、扫地、翻身、如厕、沐浴等功能。在医疗护理方面,主要有家庭养老床位、智慧穿戴设备、医疗护理机器人等。在精神慰藉方面,主要包括陪伴机器人等。在紧急救助方面,主要包括智能疾病监测、摄像头、红外检测仪、离床感应、一键按钮等。这些智能设备能对老年人身处的环境、身体健康程度、心理健康状况进行全方位的监测。除此之外,智能设备还可连接云服务中心,将老年人的居家环境、健康状况、生命体征等信息传递到云服务中心。云服务中心在接受指令后,将收到的信息传送给老年人的家属、社区、机构,并在老年人面临危险时采取及时、必要的干预措施。另外,云服务中心的专业服务人员通过平台每天早晚的 2 次查房,对老年人提供 24 h 的咨询和紧急救助,同时将各项情况通过应用程序(App)发送给相应的监护人。

2)智能机构养老:主要是养老机构积极运用人工智能技术,以及互联网技术,向机构的老年人提供智能设备,进而提高养老机构的服务水平。目前智慧养老试点城市基本是将人工智能和机构养老相结合,向养老机构投放智能手环、智能药箱、智能床垫、安全监控等智能化养老产品,以提供订餐送餐、卫生清洁、健康监控、预警报警、紧急呼叫等服务。此外，智能设备还可以将机构养老与居家养老进行有序对接，以养老院为中心，将优质养老资源适当延伸到居家养老服务过程中，实现拓宽养老院经营范围和提高其市场竞争力的目标。新疆生产建设兵团第六师五家渠市吾家乐宝养老总院就将养老资源进行了整合，以养老总院为平台，逐渐将养老资源向社区和居家养老服务延伸，构建了“机构定标准，优质服务进家庭、进社区”的专业化服务机制。国务院办公厅《关于推进养老服务发展的意见》中提出，要建设“智慧养老院”和促进“互联网+养老院”模式发展，各地也通过养老机构的虚拟化、网络适老化改造工程，打造了一批真正意义上没有围墙的养老院。

3）智慧医养结合：是运用人工智能技术更好地融合养老资源、医疗资源，将养老与医疗进行无缝衔接，其本质是以智慧养老服务平台为核心、以医疗服务为重点，根据老年人的需求提供便捷的医疗康复、生活照顾等全方位、一体化服务。杭州、武汉、合肥三市在智慧医养结合方面充分运用互联网、智能技术，协同做好老年人医疗服务，建设“医、养、康、护、慰”一体化的智慧医养服务体系。杭州市在智慧医养结合方面不断创新，将个别养老机构与公立医院相融合，建立医养联合体。武汉市的东湖新技术开发区佛祖岭社会福利院与武汉市第十一医院进行合作，运用互联网技术积极打造远程医疗服务，并在基层医疗卫生机构中选点建设一批将养老与医疗集合于一体的医养康复中心。合肥市庐阳区养老机构对接合肥市第一人民医院，本着就近合作、资源互补、合作双赢的原则，进行“医养结合”合作，建立双向转诊平台和转诊服务“绿色通道”，使得公立三甲医院充分为医养服务机构提供保障。

4）智慧城市服务：也被称为智慧养老院、虚拟养老院。这一模式主要是政府通过构建统一的养老服务信息平台，将养老的需求方（老年人、社区、机构）与供给方（企业、商家、医院、志愿服务组织）有效连接在一起，使得线上和线下服务融合、智慧化设备风险监控与平台融合。例如，杭州市建立了“智慧养老服务平台”，武汉市积极打造“武汉养老”App。首先，智慧养老服务平台能够连接智能设备，老年人通过该平台就能够对智能设备进行控制，如打开、关闭智能设备，调节智能设备的模式等。其次，这些智慧养老服务平台通过智能设备传送来的信息，能对老年人的身体健康状况、养老环境的安全状况进行实时监测，将老年人的居住环境、身体健康反馈给子女、社区或医院，并与距离最近的卫生服务中心、医疗机构建立绿色通道，以便在发生危险时紧急响应。除此之外，上百个养老商家入驻养老服务平台，这些商家向老年人提供各种日常服务，如帮助洗护、帮忙买药送上门、上门护理康复、代办各种服务等。老年人及家属可以将自己的养老需求传送到该平台，平台在接收后，根据老年人的需求，对养老的供给方进行综合评价及筛选，选出最适合该老年人的供给方。最后，这些养老服务平台整合了各方养老信息，老年人可以通过养老服务平台查阅最新的养老政策文件，或向平台进行服务咨询、问题求助等。

二、管理现状

近年来，我国形成“9073”养老模式，即90%左右的老年人居家养老，7%左右的老年人依托社区支持养老，3%的老年人入住机构养老。也就是说，我国老年人大多数是通过居家和社区进行养老。对此,国家近年来不断将推动养老服务发展的重心转向居家社区领域。

2023 年 9 月 7 日,《居家养老上门服务基本规范》国家标准(GB/T 43153—2023)发布实施,为居家养老上门服务内容、服务组织条件及相关流程要求等提供基本指引,这是我国针对居家养老上门服务的首个国家标准。

养老机构作为提供养老服务的又一重要载体,民政部通过了《养老机构管理办法》,自 2020 年 11 月 1 日起实施。《养老机构管理办法》明确了两个立足点,一是加强对养老机构的管理,提高养老机构服务水平。二是保护老年人合法权益。养老机构及工作人员应当依法保障老年人的人身权、财产权等合法权益;养老机构必须与老年人或者其代理人签订服务协议,并按照协议约定提供服务;老年人照料护理等级确定和调整,必须征得老年人或者其代理人同意;老年人在机构内突发危重疾病的,养老机构应当及时转送医疗机构救治等。

第四节　老年人相关政策与法律

一、老年人相关政策

1. 有关老年人经济供养的政策　即由谁和如何为老年人提供维持其基本生活的费用,主要用来解决老年人基本生活保障的问题,使老年人能够安度晚年。这一类主要由我国的基本养老保障体系支撑。在老年社会保险方面,目前我国已经初步建立包括城镇职工基本养老保险、城乡居民养老保险和机关事业单位离退休制度在内的基本养老保障体系。在老年人社会救助方面,国家将不断加大老年人社会救助力度,进一步完善城乡最低生活保障制度,如在过去农村"五保"供养制度的基础上建立城乡特困人员供养制度;并根据经济社会发展水平,适时调整最低生活保障和特困人员供养标准;完善临时救助制度,保障因灾因病等支出型生活困难老年人的基本生活。在老年社会福利方面,国家将积极探索中国特色社会福利的发展模式,发展适度普惠型的老年社会福利事业,研究制定政府为特殊困难老年人群购买服务的相关政策。

2. 有关老年人医疗保健服务提供的政策　老年人,尤其是高龄老年人,是各种疾病的高发人群。我国在《"十四五"中国老龄事业发展和养老服务体系规划》中提出,加强老年人健康教育和预防保健,发展老年人医疗、康复护理和安宁疗护服务,深入推进医养结合。完善基本养老保险和基本医疗保险体系,不断扩大基本养老保险覆盖面。稳步建立长期护理保险制度,适应我国经济社会发展水平和老龄化发展趋势,构建长期护理保险制度政策框架,协同促进长期护理服务体系建设。从职工基本医疗保险参保人群起步,重点解决重度失能老年人基本护理保障需求。

(1)长期照护保险的概念及内涵:长期照护保险又称老年照护保险,主要针对因年老、疾病或伤残而丧失日常生活能力需要入住康复中心或需要在家中接受他人长期护理的人员，侧重于提供护理保障和经济补偿的制度安排。长期照护保险主要是为老年人提供日常的护理服务，是为被保险人需要接受护理中心医护人员的看护服务或在家中接受日常生活的看护服务所需要的费用提供保险金的补偿。长期照护保险保障的护理项目一般包括照顾被保险人的吃饭、穿衣、入浴、如厕和行动等。

（2）长期照护服务包：见表 1-4-1。

表 1-4-1　长期照护服务项目标准（基础版）

服务类型	序号	服务项目	服务要求	频次	服务内容	服务人员
基础生活护理	1	洗脸	早、晚	2 次/日	[操作]协助老年人清洁面部	护理员
					[目标]消除皮肤表面的油污和代谢的角质，保持皮肤清洁、湿润	
	2	刷牙/漱口	早、晚	2 次/日	[操作]协助刷牙，或使用漱口水清洁口腔	
					[目标]保持口腔清洁、湿润，防止口腔感染，增进食欲	
	3	协助进餐	早、中、晚	3 次/日	[操作]协助自理能力缺陷老年人进餐	
					[目标]保证足够营养摄入，避免发生误吸或呛咳，保证进餐安全	
	4	协助进水	按照老年人病情和需求	n 次/日	[操作]协助自理能力缺陷老年人进水	
					[目标]保证水分摄入，避免发生呛咳，保证进水安全	
	5	梳头	早、晚	2 次/日	[操作]协助或指导老年人梳头、按摩头皮	
					[目标]促进头皮血液循环，去除污垢、皮屑和脱落的头发，使老年人舒适、美观	
	6	剪指（趾）甲	睡前（泡脚后）	1 次/周	[操作]帮助老年人修剪指（趾）甲	
					[目标]清除指（趾）甲污垢，减少细菌的生长；避免抓伤皮肤，防止交叉感染	
	7	协助服药	遵医嘱指导老年人服药	n 次/日	[操作]遵医嘱协助或指导老年人服药	
					[目标]确保服药安全	
	8	足部护理	睡前	1 次/日	[操作]协助老年人选择适宜水温泡脚、清洁	
					[目标]保持足部清洁，促进血液循环，预防皮肤感染等并发症发生（适用于糖尿病患者泡脚）	

续表 1-4-1

服务类型	序号	服务项目	服务要求	频次	服务内容	服务人员
基础专项护理	9	剃胡须	洁面后	2 次/周	[操作]选择合适剃须液,帮助老年人剃除胡须	护理员
					[目标]保持面部整洁,保持老年人形象	
	10	翻身	根据病情及皮肤情况进行	<1 次/2 h	[操作]观察老年人皮肤情况,协助翻身	
					[目标]正确为老年人翻身及记录翻身卡,防止因翻身不及时导致皮肤压疮等并发症	
	11	叩背	遵医嘱	遵医嘱	[操作]观察老年人呼吸道情况,协助翻身、叩背	
					[目标]正确为老年人叩背,防止呼吸道清理不及时导致肺部感染等并发症	
	12	辅助运动	遵医嘱	遵医嘱	[操作]协助自理能力缺陷老年人运动肢体及躯体	
					[目标]保持老年人躯体和四肢运动功能	
	13	床上洗头	不影响治疗时于温暖午后根据陪护计划实施	按需	[操作]协助老年人床上洗头	
					[目的]增进头皮血液循环,除去污垢和脱落的头皮碎屑,预防和灭除虱虮等,使头发清洁、整齐、舒适	
	14	口腔护理	餐后/按医嘱	n 次/日	[操作]协助不能刷牙、漱口的老年人应用棉球清洁法清洁口腔	
					[目标]保持口腔清洁、湿润,防止口腔感染,增进食欲	
	15	协助排大便	注意便秘与腹泻老年人的护理	n 次/日	[操作]协助老年人如厕或帮助其使用大便器;帮助失禁者清洗会阴部、清理粪便、更换污染尿垫	
					[目标]保持老年人大便通畅及便后卫生,保持肛周皮肤完整性及预防肛周感染	
	16	协助排小便	注意应用尿管与尿失禁老年人护理	n 次/日	[操作]协助老年人如厕或帮助其使用小便器;帮助失禁者清洗会阴部、清理粪便、更换污染尿垫	
					[目标]保持老年人小便通畅及便后卫生,预防泌尿系统感染	
	17	更换衣裤	根据护理常规更换	n 次/周	[操作]协助或指导老年人完成穿脱/更换衣裤	
					[目标]保证老年人舒适和整洁	

续表 1-4-1

服务类型	序号	服务项目	服务要求	频次	服务内容	服务人员
基础专项护理	18	整理/更换床单位	根据护理等级更换，不定期整理	2次/日	[操作]协助老年人完成整理/更换床单位	护理员
					[目标]完成整理/更换床单位，保持床单位舒适、平整无碎屑	
	19	预防压疮护理	遵医嘱	遵医嘱	[操作]进行压疮健康宣教，包括体位、营养、翻身、清洁及指导使用保护圈、气垫床等，预防和护理压疮	
					[目标]预防压疮形成和保持皮肤完整性，保持老年人舒适	
	20	更换体位	床上、轮椅期间	n次/日	[操作]协助老年人在床上、轮椅上变换体位	
					[目标]体位变换/减轻局部受压，以预防压疮，预防坠积性肺炎，根据护理和治疗需要摆放体位，并保证舒适	
疾病观察护理	21	测脉搏	遵医嘱，配合护士	遵医嘱	[操作]测量每分钟脉搏并记录	护理员
					[目标]及时记录，为医疗提供有效依据，指导康复护理服务	
	22	测体温	遵医嘱，配合护士	遵医嘱	[操作]测量每日体温并记录	
					[目标]及时记录，为医疗提供有效依据，指导康复护理服务	
	23	留取大小便标本	遵医嘱，配合护士	遵医嘱	[操作]根据医嘱或护士交代，协助老年人留取大小便标本	
					[目标]协助老年人检查	
	24	冷敷	遵医嘱	遵医嘱	[操作]运用冰袋等方法进行冷敷	
					[目标]控制炎症的扩散或降低皮肤温度	
	25	热敷	遵医嘱	遵医嘱	[操作]运用热袋等方法进行热敷	
					[目标]促进血液循环，提高皮肤或身体温度	
	26	各种手术后病情观察	遵医嘱	遵医嘱	[操作]根据不同手术术后照护要点进行护理，观察病情变化	
					[目标]准确观察老年人生命体征的变化，提高老年人舒适度	
安全防护	27	拉起床档保护	老年人卧床时	n次/日	[操作]离开老年人必须拉起床档，实施保护措施	护理员
					[目标]防止坠床，确保安全	
	28	轮椅安全带	使用轮椅期间	n次/日	[操作]在轮椅上使用安全带，确保安全	
					[目标]防止跌倒或滑下轮椅摔倒	

续表 1-4-1

服务类型	序号	服务项目	服务要求	频次	服务内容	服务人员
情志疏导	29	精神状态评估	晨起、午后、睡前	n 次/日	[操作]询问老年人时间、地点,了解其注意力、计算力、记忆力、命名,判断老年人的精神状态	护理员
					[目标]评估老年人精神状态,并记录	
	30	不良情绪评估	根据评估结果提供	n 次/日	[操作]观察老年人不良情绪表现,及时沟通	
					[目标]评估老年人不良情绪表现,并记录	
	31	心理疏导	根据评估结果提供	n 次/日,不低于 1 h	[操作]及时与老年人交流,了解不愉快因素	
					[目标]老年人不良情绪得到缓解	
养生照护	32	调适环境	评估、调整居住环境	1 次/日	[操作]评估老年人居住环境温度、湿度、嘈杂程度,以及老年人体质是否适应等相关因素	护理员
					[目标]及时发现老年人居住环境中的不良因素	
	33	起居有常	动静结合,适宜活动	n 次/日	[操作]评估、记录老年人起床、午睡、晚间入睡及活动时间	
					[目标]根据老年人情况协助按时规律就寝、活动	
	34	饮食调护	按医嘱评估、调整饮食	n 次/日	[操作]评估、记录老年人体重和进餐情况,按照医师、护士建议准备饮食	
					[目标]根据老年人情况协助调整饮食	
	35	推拿按摩	按医嘱进行推拿按摩	n 次/日	[操作]在医师、护士指导下推拿按摩	
					[目标]老年人躯体、四肢保持目标功能	
清洁消毒	36	熏洗敷贴	按医嘱进行中药熏洗、穴位敷贴、中药枕等治疗	n 次/日	[操作]在医师、护士指导下进行熏洗敷贴	护理员
					[目标]老年人熏洗敷贴部位达到照护目标	
	37	环境整洁	通风、清洁	n 次/日	[操作]评估、记录老年人环境的通风、清洁情况	
					[目标]根据老年人情况协助清洁环境,保持整洁	
	38	身体清洁	评估、清洁	1 次/日	[操作]评估、记录老年人身体的清洁情况	
					[目标]根据老年人情况协助清洁手部及身体,保持整洁舒适	

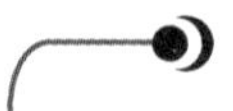

续表 1-4-1

服务类型	序号	服务项目	服务要求	频次	服务内容	服务人员
清洁消毒	39	垃圾分类与处理	医疗垃圾、生活垃圾处理正确	n次/日	[操作]评估老年人垃圾情况	护理员
					[目标]根据垃圾分类规范,妥善处理,保持环境整洁	
	40	用物清洁与消毒	使用正确消毒方法	n次/日	[操作]评估老年人餐具、衣物等用物的清洁情况	
					[目标]根据要求清洁、消毒用物	
	特别说明	建议护理员具有1年以上照护经验 进行48课时岗前专业培训 40项服务内容 24 h一对一服务				

注:n代表多次。

3. 有关老年人日常照护的政策　主要是解决由谁和如何为老年人提供服务,以及由谁承担老年人日常照护费用的问题。建立老年人能力综合评估制度。统筹现有的老年人能力、健康、残疾、照护等相关评估制度,通过政府购买服务等方式,统一开展老年人能力综合评估,推动评估结果全国范围内互认、各部门按需使用,作为接受养老服务等的依据。针对不同老年人群体分类提供服务。各地要根据财政承受能力,出台基本养老服务清单,对健康、失能、经济困难等不同老年人群体,分类提供养老保障、生活照料、康复照护、社会救助等适宜服务。强化公办养老机构兜底保障作用,鼓励地方探索解决无监护人的老年人入住养老机构难的问题。

4. 有关丰富老年人精神文化生活的政策　即为老年人提供关爱宽松的社会环境、充足的活动场所和活动设施,使老年人老有所乐、老有所学、老有所教、老有所为。《中华人民共和国老年人权益保障法》第七十、七十一条明确规定,老年人拥有发展精神文化生活的权利。我国老年人教育和娱乐服务体系相关措施主要包含加强老年人教育工作,创新老年人教育体制,探索老年人教育新模式,丰富教学内容;加强老年人文化工作,加强农村文化设施建设,完善城市社区文化设施;加强老年人体育健身工作。对社会和社区中供老年人休闲锻炼的基础设施要加以完善,鼓励老年人保持健康的生活方式,为老年人的老年生活提供一个良好的环境。落实老年人关爱政策,注重培养社区养老氛围。

5. 有关老年人权益保护的内容　主要是需政府切实履行责任,继续加强老龄法治建设,继续加强各类养老服务措施建设,完善配套设施;同时要支持专业运营的社会化服务,主要是针对高龄老年人、失能老年人的专业化服务,保证服务的精准到位;同时要健全老年人维权机制,做好老年人法律服务工作,将老年人的权益保障落实到位;加强社会对老年人的关爱,做好青少年的思想教育,养成青少年尊老敬老的传统美德教育。

二、老年人相关法律

《中华人民共和国老年人权益保障法》于 1996 年 8 月 29 日第八届全国人民代表大会常务委员会第二十一次会议通过，历经 2012 年修订，2009 年、2015 年、2018 年三次修正，本法共九章八十五条，分别从家庭赡养与扶养、社会保障、社会服务、社会优待、宜居环境、参与社会发展、法律责任 7 个方面进行规定。《中华人民共和国老年人权益保障法》是保障老年人合法权益，发展老龄事业，弘扬中华民族敬老、养老、助老的美德而制定的法律。它规定了老年人的基本权利，包括但不限于从国家和社会获得物质帮助的权利、享受社会服务和社会优待的权利，以及参与社会发展和共享发展成果的权利等。同时，该法还明确禁止歧视、侮辱、虐待或者遗弃老年人。

《中华人民共和国民法典》（以下简称《民法典》）中有关老年人的法律规定主要集中在婚姻家庭编和继承编。例如，《民法典》第一千零六十七条规定，成年子女不履行赡养义务的，缺乏劳动能力或者生活困难的父母，有要求成年子女给付赡养费的权利。这一规定为保障老年人的生活提供了法律依据。

《中华人民共和国刑法》（以下简称《刑法》）则从刑事责任的角度对虐待老年人的行为进行了规定。《刑法》第二百六十一条规定，对于年老、年幼、患病或者其他没有独立生活能力的人，负有扶养义务而拒绝扶养，情节恶劣的，处五年以下有期徒刑、拘役或者管制。这一规定有助于打击虐待老年人的行为，维护老年人的合法权益。

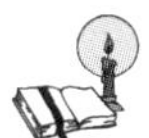

拓展资源

微课

（张　艳　付　瑶）

第二章 老年人生活照护

学习目标

◆知识目标：理解生活照护的内容和方法，掌握与老年人沟通交流的方法和应对措施。

◆技能目标：具备生活照护的技能，能在生活照护中让老年人体会到形象和尊严。

◆素质目标：培养正确的生活照护理念，尊重并理解老年人及其家属的心态，使老年人保持良好的生活质量和健康的心理状态。

第一节　清洁与穿着

一、清洁照护

清洁是每一个老年人的基本生活需要，也是促进老年人身体健康的重要保证。清洁照护内容包括老年人的口腔清洁、头发清洁、皮肤清洁、会阴部清洁及足部清洁。通过清洁照护可以使老年人感觉身体舒适、心情愉悦，满足老年人自尊的需要。同时，还可以提供观察老年人并与老年人建立良好关系的机会。清洁照护的评估内容如下。

1. 自理能力评估　评估老年人自理能力的情况，并提供相应的护理措施。对于生活能力完好的老年人，提供必要的卫生清洁及保健指导；对于轻、中度失能的老年人，协助其完成清洁照护；对于重度、极重度失能的老年人，则帮助其完成清洁照护。

2. 个人卫生知识评估　通过与老年人交谈，了解其对个人卫生状况的认识程度与态度，以及对清洁照护重要性的理解程度。

3. 自身状况的评估　①口腔状况评估：评估口唇、黏膜、牙龈、牙齿、义齿、舌、腭、口腔气味、唾液等情况。②头发状况评估：评估老年人头发的分布、长短、清洁状况、有无光泽,头发的脆性与韧性、干湿度,头皮有无瘙痒、破损、头虱,以及头发的生长和脱落情况等。③皮肤状况评估:评估老年人皮肤颜色、温度、弹性、完整性及清洁性,有无发红、破损、肿块等。④会阴部皮肤评估:评估会阴部皮肤有无损伤、炎症、肿胀、疼痛等,有无分泌物过多、异味、瘙痒等,以及有无大小便失禁、留置尿管、泌尿生殖系统或直肠手术等。⑤足部皮肤评估:评估足部皮肤有无损伤、炎症、肿胀、疼痛等异常情况。

(一)口腔清洁

1. 老年人口腔清洁的目的　①保持口腔的清洁湿润,避免黏膜干燥,使老年人感觉身体舒适,心情愉悦。②增进食欲,预防口腔感染。③增强抵抗力,防止口臭。没有口臭,讲话口齿清楚,与人交流会更有自信。④观察舌苔、牙龈、口腔黏膜的变化及口腔有无特殊气味,评估老年人的身体状况。

2. 口腔清洁的方法

(1)餐后漱口:将附着在牙齿表面的食物残渣清除,减少口腔疾病发生的机会。昏迷状态的老年人不应漱口。

(2)协助老年人刷牙:采用竖刷法或在护理员协助下,采取上牙从上向下刷、下牙从下向上刷、咬合面螺旋刷洗的方式,每次刷牙时间不应少于 3 min,帮助漱口,擦拭,必要时可涂抹润唇油。刷牙是最直接的口腔清洁方法,还可按摩牙龈,改善牙齿血液循环,对坚固牙齿、防止牙龈萎缩有一定的意义。

(3)正确使用牙线:使用牙线剔牙对牙齿、牙龈损伤较小,并且能去除牙齿邻面的菌斑、食物残渣。

(4)棉棒(棉球)擦拭清洁口腔:适用于失能老年人。

1)协助老年人取侧卧位或平卧位,头偏向一侧(朝向护理员),抬高床头 30°。

2)毛巾铺在老年人颌下及胸前。

3)擦拭口腔:①协助老年人用吸管漱口,擦拭并湿润口唇。②检查口腔有无炎症、溃疡。③嘱老年人牙齿咬合,由内至外分别纵向擦拭牙齿左、右外侧面。④嘱老年人张开口腔,分别纵向擦拭上、下牙齿各内侧面,螺旋擦拭咬合面,弧形擦拭两侧颊部,由内向外擦拭上腭、舌面、舌下。⑤再次漱口。⑥检查口腔是否擦拭干净。⑦使用棉球后,再次清点棉球数量。

(5)协助老年人清洁、护理义齿:义齿与真牙一样会存积食物碎屑、牙菌斑和牙石,需要做好清洁、护理工作。

1)义齿的佩戴:分清方向后,用水沾湿,对应缺失牙的部位放入口内,然后用手指在义齿或牙托上轻轻加压,避免咬合就位,防止卡环变形或义齿折断;初次佩戴者,指导其对着镜子练习摘取。佩戴义齿后,饮食从细软软食开始,循序渐进,直至能够良好咀嚼。

2)义齿的清洁:指导老年人每次餐后取下义齿进行清洁,清洁时使用软毛牙刷,将义齿各个部位逐一刷洗干净,避免使用颗粒状或带颜色的牙膏清洁。

3)义齿的保养:睡前将义齿清洁后放在清水和专用义齿清洁剂中浸泡,不可浸泡在开水或酒精等有机溶剂中,以免造成义齿老化变形,影响使用寿命;切忌自行切割、弯曲义齿,如有义齿损坏或折断,应及时进行专科修理。

（二）头发清洁

1. 老年人头发清洁的目的　维持老年人自尊，保持舒适、美观；去除头皮屑、油脂和头发污垢，保持头发清洁和整齐，减少感染机会；按摩头皮，促进头部血液循环，促进头发的生长和代谢。

2. 头发清洁的方法

（1）协助老年人坐位梳头

1）协助老年人坐稳，将毛巾围于其肩部。

2）一只手压住老年人头发根部，另一只手梳理头发至整齐，头发较长的老年人，可一只手握住头发中段，分段梳理，再从发根梳至发梢，头发打结时可用30%酒精浸湿并从发梢缓慢梳理。

3）将脱落的头发缠紧包于纸中，卷起毛巾撤下，处理毛巾上的头屑及脱落头发。

（2）协助老年人卧位梳头

1）协助老年人取舒适卧位，然后托住老年人头部，将毛巾铺于枕巾和头部之间。

2）帮助老年人将头部偏向一侧，按坐位梳头方法，先梳理一侧，再梳理另一侧。

3）将脱落的头发缠紧包于纸中，卷起毛巾撤下，处理毛巾上的头屑及脱落头发。

（3）协助老年人坐位洗头

1）协助老年人坐稳，将洗头盆置于面前凳子上，将污水桶放置洗头盆一侧，毛巾围于颈肩部，协助身体前倾，头部位于洗头盆上方，提醒低头闭眼，双手扶稳洗头盆边沿。

2）手持调好水温的水壶缓慢淋湿老年人头发，先将洗发用品涂抹在手上，揉出泡沫，再用双手指腹反复揉搓头发。

3）持水壶冲洗老年人头发不应少于3次，直至泡沫洗净。

4）擦干头发和面部，移除老年人颈肩部毛巾，根据实际需要将吹风机调至最低档，吹干头发并梳理整齐。

（4）协助老年人卧位洗头

1）协助老年人平卧躺好，在其肩颈部位围上1条毛巾，移除枕头至肩下，将防水垫置于其头颈部下面，再将1条毛巾铺于防水垫上，将洗头盆置于其头下，将污水桶放置洗头盆一侧，用棉球塞耳，提醒老年人闭眼。

2）手持调好水温的水壶缓慢淋湿老年人头发，先将洗发用品涂抹在手上，揉出泡沫，再用双手指腹反复揉搓头发。

3）持水壶冲洗老年人头发不应少于3次，直至泡沫洗净。

4）移除洗头盆，用毛巾擦干其面部及头发，取出双耳内的棉球。

5）根据实际需要将吹风机调至最低档，吹干头发并梳理整齐。

（三）皮肤清洁

1. 老年人皮肤清洁的目的　清洁皮肤，去除污垢，促进老年人身心舒适；促进血液循环，增强皮肤的排泄功能。

2. 皮肤清洁照护的方法

(1)协助老年人洗手

1)洗手前应检查老年人手部皮肤情况,如有破溃禁止操作。

2)将老年人双手浸湿后涂抹洁手用品并揉搓手掌、手背、手指、指缝、手腕,再次浸入水盆清洗后擦干。

(2)协助老年人坐位洗脸

1)协助老年人坐稳,在其胸前围上毛巾,脸盆放在身旁。

2)用温水润湿老年人面部,涂抹洁面用品,至少清洗 2 次至干净,毛巾擦干面部,必要时,涂抹润肤膏。

(3)协助老年人卧位洗脸

1)协助老年人平卧躺好。

2)先将大毛巾铺垫在枕头上及老年人胸前和下颌之间,再拿小毛巾浸湿后拧干,十字对折成 4 层,用毛巾 4 个角分别擦拭双眼的内眦和外眦。

3)清洗毛巾拧至半干,包裹于手上,涂抹洁面用品,分别擦拭额部、鼻部、鼻翼两侧、脸颊、耳后及颈部,再清洗毛巾擦干面部,必要时,涂抹润肤膏。

(4)协助老年人剃胡须

1)帮助老年人坐稳或取舒适体位躺好,在其下颌至胸前垫上毛巾。

2)清洁皮肤:剃须前首先要清洁面部皮肤。

3)软化胡须:洗净脸部后,再用热毛巾捂住胡须 5 ~ 10 min,或将软化胡须膏涂于胡须上,使胡须软化。

4)剃须:一手绷紧皮肤,一手打开电动剃须刀开关,按照从左至右、从上到下的顺序剃须。刮口周及鼻下部分时,可让老年人鼓腮配合。

5)剃须完毕用毛巾擦拭剃须部位,检查是否刮净、有无遗漏部位。

6)必要时涂擦润肤油。

(5)协助老年人坐位洗澡(淋浴、擦浴)

1)关闭门窗,保持浴室温暖,地面放置防滑垫。根据老年人身体状况,采取搀扶或轮椅运送的方式将其送入浴室,安置在洗澡椅上。洗澡安排在老年人进食后 1 h 进行。

2)协助老年人脱去衣裤,在洗澡椅上坐稳,双手握住扶手,调节水温至适宜温度(40 ~ 45 ℃),用合适的方式让老年人体验水温是否适宜,并根据老年人意见调节。

3)嘱老年人头部后仰,闭眼,淋湿头发,涂擦洁发用品,由发际向头顶部用指腹揉搓头发。用水将泡沫冲洗干净。

4)淋湿身体,由上至下涂抹洁身用品,将面部及全身冲洗干净,同时将地面冲洗干净,关闭水源开关。洗浴时间宜控制在 15 min 内。

5)使用毛巾擦干老年人面部及头发,用浴巾包裹并擦干身体,必要时涂抹润肤膏。

6)协助老年人穿着干净衣裤,梳理头发,搀扶或用轮椅运送老年人返回房间,取舒适体位,观察有无异常反应。

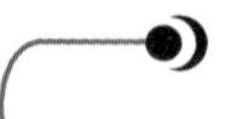

(6)协助老年人平车洗澡(淋浴、擦浴)

1)关闭门窗,调节浴室至适宜温度,将老年人从床上转移到洗澡平车上推至浴室,调节好水温为40 ℃,以温热不烫手为宜。

2)协助老年人脱去衣裤。

3)提醒老年人头部后仰,闭眼,淋湿头发,涂擦洁发用品,由发际向头顶部用指腹揉搓头发。用水将泡沫冲洗干净后擦干头发。

4)淋湿身体,涂抹洁身用品,先洗身体前面,再将老年人翻身侧卧洗背部、臀部,最后清洗会阴及双足。

5)护理员应清洁双手并为老年人清洁面部。将面部及全身冲洗干净,同时将地面泡沫冲洗干净,关闭水源开关。

6)使用毛巾擦干老年人面部及头发,将一条干浴巾平铺在老年人身下,另一条干浴巾包裹并擦干身体,必要时涂抹润肤膏。

7)协助老年人穿着干净衣裤,梳理头发,用平车运送老年人返回房间取舒适体位,观察有无异常反应。

(7)协助老年人床上擦浴:浴巾半铺半盖被擦拭部位,用毛巾包手涂上洁身用品擦拭,洗净毛巾,擦净相应部位上的泡沫,再用浴巾沾干皮肤。

(四)会阴清洁

1. 老年人会阴清洁的目的　清洁外阴及周围的皮肤,去除会阴部异味,增进舒适感,预防和减少感染;防止皮肤破损,促进伤口愈合。

2. 会阴清洁方法　首先调节室温(24～26 ℃)、水温(40～45 ℃),关闭门窗,以屏风或挂帘遮挡,在老年人臀下垫橡胶单和一次性垫巾或浴巾,脱下对侧裤腿盖于近侧腿上,被子盖于对侧腿上,协助屈膝仰卧位,暴露会阴部。清洁完毕,撤去便盆、橡胶单、一次性垫布或浴巾,更换内裤,整理衣被和床单位。

(五)足部清洁

1. 老年人足部清洁的目的　清洁足部及脚趾间的污垢、汗渍,保持老年人足部清洁、舒适。

2. 足部清洁的方法　足浴时应检查老年人双足皮肤情况,如有破溃禁止操作。清洁后擦干双足,按需涂抹润肤膏。

(1)协助老年人坐位洗足:协助老年人坐稳,卷起老年人裤腿至膝部,足盆内盛40～45 ℃温水至足盆的1/2或2/3处,将双足浸泡在足盆中不应少于5 min,毛巾涂抹洁足用品并揉搓足部,再次浸入足浴盆清洗后擦干。

(2)协助老年人床上洗足:①卧床老年人采取床上洗足,揭开被尾暴露双足,膝下垫枕垫支撑。②在床尾铺防水布和浴巾,放上足盆,内盛40～45 ℃温水至足盆的1/2处。③将老年人双足浸泡在足盆中不应少于5 min,支撑好双足,毛巾涂擦洁足用品,再次浸没水中洗去泡沫后,将双足置于浴巾上。④撤去足盆,擦干双足。⑤用润肤膏擦拭皮肤,防止过度干裂。

(3)根据需要修剪趾甲:①在老年人床边铺开纸巾。②一手握住老年人足趾,另一手持指甲刀修剪并用指甲锉锉平趾甲边缘。③清理用物,纸巾包裹趾甲碎屑放入垃圾桶。

二、环境清洁照护

环境是人类进行生产和生活活动的场所,是人类生存和发展的基础。此处的环境是指以场所的建筑设计、基础设施及院容院貌等为主的物理环境,属于硬性环境。

随着年龄的增长,老年人的机体防御能力及抵抗力逐渐减弱,易患疾病;服务机构又是集体生活的场所,一旦有某些病毒传播,老年人感染疾病的可能性会大大增加。所以,清洁、消毒、灭菌工作是一项重要的内容。

1. 清洁　指去除物体表面有机物、无机物和可见污染物的过程。适用于各类物体表面。

2. 消毒　指能杀死病原微生物,但不一定能杀死细菌芽孢的方法。通常应用化学的方法来达到消毒的目的。

3. 灭菌　指用物理或化学的方法清除或杀死物体中的所有微生物,包括致病性微生物和非致病性微生物。

(一)环境设计原则

1. 遵循整体全面的原则　老年人在居室内整体设计要考虑朝向、温度、照明、通风和安全。地面要防滑,要排除高差和门槛,墙体阳角宜做成圆角或安装护角,要合理布置家具的空间,采用可观察房门,窗扇用无色透明玻璃,窗口设防蚊蝇纱窗,夜间照明要柔和、均匀、全面。

(1)温、湿度:室内温度为22～24 ℃,湿度为50%～60%较宜。

(2)通风:采用自然或机械方法使风没有阻碍,一般通风30 min即可达到置换室内空气的目的,每日通风2～3次。

(3)噪声:根据世界卫生组织规定的噪声标准,白天较理想的强度是35～40 dB。

(4)光线:室内光源有自然光源和人工光源。

2. 遵循无障碍设计的原则　老年人居室活动通道要宽敞。考虑方便老年人的同时也要给护理员留有照护空间。

3. 遵循通达和私密结合的原则　老年人居室设计既要有视线上的通达性,又要有一定的私密性。既要创造不被疏远的氛围,便于老年人和其他人交流,又要注意保护隐私,为老年人保留相对私密的空间。

4. 遵循预防中毒和火灾的原则　为了满足不同老年人需要,部分老年人房间设有厨房。不建议老年人在厨房使用燃气灶台,最好使用安全性能良好的电磁炉,并做好防触电保护。

5. 遵循符合环保标准的原则　老年人居住环境的建筑材料要符合环保标准,禁止使用易燃、易碎,散发有毒、有害气体的材料,还要注意隔音效果,以保证老年人居住环境安全、舒适,不受外界喧哗的影响。

(二)环境卫生清洁

1. 做到“三勤”

(1)室内卫生勤打扫:应每日打扫室内卫生,执行“湿式作业”,禁尘土飞扬。每日至少开窗通风2次,每次30 min,保持室内空气新鲜。

(2)环境卫生勤保洁:走廊无乱堆乱放,无水渍。卫生间按时通风,保持干燥;便器用后及时冲洗,确保无污渍、无异味;墙面要定时冲刷,每天消毒1次。

(3)“五个不准”勤提醒:提醒能自理老年人在居室内、外做到“五个不准”,即不准随地吐痰、不准乱扔杂物、不准随地大小便、不准乱泼脏水、不准乱倒垃圾。

2. 做到“六净” ①墙壁洁净;②地面洁净;③门窗洁净;④床铺洁净;⑤床头柜洁净;⑥大衣橱洁净。

(三)环境与物体表面常用清洁方法

1. 房间环境 每日开窗通风,可采用人机共存式循环风紫外线空气消毒器、静电吸附式空气消毒器。无人状态下可使用紫外线消毒器消毒(每次时间大于30 min),地面应用清水湿式清扫,遇血液、体液等污染应使用1 000 mg/L含氯消毒剂即刻消毒(注:各消毒器表面保持清洁,如有明确污染则用75%酒精擦拭消毒2遍)。

2. 设置病房的养老机构 老年人使用的脸盆、拖鞋、拖布使用1 000 mg/L含氯消毒剂浸泡15 min后清水冲洗晾干,衣服、床单、被套、枕套每周更换1~2次,枕芯、棉褥、床垫定期消毒,被血液、体液污染时及时更换。禁止在病房、走廊内清点更换下来的老年人衣物。

3. 床单位 如床头桌、床头柜、椅子、呼叫器、热水瓶等,每日湿式清洁,不同老年人床单元物品之间应更换抹布,一床一巾一更换。出院或死亡后,床单位必须送供应室进行终末消毒处理(注:配制含氯为500 mg/L的消毒液擦拭,作用30 min)。

4. 病房窗帘、隔帘 每季度清洗,有污染时随时进行消毒清洗,送洗衣房热力清洗消毒。

5. 其他物体表面 如平车、轮椅、各台面、病历夹、水龙头等,每日擦拭,有污染时随时进行消毒(500 mg/L含氯消毒剂作用15 min)。

6. 电话听筒 每日用75%酒精擦拭1次。

7. 洗手池 每日进行清洁,盛放皂液的容器宜一次性使用,重复使用的容器应每周清洁与消毒。

8. 各类容器、餐具、尿壶、便器、污物桶等 应固定使用,保持清洁,定期消毒和终末消毒。

9. 对传染病患者及其用物 按传染病管理的有关规定,采取相应的消毒、隔离和处理措施。

10. 治疗室、配餐室、病室、厕所等 应分别设置专用抹布,标识明确,分开清洗,悬挂晾干,定期消毒。

三、穿着照护

衣食住行是老年人日常生活中的一系列基本活动,老年人由于机体的老化和疾病的影响,自理能力降低,需要他人的帮助。因此,穿脱衣服成为失能及半失能老年人日常照护的重要内容。

(一)穿衣时的注意事项

1. 舒适性　选择柔软、透气、舒适的面料,以减少不必要的皮肤刺激和过敏反应。避免过紧或过松的衣物,以确保老年人能够自由移动和呼吸。

2. 容易穿脱　老年人可能由于年龄或健康问题而缺乏灵活性和力量,因此选择容易穿脱的衣物是非常重要的。

3. 安全性　避免长裙或长裤,以减少跌倒的风险。同时,选择防滑鞋底,以增加行走的稳定性。

4. 保持温暖　老年人对寒冷的耐受性可能较低,因此在寒冷的天气里要选择保暖的衣物,以防止体温过低和感冒。

5. 简洁实用　对于老年人来说,简单的衣着搭配更容易穿搭和管理,避免过多的层叠和复杂的细节。

6. 注意季节和天气　根据季节和天气变化调整衣物。

7. 考虑特殊需求　如果一些老年人有特殊的健康需求,例如,关节炎或失明等老年人,可以为他们选择特殊设计的衣物,如衣物具有开口较大的衣领或拉链,方便穿脱。

除了上述的注意事项,还应该鼓励老年人保持良好的个人卫生习惯,经常更换衣物并注意衣物的清洁。

(二)协助卧床老年人穿脱衣的护理

1. 脱套头上衣

(1)协助老年人取坐位或仰卧位,并保证坐位安全。

(2)先协助老年人脱下近侧衣袖或健侧肢体的衣袖,再脱对侧肢体或患侧肢体的衣袖,并将衣服从头颈部脱下。

2. 脱开襟上衣

(1)协助老年人取坐位或仰卧位,并保证坐位安全。

(2)解开老年人上衣纽扣,先脱近侧或健侧肢体的衣袖,再脱对侧肢体或患侧肢体的衣袖,将衣服拉出。

3. 帮助老年人脱裤

(1)护理员为老年人松开裤带、裤扣。协助老年人身体左倾,将裤子右侧部分向下拉至臀下,再协助老年人身体右倾,将裤子左侧部分向下拉至臀下。

(2)护理员叮嘱能够配合的老年人屈膝,两手分别拉住老年人两侧裤腰部分向下推至膝部,抬起一侧下肢,褪去一侧裤腿。用同样方法褪去另一侧裤腿。

4. 穿套头上衣

(1)协助老年人取坐位或仰卧位,并保证坐位安全。

(2)先穿患侧肢体,再穿健侧肢体,帮助老年人将衣服套入上身,向下拉平衣服。若老年人手不能自行伸入衣袖,则护理员的手穿入衣袖口内,一手助拉老年人的手,另一手向上拉衣袖,向下拉平衣服。

5. 穿开襟上衣　协助老年人取仰卧位或背对着护理员。仰卧位时协助老年人双手交叉于胸腹部,将左侧衣袖从老年人腰际处穿过后置于老年人左侧手腕处,拉开衣袖将老年人左手伸入左袖,右侧同法伸入后,护理员两手持衣领向上拉使上衣拉平,系纽扣。

6. 更换裤子

(1)护理员取清洁裤子,辨别正反面。右手从裤管口套入至裤腰开口,轻握老年人脚踝,将裤管向老年人大腿方向提拉。用同样方法穿上另一侧裤管。

(2)护理员两手分别拉住两侧裤腰部分,向上提拉裤腰至臀部。

(3)协助老年人身体左倾,将右侧裤腰部分向上拉至裤腰,再协助老年人身体右倾,将裤子左侧部分向上拉至裤腰。系好裤带、裤扣。

注意:对瘫痪老年人,在更换衣裤时,要注意"脱健着患"的原则,即脱衣裤时,先脱健侧肢体,再脱患侧肢体;穿衣裤时,先穿患侧肢体,再穿健侧肢体。

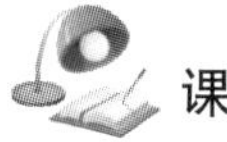

课后习题

1. [多选题]清洁照护内容包含哪些技术(　　)?

A. 口腔照护　　B. 皮肤照护　　C. 足部照护

D. 会阴照护　　E. 头发照护

2. [单选题]老年人适宜的室内温度及湿度为(　　)。

A. 温度为 18~22 ℃,湿度为 50%~60%　　B. 温度为 16~18 ℃,湿度为 50%~60%

C. 温度为 22~24 ℃,湿度为 50%~60%　　D. 温度为 18~22 ℃,湿度为 45%~55%

参考答案:1. ABCDE　2. C

第二节　饮食与排泄

案例

黄先生,65 岁,丧偶,退休后独居,平时喜欢吃辣椒和油炸等食物,1 年前患脑梗死后右侧肢体活动障碍,生活自理能力评估为中度,近 1 个月进食容易呛咳,不易吞咽食物,近几天自感加重,精神紧张。

请思考:如何帮助黄先生克服精神紧张、进行主动的进食训练、选择合适的进食方式?

一、饮食照护

由于生理功能衰退，老年人的咀嚼和消化吸收能力下降，加之嗅觉和味觉减退，老年人易出现营养不良、缺铁性贫血等问题，同时也增加了慢性疾病的发生风险。合理的饮食是维持生命的基本需求，也是恢复和促进健康的必要手段。因此，老年人更应该要注意均衡营养，合理进食。

（一）老年人的饮食原则

1. 食物种类多样，搭配合理　老年人饮食种类应多样化且营养丰富，须注意“四个搭配”：粗细搭配，多吃粗粮；荤素搭配，以素为主；生熟搭配，适量生食；干稀搭配，混合食用。做到“三高、四少、一低”：高蛋白质、高纤维素、高维生素；少油、少盐、少糖、少辛辣食物；低脂饮食。总之老年人饮食既要保持营养均衡，又要适当限制总热量的摄入，以防出现营养失衡，减少消化系统、心血管系统，以及各种运动系统疾病的发生。

2. 少量多餐，易于吸收　老年人普遍存在胃肠蠕动减弱、消化液分泌减少及牙齿松动、脱落等现象，易出现食欲减退及早饱现象，进而造成食物摄入量不足及营养缺乏。因此，老年人食物制作应细软，既能给牙齿锻炼咀嚼的机会，又便于消化吸收。老年人要避免暴饮暴食或过饥过饱，宜少量多餐。由于老年人肝中储存糖原的能力较弱，对低血糖的耐受能力不强，所以在两餐之间适当加餐是非常必要的，加餐可选择牛奶、酸奶、水果、坚果等，每天 4 ~ 5 餐。

3. 补充适量水分　人体内水分约占总体重的 2/3，保持机体水平衡对生命至关重要。老年人对缺水的耐受性下降，如若饮水不足会迅速引起脱水，甚至不能维持足够的血容量，使血压下降，细胞内营养物质被快速消耗。因此，老年人要主动饮水，首选温热的白开水，少量多次，每次 50 ~ 100 mL。心肾功能不全或水肿的老年人，应在医生的指导下合理控制水分摄入量。

4. 防止矿物质、维生素缺乏　老年人极易出现矿物质和部分维生素缺乏，常见的营养素缺乏有：钙、铁、维生素 D、维生素 A。钙摄入不足与老年人骨质疏松症的发生和发展有密切联系。应保证每天摄入足够的奶制品、豆类、海产品、高钙低草酸蔬菜（油菜、芹菜、苜蓿、紫皮洋葱等）、芝麻、黑木耳等天然含钙量高的食物。同时应注意维生素 D 的补充，以促进钙的吸收。

（二）老年人的饮食照护措施

1. 合理烹制食物　老年人的食物可多采用煮或炖的烹制方式，尽量使食物软烂而易于消化。蔬菜要细切，肉类最好做成肉末，但要注意易咀嚼的食物对肠道的刺激性小，易引起便秘，可多选用富含纤维素的蔬菜类，如笋类、菠菜、芹菜等。食物的色、香、味能够大大刺激食欲，老年人如因食物太淡影响食欲，可在烹调时用姜、醋、蒜等调料。

2. 创造良好的进食环境　进食时室内空气要新鲜，环境要清洁，无异味，必要时进行室内通风换气。进食前要保持餐桌、餐椅清洁，无水渍和污渍，根据老年人所吃的食物和饮食习惯准备好餐具，餐具尽量做到定人使用。创造和谐的氛围，鼓励子女尽量与老年人一起就餐,既可增进家人感情,又可缓解老年人的孤独感,多人一起进餐还可促进食欲。

3. 了解老年人的饮食习惯　详细了解老年人的进餐情况,包括每日进餐次数、每餐食量等,根据老年人的饮食习惯选择食材和烹调方法,适当补充新鲜蔬菜、水果,经常变换口味,以促进老年人食欲,保证其摄入足够的营养。原则上保持营养均衡,增加种类,减少用量,不宜挑食或偏食。进餐时尽量定时定量,不宜进食过冷或过热的食物,进食速度不宜过快。在不违背饮食原则的前提下,要考虑老年人的个人喜好,精心制作,合理搭配。老年人一日饮食建议食物及量:牛奶或豆浆 250 mL、瘦肉 120 g、鸡蛋 1 个、蔬菜 400 g、水果 120 g、主食(米或面)250 ~300 g、油 20 g。

4. 保持舒适　进食前应当协助老年人摆好饮食的舒适体位,减轻或去除各种影响舒适的因素。因固定姿势导致疲劳时,应当帮助老年人变换体位。

5. 科学饮水　老年人血液黏稠度高,肾排泄功能下降,应增加每天的进水量。督促老年人尽量在白天饮水,以免夜间因饮水量多,排尿次数增加而影响睡眠。

(三)老年人的饮食分类

1. 普通饮食　普通饮食简称普食,与健康人饮食相似,主要适用于消化功能无障碍、饮食不限制的老年人。其中总热能、蛋白质、无机盐和微量元素、维生素、水分等,应充分、均匀地供给,以达到平衡饮食的要求。普通饮食的原则如下。

(1)营养种类要齐全:各种营养素种类要齐全,数量要充足,相互间比例要适当。

(2)主副食物多样化:主副食物要多样化,烹调方法要保持美观可口,以增进食欲。

(3)合理分配食物量:早餐占全天总量的 25% ~30%,中餐占 40%,晚餐占 30% ~35%。

(4)避免辛辣、坚硬食物:避免辣椒、芥末、胡椒、咖喱等刺激性食物,少吃煎炸、过分坚硬而难以消化的食物。

2. 软食　软食是从普食过渡到半流质的、含纤维素少、便于咀嚼、比普食容易消化的食物。软食适用于轻度发热,消化不良,咀嚼不便,患胃肠疾病,进行肛门、结肠及直肠手术后的老年人。软食的原则如下。

(1)力求碎烂细软:烹调时将食物切碎、煮烂,力求细软。

(2)平衡供给饮食:蛋白质、脂肪、碳水化合物按正常需要供给,每天 3 ~4 餐,以平衡饮食。

(3)足量维生素:蔬菜及肉类在切碎煮烂的过程中,会丧失许多维生素和无机盐,为预防维生素 C 及无机盐供给不足,应注意补充蔬菜汁、果汁等。

(4)合理选择主食:软食的主食应比普食更软烂,如包子、饺子、馄饨都可食用,但馅料应选用含膳食纤维少的蔬菜。

(5)合理选择副食:应选用瘦嫩猪、羊肉或蛋类、鱼类、虾类、动物肝脏等副食。禁食煎炸的食物,忌用强烈辛辣调味品。

3. 半流质饮食　半流质饮食是一种介于软食与流质之间的饮食,它含有足够的蛋白质和热能,纤维素的含量极少,比软食更容易咀嚼和消化。半流质饮食适用于发热、口腔疾病、咀嚼困难、胃肠炎和其消化功能不能适应正常饮食的老年人。半流质饮食的原则如下。

(1)蛋白质足量:蛋白质按正常量供给,各种营养素合理配比。

(2)食物多样化:做到食物多样和色、香、味俱佳,呈软、烂、稀状态。

(3)餐次合理安排:建议每隔 2 ~ 3 h 进餐 1 次,每天 5 ~ 6 次,全天主食量不超过 300 g。

(4)食物温热适度:食物温热要适度,避免过冷或过热,忌用辛辣刺激性调味品。

(5)禁忌食物:禁食油炸、大块蔬菜、大量肉类、较硬且不易消化的食物。

(6)选择常用食物:常用的半流质食物有肉末粥、碎菜粥、包子、馄饨、果泥、蔬菜泥、嫩肉等。

4. 流质饮食　流质饮食是一种呈液体状态,比半流质饮食更易于吞咽和消化的食物。流质饮食适用于高热、口腔炎症、急性胃肠炎、食管狭窄、消化道出血、急性重症感染、胃肠手术后、急性心肌梗死的老年人。流质饮食的原则如下。

(1)均衡营养:选用营养均衡、质地细嫩、易消化食物。

(2)控制总量:建议每日总量为蛋白质 65 ~ 70 g、脂肪 55 ~ 60 g、碳水化合物 260 ~ 270 g。

(3)少量多餐:每天 6 餐以上,如早餐 7 时、早点 9 时、午餐 12 时、午点 15 时、晚餐 17 时、晚点 19 时。

(4)不可长期食用:流质饮食供给机体的热量及蛋白质较少,不可长期食用。

(5)选择常用食品:常用流质饮食有米汤、肉汤、蛋花汤、豆浆、牛奶、果汁等。

5. 治疗饮食　老年人治疗饮食种类如下。

(1)高蛋白饮食:高蛋白饮食适用于营养不良、代谢亢进状态的老年人。每日蛋白质量 100 ~ 200 g。

(2)低蛋白饮食:低蛋白饮食适用于肝肾功能不全的老年人。每日进食蛋白质量在 40 g 以下。

(3)糖尿病饮食:一般情况下,体重正常,无并发症,能从事体力活动的糖尿病病人,每日主食量可在 300 g 以上,肉蛋类 200 ~ 300 g,蔬菜 400 ~ 500 g,烹调油 40 g;肥胖伴轻度并发症者,每日主食限定在 200 ~ 250 g,蔬菜 400 ~ 500 g,肉蛋 150 g,烹调油 30 g。

(4)低盐饮食:低盐饮食要求每日用盐量 2 ~ 3 g,适用于高血压、心力衰竭、肾炎、肝硬化等疾病引起水肿的老年人。严重水肿老年人应采用无盐饮食,炒菜忌盐,无禁忌证情况下可以糖、醋调味。

(5)低脂饮食:低脂饮食要求每日进食脂肪 40 g 以下,适用于患肝、胆、胰腺等疾病和高脂血症的老年人。

(6)低嘌呤饮食:低嘌呤饮食要求每日进食的嘌呤含量在 150 mg 以下,适用于患痛风及高尿酸血症的老年人。

(7)高钾饮食:高钾饮食要求每日进食的钾含量在 4 000 mg 以上,适用于低钾血症的老年人。

(8)低钾饮食：低钾饮食要求每日进食的钾含量在 200 mg 以下，适用于高钾血症的老年人。

(9)低纤维素饮食：低纤维素饮食要求忌食膳食纤维含量丰富的食物，用于腹泻、肠道手术、食管静脉曲张的老年人。

(10)鼻饲饮食：鼻饲饮食用于不能经口进食，要通过胃管注入流质饮食的昏迷、吞咽困难的老年人。

6. 常见进食方式　常见进食方式为经口进食和经管饲途径营养支持，营养支持管路包括鼻胃管、鼻肠管、经皮内镜下胃/空肠造口。进食方式的操作流程如下。

(1)老年人经口进食、饮水操作流程

1)老年人准备：首先与老年人进行沟通，取得知情同意。

2)环境准备：室温适宜，光线充足，环境整洁安静。

3)护理员准备：衣帽整洁得体，语言、表情适中，肢体语言符合要求，了解关心并鼓励引导老年人参与训练。

4)用物准备：治疗盘内备米饭、汤、菜品、记录本、笔；根据老年人训练需求与习惯准备相关物品。

5)观察老年人进食量：老年人经口进食，给予协助进食，尽量满足其喜好和习惯，速度、温度要适宜，固态和液态食物轮流各一口进食。

(2)协助老年人肠内营养支持——管路喂养法操作流程

1)床头、床尾 1/3 的部位抬高，协助老年人取舒适体位。

2)将注食器或者肠内营养装置连接于肠内管路，抽吸、确保通畅，注入少量温水，根据老年人需要给予滴注或者推注。

3)每次摄入量<200 mL，喂养时观察老年人状态。喂养结束，注入少量温水。

4)胃管末端反折，妥善固定。

(3)注意事项：老年人进食后维持半坐卧位，保持 1 ~ 2 h，预防食物逆流及吸入性肺炎；勿催促老年人进食，减少进食时管路的压力。

二、排泄照护

排泄是人体的基本生理需求之一，也是维持其健康和生命的必要条件之一。当机体出现健康问题或受一些因素影响时，会直接或间接地影响其排泄功能。

（一）排尿

观察老年人排尿是否正常。正常排尿受意识支配，无痛、无障碍，可以随意进行，一般成人白天排尿次数为 3 ~ 5 次，夜间 0 ~ 1 次。排尿量每日 1 000 ~ 2 000 mL，每次排尿量 200 ~ 300 mL，24 h 内排尿量超过 2 500 mL 称为多尿，24 h 内排尿量少于 400 mL 或每小时少于 17 mL 称为少尿，24 h 内排尿量少于 50 mL 称为无尿。尿液呈淡黄色、无絮状物或有少量沉淀物。尿急、尿频、尿痛常见于尿路感染；排尿困难、淋漓不断常见于前列腺增生；排尿不能随意控制，尿液不自主地流出为尿失禁；膀胱内储满尿液而不能自行排出为尿潴留；尿液呈红色为血尿，有脓性物为脓尿，提示可能有尿路感染、结石、结核病、肿瘤等疾病存在。正常尿液气味来自尿内的挥发性酸，尿液久置后有氨臭味；当新鲜尿液有氨臭味为尿路感染；尿有烂苹果气味为糖尿病酮症酸中毒。

常见的排便异常：尿失禁、尿潴留、留置导尿、尿路感染、膀胱造瘘。

1. 老年人排尿异常的照护措施

(1)尿失禁老年人的照护

1)心理护理：尊重理解老年人，给予安慰、开导和鼓励，帮助其树立恢复健康的信心，并使其积极的配合。

2)皮肤护理：保持床单位的清洁、干燥，床上铺橡胶单和中单，也可使用尿垫或一次性纸尿裤，来保持老年人皮肤的清洁、干燥。

3)重建正常的排尿功能：①摄入适量的液体。若老年人的心功能正常，协助老年人每日摄入液体 2 000 ~3 000 mL。②排尿训练。定时使用便器，帮助老年人建立规律的排尿习惯。③指导老年人进行盆底肌肉的锻炼，以增强控制排尿的能力。

(2)尿潴留老年人的照护

1)维持老年人正常的排尿习惯，遵从老年人原有的正常排尿习惯，如排尿时间等。

2)提供隐蔽的排尿环境，关闭门窗、屏风遮挡、请无关人员回避等，使老年人安心排尿。

3)调整体位和姿势，协助老年人取舒适的体位进行排尿，尽量以老年人的习惯姿势进行排尿。

4)诱导排尿，利用条件反射，如听流水声或用温水冲洗会阴部诱导老年人进行排尿，切记不可强行按压，以免引起膀胱破裂。

5)可用手轻轻左右推揉膨隆的膀胱 10 ~20 次，或者用手从老年人膀胱底部向下推移按压 1 ~3 min，进行按摩排尿。按摩排尿时注意均匀用力，避免用力过猛而损伤膀胱。

6)健康教育，指导老年人给予充分的时间放松自己，并进行安慰，消除老年人的焦虑紧张情绪。

7)导尿，经上述处理仍不能解除尿潴留时，通知医护人员采用导尿术引流出尿液。

(3)留置导尿照护：为留置导尿老年人进行照护，需注意翻身前先固定引流管，尿袋置放低于尿道，避免尿液反流。每日早晚冲洗会阴部，保持局部清洁。鼓励老年人多饮水和更换体位，预防尿路感染和结石。发现尿液异常及时报告医生，必要时留标本送检。

(4)尿路感染照护：老年人发生尿路感染时，有膀胱刺激征的症状，应鼓励老年人喝水，保持每天排尿量在 1 500 mL 左右，以加强尿流对尿道的冲洗作用。提醒老年人勿憋尿，每隔 2 ~3 h 排尿 1 次。

(5)膀胱造瘘老年人的照护

1)造瘘口常规消毒，可以使用碘伏来进行局部消毒，每天消毒 1 ~2 次。

2)需要妥善固定造瘘管，造瘘管需要定期更换，在活动过程中避免造瘘管受到牵拉，否则会导致局部皮肤出现红肿或者疼痛症状。

3)如果出现局部皮肤红肿，或者出现局部皮纹增厚等改变，建议随时到医院进行处理。

2. 常见老年人排尿的照护技术

(1)协助卧床老年人床上使用便盆

1)沟通:询问老年人是否有便意,提醒老年人定时排便。

2)放置便盆:①仰卧位放置便盆法。②侧卧位放置便盆法。③撤去便盆。④整理。协助老年人取舒适卧位,穿好裤子,整理床单位。

(2)协助卧床老年人使用尿壶

1)放置尿壶:协助老年女性取仰卧位,掀开下身盖被折向远侧,协助其脱下裤子至膝部;叮嘱老年人配合,屈膝抬高臀部,同时一手托起老年人的臀部,另一手将护理垫垫于老年人臀下;再次叮嘱老年人屈膝,双腿呈八字分开,手持尿壶,将开口边缘贴紧会阴部,盖好盖被。协助老年男性面向操作者,取侧卧位,双膝并拢,将阴茎插入尿壶接尿口,用手握住尿壶把手固定,盖好盖被。

2)整理:老年人排尿后,撤下尿壶,用卫生纸擦干会阴部,必要时清洗。

(3)为老年人更换尿垫(尿布)技术

1)更换尿垫:将水盆、毛巾放在床旁座椅上,掀开下身盖被,双手分别扶住老年人的肩部、髋部并翻转其身体呈侧卧位,将身下污染的一次性尿垫(尿布)向侧卧方向折叠,取温湿毛巾擦拭会阴部;观察会阴部及臀部皮肤情况,并将清洁的尿垫(尿布)一半平铺,一半卷折,翻转老年人身体使其呈平卧位,撤下污染的尿垫(尿布)放入专用污物桶,整理、拉平清洁尿垫(尿布),盖好盖被。

2)整理床单位,开窗通风,清洗毛巾,刷洗水盆。

3)定时查看尿垫(尿布)浸湿情况,根据尿垫(尿布)吸水的能力进行更换,防止发生尿布疹及压疮。

4)更换一次性尿垫(尿布)时,应使用温热毛巾擦拭或清洗会阴部,减轻异味,保持局部清洁干燥。动作轻柔,注意保暖,避免受凉。

(4)为老年人更换纸尿裤技术

1)根据老年人胖瘦情况选择适宜尺寸的纸尿裤。

2)更换纸尿裤:将水盆、毛巾放在床旁座椅上,掀开下身盖被,协助老年人取平卧位,解开纸尿裤粘扣,将前片从两腿间向后撤,双手分别扶住老年人的肩部、髋部并翻转身体使之呈侧卧位,将污染纸尿裤内面对折于臀下,取温湿毛巾擦拭会阴部;观察会阴部及臀部皮肤情况,将清洁纸尿裤前后对折的两片(紧贴皮肤面朝内)平铺于臀下,向下展开上片,并协助翻转身体至平卧位,从一侧撤下污染纸尿裤放入污物桶,拉平身下清洁纸尿裤,从两腿间向上兜起纸尿裤前片,整理纸尿裤大腿内侧边缘至妥帖,将前片两翼向两侧拉紧,后片粘扣粘于纸尿裤前片粘贴区,盖好盖被。

3)整理床单位,开窗通风,清洗毛巾,刷洗水盆。

4)老年人使用纸尿裤期间,每次更换或排便后应使用温热毛巾擦拭或清洗会阴部,以减轻异味,保持局部清洁干燥。

(5)尿液标本采集技术

1)沟通:拿到化验单后,及时告知老年人第二天晨起需要采集尿标本及采集尿标本的目的、要求,以便取得老年人的配合。

2)采集尿标本:次日晨起协助老年人留取尿标本。①对于能自理的老年人:可将尿杯及标本瓶交给老年人,要求排尿前先清洁会阴部,见尿后使用尿杯接取尿液约 30 mL 放置一旁,排尿完毕整理衣裤,将尿杯中的尿液倒进标本瓶中,交予护理人员。②对于不能自理的老年人:由护理人员使用棉签蘸取碘伏为老年人消毒尿道口。老年女性应在下方垫便盆,见尿液流出,迅速使用尿杯接取尿液;将尿液倒进标本瓶中放置妥当,排尿后协助撤下便盆,整理床单位。老年男性使用尿壶接取尿液,尿道口与尿壶之间保持 3 ~ 5 cm 的距离,见尿液流出,使用尿杯接取尿液约 30 mL 放置一旁,至老年人排尿完毕,协助整理衣裤,再将尿杯中的尿液倒进标本瓶中。对于留置尿管的老年人,反折导管,关闭尿袋上的放尿开关,分离导尿管与尿袋的衔接处,使用碘伏消毒导尿管末端,便盆放于床上,打开导尿管放出部分尿液至便盆内。再次反折导尿管,将尿标本瓶或尿杯放置在导尿管末端接取尿液至足够量后反折导尿管,标本放置妥当,碘伏消毒导尿管末端及尿袋衔接端,再将尿袋衔接端插入导尿管内,打开尿袋上开关,检查导尿管路是否通畅,整理床单位。

3)整理床单位,倾倒便器,刷洗、消毒、晾干备用。

4)整理用物:协助老年人穿好裤子,取舒适的卧位,清理用物,交代注意事项。

5)尿液标本收集后要立即送检,以避免发生细菌污染及有形成分的改变。

6)自尿管留取尿标本注意应无菌操作,避免污染管路衔接处。

(6)更换集尿袋技术

1)更换集尿袋:①协助老年人取舒适体位。②检查集尿袋的消毒日期及外包装完整性。③暴露导尿管与集尿袋连接处,连接处下铺纸巾。④使用止血钳夹闭导尿管。⑤分离导尿管与集尿袋。⑥消毒导尿管连接处,更换集尿袋。⑦松开止血钳,开放导尿管。⑧观察导尿管是否通畅。⑨固定集尿袋,固定在低于膀胱的高度。⑩按需记录尿液性质及量。

2)整理:撤除纸巾,协助老年人穿好衣裤,洗手。

3)整理用物及床单位:协助老年人取舒适卧位,整理床单位,倾倒便器,刷洗、消毒、晾干备用,交代注意事项。

(二)排便

注意观察老年人排便是否正常。正常次数为每日 1 ~ 3 次,正常成人每天排便量 100 ~ 300 g,黄褐色、软便成形。排便异常时次数减少或增加,出现干结或稀便。上消化道出血时大便呈黑色柏油样,下消化道出血时大便呈暗红色,肠套叠时大便呈果酱色,胆道完全梗阻时大便呈白陶土色,排便后有鲜血滴出多为痔疮出血,含大量黏液提示肠炎,脓血便提示痢疾,大便有脓血性黏液提示肠癌,消化不良时呈酸臭味,消化道出血呈腥臭味,直肠癌呈腐臭味。

常见的排便异常:便秘、粪便嵌塞、腹泻、排便失禁、肠胀气。

1. 常见老年人排便异常的照护措施

(1)便秘老年人的照护

1)心理护理:消除老年人的紧张情绪,给予解释或指导。

2)提供合适的排便环境:为老年人提供单独隐蔽的环境及充裕的排便时间。如拉上窗帘或屏风遮挡,避开治疗、进餐等时间,以消除老年人的紧张情绪,利于排便。

3)选取合适的排便姿势:床上使用便盆时,最好采取坐姿或抬高床头,以便增加腹内压促进排便,特殊禁忌者除外;情况允许者,可协助老年人下床上厕所排便。

4)腹部环形按摩:排便时用手沿老年人结肠解剖位置自右向左环形按摩,促进排便。

5)使用简易通便剂:常用的有开塞露、甘油栓等。其作用机制是软化粪便、润滑肠壁,刺激肠蠕动促进排便。

6)人工取便:对于身体虚弱、腹部肌肉无力,发生顽固性便秘或粪便嵌顿的老年人,在使用各种通便方法无效时,可采用人工取便法。

(2)腹泻老年人的照护

1)去除诱因:立即停止进食可能被污染的食物,如发生肠道感染者,应告知医生进行药物治疗。

2)卧床休息,减少肠蠕动,注意腹部保暖:对于不能自理的老年人及时给予便盆,消除老年人不安的情绪,使之达到身心充分休息的目的。

3)饮食:鼓励老年人多饮水,酌情给予清淡的流质食物,避免高纤维素食物,严重腹泻时应暂时禁食。

4)皮肤护理:注意保持老年人肛周皮肤的清洁,减少尿液、粪便的刺激,在老年人每次排便后,用软纸轻擦肛门,温水清洗,必要时在肛门周围涂油膏以保护局部皮肤。

5)协助老年人及时更换浸湿、玷污的衣物、床单、被罩等,使老年人感到舒适。

6)健康教育:指导老年人注意饮食卫生,养成良好的卫生习惯。

(3)排便失禁老年人的照护

1)保持床褥清洁、干燥:使老年人的衣物保持清洁干燥,及时更换污湿的衣裤、被单,定时开窗通风。

2)皮肤护理:床上铺橡胶单和中单或一次性尿布,每次便后用温水清洗老年人的肛门周围及臀部皮肤,保持皮肤的清洁干燥。必要时,在肛门周围涂软膏以保护皮肤,以免皮肤破溃感染。

3)掌握排便规律:了解老年人的排便时间,定时给予便盆,以促进老年人按时排便。

(4)肠造瘘口老年人的照护

1)注意观察肠造瘘口有无回缩、出血及坏死等情况。造瘘口周围皮肤有无皮肤发红、肿痛,甚至溃烂等情况。

2)注意保持造瘘口周围皮肤的清洁干燥,指导老年人每日排便后用温开水清洗造瘘口周围皮肤,用温纱布或棉球由内向外清洁并擦干,在造口周围涂抹氧化锌加以保护,以防止因大便浸渍皮肤而出现皮炎。

3)粪袋内有粪便时应及时倾倒并清洗,注意观察袋内排泄物的颜色、性质和量,避免产生异味及继发感染。

4)应根据老年人的造瘘口情况、个人喜好、经济状况来选择不同类型的粪袋,指导老年人最好选择两件式透明带除臭功能的一次性造瘘口袋,便于观察、护理。

5）安装造瘘口袋动作要轻巧，不正确使用造瘘口袋可导致造瘘口摩擦破溃，致使粪便外溢而污染衣裤，产生异味，甚至发生出血和感染。

6）指导老年人选择宽松、舒适、柔软的衣裤，以免衣裤过紧使造瘘口受摩擦导致出血。

7）保持老年人床单位清洁、干燥，随时更换污染的衣物、被服。

8）老年人可摄入易消化、高热量、高蛋白质、高维生素饮食，但要少食多餐。避免进食刺激性、易产生胀气、不易消化及有臭味的食物，如蛋类、葱姜蒜、辣椒、芹菜等。

9）指导老年人养成定时排便的习惯。

2. 常见老年人排便的照护技术

（1）腹部按摩技术

1）核对、解释：核对信息并向老年人介绍腹部按摩促进排便的方法。

2）安置卧位：协助老年人仰卧。

3）协助按摩：①将示指、中指、环指放于老年人腹部左侧与肚脐平行处。②由上向下按顺时针（图 2-2-1）做螺旋形按摩 5 ~ 10 min（促使降结肠内的粪便向下移动至直肠，便于排出粪便）。

4）整理：洗手，做好记录。

5）腹部按摩要采取顺时针方向，需要有一定力度，以老年人能够耐受为宜。

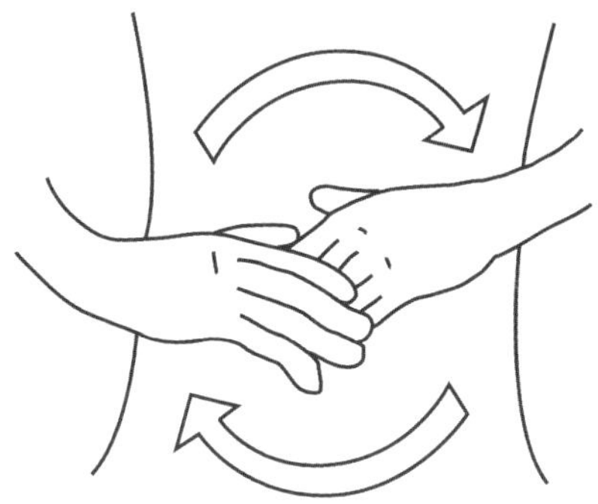

图 2-2-1 腹部按摩方向

（2）协助老年人如厕技术

1）沟通：询问老年人是否需要排便，根据老年人自理程度采取轮椅推行或搀扶方式。

2）协助如厕：使用轮椅推行或搀扶进入卫生间，协助其转身面对操作者，双手扶住坐便器旁的扶手。一手搂抱老年人腋下（或腰部），另一手协助老年人（或老年人自己）脱下裤子，然后双手环抱老年人腋下，协助老年人缓慢坐于坐便器上，使其双手扶稳扶手进行排便。老年人便后自己擦净肛门或身体前倾由护理员协助用手纸擦净肛门；老年人自己借助卫生间扶手支撑身体（或护理员协助老年人）起身，老年人自己或护理员协助其穿好裤子，按压坐便器开关冲水。对于能采取坐位但行走不便的老年人，可协助其在床旁使用坐便椅排便，方法同上。

3）整理：使用轮椅推行或搀扶老年人回房间休息，卫生间开窗通风或开启抽风设备清除异味，之后将其关闭；在协助老年人使用坐便椅排便后，倾倒污物，清洗、消毒便盆，晾干备用。

（3）简易通便技术

1）核对、解释：携开塞露至床前，核对信息并向老年人解释开塞露通便的目的和过程，取得老年人的同意。

2）协助排便：①取下开塞露的瓶帽（无瓶帽者可将封口端剪去），先挤出少许药液于卫生纸上，滑润开口处。②协助老年人取左侧卧位，脱裤于臀下，一手分开老年人臀裂暴露肛门，另一手将开塞露的细端全部轻轻插入肛门内（图 2-2-2），然后挤压开塞露将药液全部挤入直肠内，退出开塞露药瓶，为老年人擦净肛门处，嘱老年人尽量保留 5 ~ 10 min，以刺激肠道蠕动、软化粪便，达到通便目的。

3）整理：操作后整理用物，洗净双手，必要时协助老年人排便，观察粪便的颜色和量。

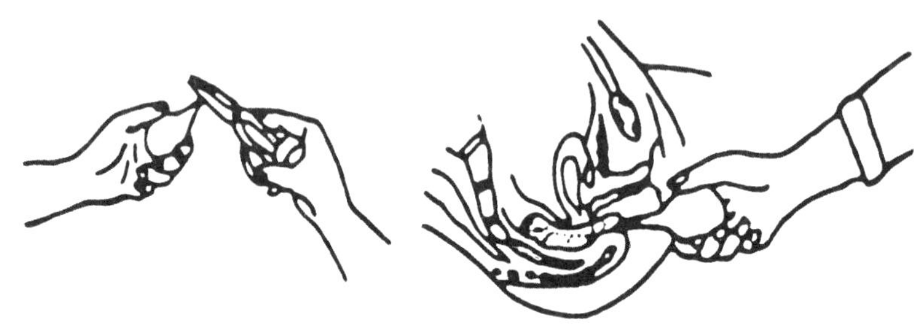

图 2-2-2　用开塞露简易通便技术

（4）人工取便技术

1）核对、解释：核对信息并向老年人解释人工取便的目的和方法，取得老年人的配合。

2）安置卧位：协助老年人取左侧卧位，脱下裤子至大腿部，暴露肛门，臀下垫尿垫。

3）协助取便：①一手戴好橡胶手套（或指套），将示指用滑润油涂抹后，按压老年人肛门边缘，嘱老年人深呼吸以放松腹肌，待肛门松弛时，手指轻柔地插入肛门内，触及干硬的粪块后，机械地破碎粪块，沿直肠内壁一侧轻轻地抠出，由浅入深地取出嵌顿的粪便。②取便后，脱下手套，用温水为老年人洗净肛门，可用热毛巾热敷肛门周围 20 ~ 30 min。

4）整理：操作后整理用物，洗净双手，必要时记录取便的情况。

（5）粪便标本采集技术

1）核对、解释：核对信息并向老年人解释采集标本的内容、目的、要求，以取得配合。

2）采集粪便标本：对能自理的老年人，可将标本盒交给老年人，向其讲解留取粪便标本的方法，并在排便后，用棉签取少量（量约蚕豆大小）感觉异常（如稀水样、黏液样、柏油样等）的粪便放入标本盒，盖上盒盖；对不能自理的老年人，协助老年人使用便盆排便，留取粪便标本方法同上。

3）整理床单位，倾倒便盆，刷洗、消毒、晾干备用。

（6）造口袋更换技术

1）核对、解释：核对信息并向老年人解释更换造口袋的目的和过程，取得老年人的配合。

2)安置卧位:协助老年人取舒适卧位,暴露造口部位。

3)更换造口袋:①铺治疗巾于造口侧下方。②戴手套,打开便袋与腹部护肤环连接处的扣环,由上向下撤去已用的造口袋放于便盆内。③用柔软的纸巾擦拭造口周围的皮肤,再用温水清洗局部皮肤并擦干,必要时涂防漏膏和皮肤保护膜。观察造口处及其周围皮肤是否异常及排泄物的量、颜色、性状(正常造口处皮肤见图2-2-3)。④以造口尺寸表测量造口大小(图2-2-4),在造口袋背面贴纸处依据测得的造口尺寸大小剪洞。⑤撕去贴纸,嘱老年人憋气、鼓肚子以减少腹壁褶皱,底盘内圈对准造口,由下向上将造口袋贴上,夹好便袋夹。

4)整理:协助老年人取舒适卧位,整理用物,洗净双手,必要时记录取便的情况。

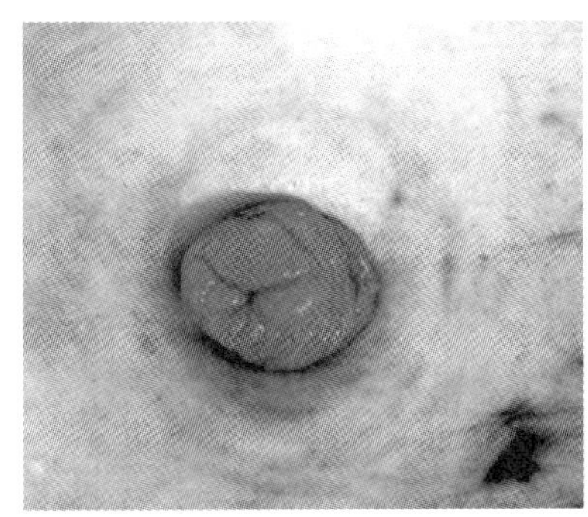

图2-2-3 正常造口

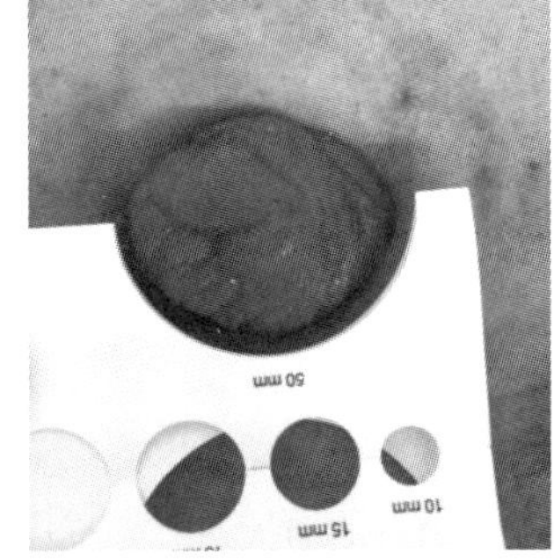

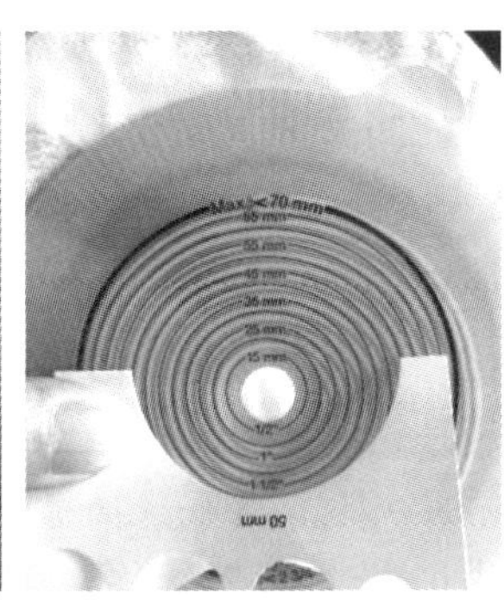

图2-2-4 造口大小测量

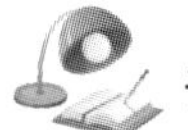

课后习题

1.[判断题]常见进食方式为经口进食和经管饲途径营养支持,营养支持管路包括鼻胃管、鼻肠管、经皮内镜下胃/空肠造口。( )

2.[单选题]下面说法不正确的是( )。

A. 上消化道出血时大便呈暗红色

B. 肠套叠时大便呈果酱色

C. 下消化道出血时大便呈暗红色

D. 胆道完全梗阻时粪便呈白陶土色

参考答案:1. √ 2. A

第三节 睡眠与运动

一、睡眠照护

睡眠是更深层次的休息状态,是生理和精神层面的生存所必需的过程。老年人的睡眠质量会随着年龄的增长和身体功能的衰退而下降。但对睡眠的需求并没有因此减少。

（一）老年人的睡眠特点

老年人由于中枢神经系统结构和功能的变化，睡眠周期节律功能受到影响，导致睡眠调节功能下降，这与大脑随着增龄的变化而变化有关系。老年人睡眠模式、睡眠结构和睡眠与觉醒节律等睡眠指标随着增龄而发生改变，是老年人成为失眠高发人群的重要原因。老年人睡眠特点的主要表现如下。①平均睡眠时间减少：年轻人平均每天7～9 h，65岁以上7～8 h。②入睡潜伏期延长：老年人入睡时间比年轻人长；老年人睡眠能力降低，使老年人花更多的时间躺在床上。③睡眠连续性下降和唤醒阈值降低。④浅睡眠增多：老年人浅睡眠期增多，深睡眠期减少，年龄越大，睡眠越浅。⑤昼夜节律改变：老年人睡眠时相前移，早睡早起型睡眠多见。⑥睡眠质量差：夜间睡眠肢体活动频率增加，睡眠大多处于入睡期，深睡期睡眠减少，更容易被叫醒。

（二）老年人常见睡眠问题

老年人由于退行性变性，神经系统功能的适应性明显降低，对睡眠时间改变及时差的耐受性较差。不良的睡眠习惯、情绪失调、社会心理因素、不适的睡眠环境或睡眠环境变化均可影响老年人的正常睡眠，进而会导致很多睡眠问题，以下主要介绍老年人常见的睡眠问题。

1. 失眠　失眠是指尽管有适当的睡眠机会和睡眠环境，依然对于睡眠时间和（或）睡眠质量感到不满足，并且影响日间社会功能的一种主观体验。

2. 阻塞性睡眠呼吸暂停低通气综合征　阻塞性睡眠呼吸暂停低通气综合征（obstructive sleep apnea hypopnea syndrome，OSAHS）是一种睡眠时上气道反复塌陷、阻塞引起呼吸暂停和低通气，进而导致频繁发生低氧血症、高碳酸血症、胸腔内压力显著波动，以及睡眠结构紊乱、交感神经活动增加，长期可致多系统器官功能受损。

3. 快速眼动睡眠行为障碍　快速眼动睡眠行为障碍（rapid eye movement sleep behavior disorder，RBD）是一种以快速眼球运动睡眠期间伴随梦境出现肢体活动为特征的睡眠疾病，发作时常出现暴力行为并可造成自身及同床者伤害，并破坏睡眠。

4. 不宁腿综合征　不宁腿综合征（restless legs syndrome，RLS）也称为 Willis-Ekbom 病，是一种常见的神经系统感觉运动障碍性疾病。

（三）老年人睡眠照护的护理

老年人要保证足够的睡眠时间及良好的睡眠质量，才能减轻疲劳，增加机体抵抗能力，预防疾病、延年益寿。老年人每天需要8～9 h睡眠，睡眠一般安排在中午和晚上，夜间应不少于7 h，午休30 min左右。

1. 环境

（1）室内温度、湿度：室温及湿度适宜。

（2）声光及色彩：老年人视觉适应力下降，夜间应有适当的照明设施，如夜灯或地灯。墙壁颜色淡雅，可避免老年人情绪兴奋或焦虑。

（3）通风：居室要经常通风以保证室内空气新鲜，降低室内细菌数量，减少疾病发生。

（4）居室内设备：室内设备应简单实用，靠墙摆放，家具的转角应尽量选择弧形，以免碰伤起夜的老年人。

(5)卫生间:应设置离卧室近的位置,内设坐便器并安装扶手,地面铺防滑砖。

(6)整理床铺:床铺床垫硬度适中,整理被褥枕头,被褥松软,扫净床铺上的渣屑,拍松枕头,枕头高度为6~9 cm,或按照老年人的习惯选择高度。

2. 睡眠习惯

(1)定时起居:通常为晚上9点就寝至次日清晨5点起床。午睡30~60 min,不宜多睡。

(2)按时进食:晚餐不宜过饱,晚餐后或睡前不食用或饮用对中枢神经系统有兴奋作用的食物、饮料,减少饮水量。

(3)睡前准备:睡前洗漱,排空大小便,热水泡脚。

(4)避免刺激:睡前避免看情节刺激性的书刊及电视节目,不要在床上读书、看报、看电视。老年人有未完成的事情用笔记录下来,减少就寝后惦念。

(5)睡前放松活动:有身体放松和镇静作用的活动,如按摩、推拿、气功、静坐等。

3. 饮食照护　三餐要有规律,保证营养均衡,合理膳食。

4. 适度活动　鼓励老年人规律锻炼,指导其非睡眠时间进行轻度的运动。

(1)散步:每日2次,安排在早餐后1 h及晚餐后1 h,1次30~60 min,行走路程300~500 m,由老年人自由决定运动时间,以感到轻度疲劳为止。

(2)器械锻炼:医疗体操及器械锻炼,运动强度与时间也由老年人自由控制,但每次不少于30 min,每天2次,运动间歇由老年人自主决定,以感到轻度疲劳为终点。

(3)被动运动:人工辅助躯体被动运动,由护理员进行大、小关节活动等床上被动肢体锻炼。

5. 用药照护　对于去除外源性因素后仍无法入睡的老年人,需在医生指导下选择合适的药物帮助睡眠。

6. 心理照护

(1)聆听:耐心开导、安慰、理解老年人的痛苦,稳定其情绪,耐心倾听其诉说,尊重和关心老年人。

(2)沟通:多与老年人交谈,消除不良情绪,树立战胜疾病的信心。

(3)观察:密切观察老年人的心理变化。

(4)鼓励:鼓励老年人多参与社会活动,保持正常社交,增加生活乐趣,避免产生轻生情绪。

(5)指导:指导家庭成员参与改善老年人睡眠的照料,协助老年人妥善处理各种不良精神、心理应激的事件。

二、安全与移动照护

安全是人类的基本需要,保障老年人安全是世界各国行业共同关注的话题,也是评价服务机构的核心标准之一。老年人的安全是服务工作中的重要内容,是指在看护过程中为预防或避免对老年人造成不必要的伤害而采取的必要的防范措施。常见的安全问

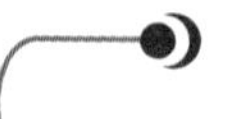

题跌倒、坠床、走失、噎食、烫伤和火灾。

(一)老年人常见意外防范措施

1. 预防噎食的相关知识

(1)常见原因:①老化引起神经反射活动衰退,咀嚼功能不良,消化功能降低,唾液分泌减少,引起吞咽障碍而噎食。②进食大块食物,尤其是肉类或汤圆,未嚼碎就吞咽而噎食。③进餐过快引起噎食。

(2)噎食的预防:①体位合适。老年人进餐时尽量采取坐位或半卧位,胃部不受压迫,使食物由食管较快地进入胃内。②食物软烂。老年人食物宜少而精,软而烂。③老年人吃饭要细嚼慢咽。肉类、汤圆等食物要分割成小块慢慢进食,进食时每口食物不宜过多。

2. 预防食物和药物误食

(1)对老年人的食物进行定期检查,防止老年人误食过期、无食物安全认证或变质的食物。

(2)发现老年人或家属带入不适合老年人食用的食物时,应与老年人或家属沟通后处理。

(3)老年人多病共存,存在多重用药问题。为了预防药物误食,要注意用药安全。

(4)严格管理,准确发放,杜绝误服。

3. 预防压疮

(1)对有压疮风险的老年人,应每天检查皮肤,发现异常应及时报告、处理。

(2)应及时采取变换体位、清洁皮肤等预防压疮的措施。

4. 预防烫伤的相关知识

(1)常见原因:①使用热水袋时,装水应不多于3/4的分量,要塞好活塞,检查热水袋无漏水及破裂,加上袋套,方可使用。②需要泡脚的老年人,泡脚水维持在45 ℃左右。③沐浴时要先放冷水,再加热水调节水温,测试水温在45 ℃左右后再冲洗。

5. 预防坠床的相关知识

(1)常见原因:①意识障碍老年人,因为躁动不安,在自主或不自主的活动中坠床。②在护理过程中,因翻身不当造成老年人坠床。

(2)坠床的预防:①加强防范。②加强巡视。③加强协作。

6. 预防跌倒　跌倒是老年人慢性致残的三大原因之一。

(1)常见原因:大脑反应迟缓,姿势控制力降低,肢体协调减弱,心脑血管病变,药物因素,环境因素。

(2)跌倒的预防。①衣服合适:老年人穿的衣服、裤子、鞋子不宜过长、过大。老年人尽量不穿拖鞋,老年人穿脱裤子、袜子和鞋子应坐着进行。②环境适宜:老年人的住所应尽量减少台阶、门槛;家具陈设实用简单;老年人经常活动的地方,保持明亮,不堆放杂物;老年人的日常用品放在随手能拿到的地方;用淋浴洗澡,让老年人坐在防滑椅子上进行;用澡盆洗澡,澡盆不宜过高,盆口离地不应超过50 cm,盆底要放置胶垫。③行走训练:训练老年人在行动前先坐稳,再站稳,然后再起步行走。④陪伴活动:对关节不灵,反应迟钝，有直立性低血压，或服用安眠、镇静类药物，进行降压治疗的老年人，夜间尽量不去厕所。

7. 预防他伤和自伤

（1）发现老年人有他伤和自伤风险时，应提前干预并及时告知相关人员。

（2）对能造成老年人伤害的物品要进行专人、专区管理，严格责任人负责制。

8. 预防走失

（1）护理员平时多向老年人嘘寒问暖，多交流谈心。

（2）为老年人制作一张身份卡，上写老年人的姓名、住址、联系电话，缝在老年人的外套上。

9. 预防文娱活动意外

（1）在文娱活动前和整个过程，要随时观察老年人的身体和精神状态，发现异常应及时处理。

（2）养老机构应对活动场所进行地面防滑处理，对墙壁边角和家具进行防护处理。

（二）老年人移动与转运

护理员应运用人体力学原理，协助失能及半失能老年人改变体位和移动身体，配合协助老年人通过移动躯体提高自护能力和康复信心。

1. 一人协助老年人移向床头　老年人仰卧屈膝，双手握住床头栏杆。护理员两腿适当分开，一手托住老年人肩背部，一手托住膝部。在抬起老年人的同时，嘱老年人脚蹬床面，同时臀部提供助力，使其上移。

2. 二人协助老年人移向床头　老年人仰卧屈膝，双手握住床头栏杆。

（1）方法一：两名护理员站于老年人同侧，一人托住老年人颈肩及腰部，另一人托住臀部及腘窝。

（2）方法二：两名护理员分别站于床的两侧，两人双手相接，手指相互交叉，托住老年人颈肩部和臀部，同时用力，协调地将老年人抬起，移向床头。

3. 一人协助翻身

（1）先将枕头移向近侧，然后将老年人的肩部、臀部移向近侧，再将老年人的双下肢移近并屈曲（图 2-3-1）。

（2）护理员一手扶老年人肩、一手扶老年人膝，轻轻将其推转向对侧，背对护理员，将软枕垫于老年人背部、胸前和膝部，使之舒适、安全。

4. 二人协助翻身

（1）两名护理员站于老年人同侧，先将枕垫移向近侧，一人托老年人颈肩部和腰部，另一人托老年人臀部和腘窝，同时将老年人抬起移向近侧（图 2-3-2）。

（2）两名护理员分别扶托老年人肩、腰、臀和膝部，轻推使其转向对侧，将软枕垫于老年人背部、胸前和膝部。

5. 协助床上坐起　护理员指导老年人双上肢置于身体两侧，双侧肘关节屈曲支撑于床面上，注意保护老年人。护理员站在老年人侧前方，双手扶托老年人双肩并向上拉，指导老年人利用双肘的支撑抬起上部躯干后，逐渐改用双手支撑身体而坐起。调整坐姿,使老年人舒适。

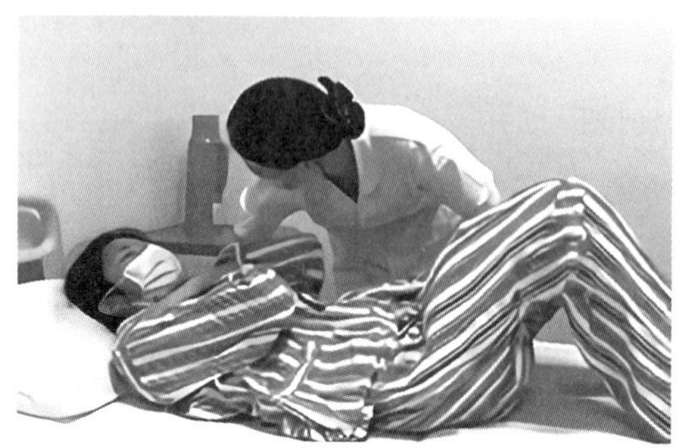

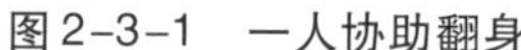

图 2-3-1　一人协助翻身

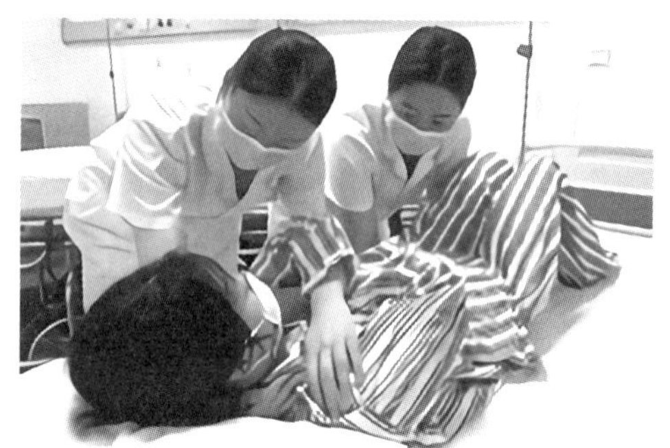

图 2-3-2　二人协助翻身

三、运动照护

“生命在于运动”,运动贯穿人的整个生命周期。据统计,不能活动的中风老年人 5 年内的死亡率为 47%,能活动的中风老年人死亡率仅为 21%。所以,无论老年人处于自理、半自理还是失能阶段,运动都是延缓功能下降、延年益寿的良药。

(一)运动方式分类

1. 被动运动照护

(1)完全依靠外力协助完成:被动运动是一种完全依靠外力来协助完成的运动。外力可以是机械的,也可以由护理员协助完成,或由老年人以健康肢体协助患侧肢体来完成。

(2)保持关节活动幅度:被动运动能起到放松肌肉,缓解肌腱、韧带挛缩和保持关节活动幅度的作用。进行运动时,首先要放松被动运动的肢体肌肉,再利用外力固定关节的近端和活动关节的远端,尽量做关节各方向的全幅度运动。

(3)上肢被动运动:上肢被动运动主要包括仰卧位肩关节屈曲运动、肩关节外展运动、肩关节内外旋转运动、肘关节屈伸运动、前臂的旋前旋后运动、腕关节屈伸及侧偏运动和掌指关节屈伸运动、拇指运动等。

(4)下肢被动运动:下肢被动运动主要包括髋关节、膝关节屈伸运动,髋关节内旋、外旋运动,髋关节外展、内收运动,踝关节跖屈、背伸运动,踝关节的内翻、外翻运动和足趾的屈曲、伸展运动等。

(5)翻身、叩背:对瘫痪老年人要注意翻身、叩背,一般间隔 2 h 为宜,必要时每隔 1 h 翻身 1 次,同时进行叩背,有预防压疮、促进排痰、缓解肺部感染的作用。

(6)在专业人员指导和家属参与下进行:被动运动要在专业康复师的指导和家属参与下进行,运动时间一般每天 3 次,每次 30 min,以老年人能耐受为准。

(7)逐步进行、坚持不懈:被动运动要注意逐步进行、坚持不懈。例如,患肢 5 指关节尚能弯曲,就从 5 指的屈伸锻炼开始,再逐步进行腕关节、肘关节的屈伸、旋转等动作,直至患肢功能逐步恢复。

2. 协助运动照护

(1)依靠外力协助完成:协助运动是一种部分依靠外力来协助完成的运动,适用于各种原因引起的一侧肢体运动功能障碍。

(2)老年人家属要参与:应动员老年人家属共同参与,家属的配合和参与能促进老年人运动的主动性。

(3)根据病情制订计划:根据老年人病情制订合适的康复计划,操作时按计划进行。例如,首先协助卧床老年人进行床上运动,再进行坐立运动,待老年人能够坐稳后,再进行站立运动,待老年人能够站稳后,再协助其进行行走运动等。

(4)加强保护,安全第一:运动时间一般为每天 2 ~3 次,每次 30 min。操作时加强保护,注意安全第一。

(5)动员老年人主动参与:在老年人患侧肢体功能明显改善时,动员老年人尽量参与力所能及的主动运动,如自己穿脱衣裤、洗漱、进餐,在保护下行走或参与游戏活动等。

3. 主动运动照护　主动运动是一种完全依靠自己来完成的运动,适用于有自理能力的老年人。主动运动要根据老年人生理特点进行,以维持机体功能和提高日常生活能力为主。

(1)起床:老年人清晨醒来不要急于起床,先在床上躺 1 min,再在床头半卧 1 min,穿好衣服双腿下垂在床边静坐 1 min,再站立行走。

(2)晨间梳洗:老年人起床后去卫生间刷牙、漱口、洗脸、梳头等,这些活动十分有益,锻炼了上肢的抬举运动,对预防和治疗肩周炎有利。

(3)户外运动:户外运动是增强老年人体质、延缓衰老不可缺少的因素。

(4)晚间洗漱:老年人晚间洗漱,除重复早晨卫生间的运动以外,在条件允许时,可以帮助老年人洗浴。

(二)步行训练方法

步行训练是指为运动功能障碍的老年人进行步行能力再训练,训练包括步行前准备、扶持步行、改善步态训练、复杂步态训练、上下楼梯训练。步行训练一般要求老年人肢体能够达到动态平衡,患侧腿能单腿站立,且具有一定分离运动能力。

1. 步行前准备　老年人先练习扶持站立位,再进行患侧腿前后摆动、踏步、屈膝、伸髋等活动,以及患侧腿负重下健侧腿前后迈步、双腿交替前后迈步训练。

2. 扶持步行　护理员站于老年人患侧,一手握住其患侧手,使其掌心向上,另一手从老年人腋下穿过置于其胸前,与老年人一起缓慢向前步行。

3. 改善步态训练　步行训练早期,老年人常有膝过伸或膝塌陷现象,应对其进行针对性的膝控制训练。

4. 复杂步态训练　复杂步态训练包括高抬腿、走直线、绕圈走、转换方向、各种速度和节律的步行及步行耐力训练,可增加腿部力量,训练步行的稳定性和协调性。

5. 上下楼梯训练　帮助老年人进行上下楼梯训练应遵循健侧足先上、患侧足先下的原则。

(1)上楼梯:老年人健侧手扶栏杆,护理员站于老年人患侧后方,一手协助其控制患侧膝关节,另一手扶持其健侧腰部,帮助老年人将重心转移至患侧,健侧足先上一个台阶。当老年人健侧腿在高一层台阶上支撑时,重心充分前移至健侧腿,护理员一手固定老年人腰部,另一手协助其患侧足抬起,髋、膝关节屈曲,将患侧足置于高一层台阶。

(2)下楼梯:老年人健侧手扶栏杆,护理员站于老年人患侧后方,一手置于其患侧膝上方,稍向外展方向引导,协助其完成膝关节的屈曲及迈步,另一手置于其健侧腰部,将其身体重心向前移动,协助其患侧足先下台阶,健侧足后下台阶。

(3)持手杖上下楼梯训练:老年人上楼梯时,先将手杖立在上一级台阶上,健侧足先上一个台阶,然后患侧足跟上与健侧足并行。下楼梯时,先将手杖立在下一级台阶上,患侧足先下,然后健侧足跟上与患侧足并行。

第四节 交流与沟通

老年人沟通是指个体或组织与老年人进行信息交流的过程,也就是服务者与老年人在共同活动中彼此交流各种观念、思想和感情的过程。老年人沟通是具有专业性和工作性的沟通,多渠道、范围广的沟通,需要运用多学科知识来进行,具有一定道德和法律意义的沟通,时刻以老年人为中心。

一、老年人沟通

(一)语言沟通的原则

要达到有效的沟通必须遵循一定的原则,沟通中应遵循的原则如下。

1. 一视同仁　应同等对待不同年龄、性别、种族、身份、受教育水平,不分老幼尊卑,不论远近亲疏,都应耐心细致地做好询问病情、宣教指导等沟通工作。

2. 尊重老年人　所谓尊重,就是承认对方有自由表达心中意念的权利。

3. 富有同情心　作为一名合格的养老护理员,应急老年人之所急,想老年人之所想,对老年人怀有高度的同情心和责任感。

4. 言行一致　要树立“言必信,行必果”的工作作风,以取得信任。

5. 有针对性　交谈应有目的、有计划进行。在交谈前,应做好准备。

6. 及时反馈　采用接话、点头、肯定等动作,对谈话应进行应答反馈。

7. 征询保密　在进行活动之前,征得老年人同意,取得配合。

(二)语言沟通的要求

1. 语言一致、通俗　沟通双方应使用相同的语言系统,还应对相同的语言有相同的理解。

2. 语言清晰、简洁　有效的沟通应该是简单、简短和重点突出的。

3. 传递的信息翔实可靠　忌用模棱两可的词语,如“大概”“可能”等。

4. 语言表达要有一定的应变能力　当问到我们不便回答的问题时，可采取以下几种应变方法：①转话法。②移花接木法。③机智幽默地解释。

5. 诚实、保密　有效的语言交流必须是真实的，这是交往中最基本的准则。语言沟通虽要求诚实，但对一些不应公开传递的信息，要有保密意识。

（三）非语言沟通的特征

1. 沟通性　在一个互动的环境中，非语言符号总是不停地起到沟通作用。

2. 情境性　与语言沟通一样，非语言沟通也展开在特定的环境中。情景左右着非语言符号的含义。

3. 组合性　非语言沟通常以组合的方式出现。

4. 可信性　非语言符号比较具有可信性。

5. 隐喻性　无声语言所显示的含义要比有声语言多得多，非语言表达同语言表达的明确性相比，更具有很大的隐喻性质。

（四）沟通的特征

1. 随时性　即沟通随时可能发生，不以人的意志为转移，我们所做的每一件事情都是沟通。

2. 双向性　沟通是一个双向、互动的反馈和理解过程，沟通双方既要收集信息，又要给予信息。

3. 情绪性　沟通受多方面因素的影响，其中情绪的影响最为关键。

4. 多样性　沟通方式多种多样，未必一定要用言语才能沟通。

二、老年人沟通的影响因素

能否进行有效沟通，会受到诸多因素的影响。如环境中温度过高，沟通双方在知识背景、经验、职业、文化上差异较大，以及沟通一方受某些生理或心理因素的影响等，都会导致沟通一方或双方对信息的理解质量或准确性出现偏差。

（一）环境因素对沟通的影响

1. 物理环境

（1）声音：安静的环境会使沟通有效进行，嘈杂的环境会影响沟通的效果。

（2）温度：温度过高或过低都可对沟通造成一定影响。适宜的温度可使老年人感到舒适、安宁，保证沟通顺利进行。

（3）光线：光线过强或暗淡均会对沟通产生影响。与老年人沟通时应采用自然柔和的光线，使老年人舒适愉快，沟通流畅自然。

（4）隐秘性：在沟通过程中，可能会涉及个人隐私，导致沟通者不能敞开心扉。与老年人沟通相对隐私问题时，应选择相对隐秘的环境，解除老年人思想顾虑，确保沟通有效进行。

（5）距离：在社会交往中，应保持适当距离。与老年人沟通时，应保证距离合适，让老年人有舒适感，既让老年人感到亲近，又不会造成心理压力。

(6)装饰:舒适的环境让人身心舒畅,有利于沟通的顺利进行。装饰颜色尽量使用暖色调,让老年人感觉温馨,减少孤独感,让老年人乐于沟通。

2. 社会环境　沟通双方的社会背景不同,如种族、文化、信仰、价值观不同,常会影响沟通效果。

(1)社会文化:不同种族文化具有不同的地域性或民族性的特征,可能影响个体沟通方式,制约沟通的形式和内容。

(2)价值观:个体行为常受价值观的影响,价值观不同的个体会表现出不同的沟通方式和风格。

(二)个人因素对沟通的影响

沟通过程中个人因素,如身体状况不佳、表达不畅等,会影响有效沟通,导致沟通交流的信息不能完全被双方理解和接受。

1. 沟通者的信息表达和理解能力　是指沟通双方能否准确地表达信息和理解信息。

2. 沟通者的生理状态　是指沟通者身体是否处于舒适无病痛的状态。如果老年人身体不适甚至正在忍受疼痛的折磨,会导致无法顺利沟通。

3. 沟通者的情绪状态　沟通双方稳定的情绪有利于系统地表达和交流信息。沟通中任何一方处于愤怒、激动、焦虑的情况都会影响沟通的效果。养老护理员在与老年人沟通时,既要注意观察老年人的情绪状态,也要注意调整好自己的情绪,保证沟通有效和顺利进行。

4. 沟通者的个性特征　沟通双方的能力、性格、气质及品德修养会对沟通产生举足轻重的影响。性格开朗、品行优良的人容易在沟通中有效交流信息,而多疑、孤僻、自卑等不良的个性心理特征会阻碍沟通的有效进行。

三、老年人语言沟通的技巧

交流的基本要素是语言,语言及非语言沟通是人与人之间主要的交流技巧。

老年人语言沟通是一门艺术,是建立良好关系的重要载体,养老护理员必须善于运用语言艺术,达到有效沟通,因此,养老护理员一定要重视语言在沟通中的意义,不但要善于使用美好语言,避免伤害性语言,还要讲究与老年人沟通的语言技巧。

语言沟通的技巧:养老护理员在与老年人会谈时,正确运用语言技巧会使整个会谈轻松融洽,有助于双方之间良好关系的建立。

1. 倾听技巧

(1)专心、耐心倾听:出于尊重老年人,在交谈中,必须给予良好的视觉接触,还应点头或说“对”“是的”“好”等来表示专心和认同;此外,还应表现出足够的耐心,不能东张西望,也不能抢过话头不顾对方感受。

(2)感受性、接收性倾听:听者应当先去感受对方的话语中表现出来的情绪情感,站在老年人的立场去体会、思考,与之进行情感交流,然后才能进行分析批判。很多时候,只需要有人倾听、有人表现出对老年人的感受的理解和体会,也就是说希望得到共鸣。

(3)积极反馈、适当提问:积极向老年人提出反馈,对于不明白的地方,应该适时提出疑问,以利于沟通的有效进行,帮助老年人清楚表达自己的意思,传达准确的信息。

(4)不要随意打断对方:在老年人表述的过程中,不应该随意地打断老年人,更不能插进去大讲特讲。交流应该按一定的节奏进行,应该彼此传达信息、发表立场,而不是随意打断对方。

(5)要抓住言外之意:除了听老年人讲话,听者应该更多地注意讲话者的非语言信息,包括语调、语速、声音、表情、体态、肢体动作等。要想确定理解是否准确,可以通过积极的反馈来验证和修正。

2. 介绍与称呼技巧

(1)克服羞怯、注意繁简:要主动进行自我介绍,以诚相对、热情相待,介绍时,简洁明了,落落大方、和蔼可亲,要做到承诺如山,答应的事就要真心实意地去办,同时提高知名度和可信度。

(2)运用得体的称呼语:得体的称呼会使老年人得到心理上的满足,感觉到护理员的亲近。具体情况因人而异,力求恰当,有时难以确定时可征求一下老年人的意见。

3. 交谈沟通技巧

(1)交谈氛围和谐:每一次交谈做细心的准备,在交谈之前要明确交谈所要达到的目的,要了解老年人的一般情况,在交谈的时候,要通过整洁的仪表和亲切、安详、稳重的态度迎接老年人,营造宽松的交谈气氛,要认真投入谈话,正确引导交谈方向。

(2)语言表达简洁:沟通要求言语表达清楚、准确、简洁、条理清晰;要求措辞得当、重点突出地解释病情及治疗方案。

(3)灵活运用询问方式:根据询问的内容与形式,询问技巧分为开放式询问、封闭式询问、开放式与封闭式询问的有机结合、聚焦式询问、选择式询问、中立式询问等。在实践过程中,要区分不同问题和沟通对象,采用恰当的提问方式,以提高沟通效果。

1)开放式询问:开放式提问通常使用“什么”“为什么”“能不能”“愿不愿意”等词来发问,让老年人就有关问题给予详细的解释和说明。

2)封闭式询问:封闭式提问通常使用“是不是”“对不对”“要不要”“有没有”等,以澄清事实,获取重点,缩小讨论范围。

3)开放式与封闭式询问的有机结合:开放式询问体现了以人为中心的理念,让老年人有主动、自由表达自己不适的可能,但只有开放式询问而没有限定与引导,无法突出重点,解决主要矛盾。封闭式询问准确,但过于机械,容易让老年人有被审问的感觉,所以在实践过程中,要将开放式与封闭式询问有机结合。

4)聚焦式询问:指在询问过程中,针对老年人叙述不清晰的某一个内容,集中主题进行询问。

5)选择式询问:指在询问过程中,对所要问的问题预先给出几个可以选择的答案,以供老年人选择。

6)中立式询问:指对询问的回答只有一个答案,并且问题是中立的,没有明显的偏向性,在回答这些问题时不会引起老年人的不安。

7)跨文化背景下的询问:了解老年人不同的文化背景,不同的生活习惯、爱好、风俗、礼仪、禁忌及宗教信仰,表达了对老年人的尊敬,也能增进双方相互间的交流。

4. 恰当使用沉默和幽默

(1)恰当使用沉默:语言技巧固然重要,但并不是可以帮助老年人的唯一方法,在整个的沟通过程中,不必都说话,在适当的时候用温暖关切的态度表示沉默,会起到无声胜有声的作用。

(2)恰当使用幽默:幽默在人际交往中的作用不可低估,能使双方很容易熟悉起来,增加战胜疾病的信心。

5. 使用保护性语言　在整个沟通过程中,养老护理员要注意有技巧地使用保护性语言,避免因语言不当引起不良的心理刺激。

6. 多用称赞的语言　生活中我们经常要赞美别人,真诚的赞美于人、于己都有重要意义。

7. 语速、语调和语距　谈话时的语速不宜过快,要抑扬顿挫,也不能平均使用。养老护理员应根据实时实地的需要合理地运用语调,增强口语的表达效果。每次说话在四五秒之内最易对方理解,最长不宜超过 1.5 min。

8. 双向交流　谈话时,不只是讲话,更重要的是听,并且要学会听。在谈话时要善于收集老年人的反馈信息,及时调整自己的谈话方式和言辞导向。

9. 模糊语言的应用　所谓模糊语言,并不是指说话的含糊其词,表达模糊不清,而是养老护理员根据实际需要,在符合特定要求的前提下,主动运用的一种表达方式。

10. 不随便评价老年人　养老护理员不能随便评价老年人,否则会导致老年人的不信任,甚至引发纠纷。

四、老年人非语言沟通的技巧

目前语言沟通是人类最普遍的沟通方式,但在实际交际中语言和非语言是混在一起的,在文字之外还有一些隐藏的、感官维度上的信息传递。

1. 建立良好的第一印象　创造优美、舒适、便利、安全的环境,给老年人温馨的感觉,养老护理员着装整齐、态度和蔼、举止端庄,创造人性化的居住环境,与老年人首次接触时,要注意养老护理员形象,给他人建立良好的第一印象。

2. 运用面部表情　养老护理员应当善于表达与老年人沟通的面部表情,更要细心体察他人的面部表情,应将同情、温馨和关爱通过面部表情传递给他人。

3. 保持目光接触　目光接触是行为举止中最为重要的一种信息渠道。眼神既可表达与传递用语言难以表达的情感,也可显示个性特征,并能影响老年人的行为。

4. 进行必要的手势沟通　手势应用广泛,使用便捷。手势动作包括手、臂、肩部的动作,可以独立传递信息,也可以辅助语言表达,传达较复杂的情感。在沟通中,尤其是在老年人不便说话时,可借助手势动作辅助解释问题,加深双方对事情及活动的理解。

5. 适当使用触摸　触摸是一种无声的语言,是非语言沟通交流的特殊形式,包括抚摸、握手、搀扶、拥抱等。触摸能增进人们的相互关系，是用以补充语言沟通及向老年人表示关心、体贴、理解、安慰和支持等情感的一种重要方式。

6. 应用倾听的技巧　在沟通中，要鼓励老年人诉说与事情有关的信息，认真倾听老年人的诉说、眼睛注视老年人，不可东张西望，或看书、看报，心不在焉，不要让老年人认为养老护理员对他们的谈话不重视，从而失去对养老护理员的信任。

7. 注意沟通中的距离效应　人际距离是指人与人之间的空间距离。交谈双方之间保持的距离也可以反映两者的感情和关系的亲密程度，文化上的差别对距离也有影响。

8. 善于解读老年人的非语言行为　在交流过程中要与老年人进行有效的沟通，不止护理员自己要善于非语言性沟通技巧，还要善于捕捉并理解老年人发出的非语言信号，这样就能够帮助理解老年人的情绪，并对老年人的情绪给予恰当的反应。

9. 用超语词性提示和类语言沟通　言语表达信息，超语词性提示就是我们说话时所用的语调、所强调的词、声音的强度、说话的速度、流畅及抑扬顿挫等，它会起到帮助表达语意的效果。它可以辅以生动而又深刻的含义。

类语言是指人体发音器发出的类似语言的非语言符号，如笑声、哭声、叹息、呻吟及各种叫声，还包括说话时的语音、语调、音调、音速、音量等。

五、应对冲突的沟通技巧

对于每一位养老护理员来说，每天都可能面对冲突，认识冲突的原因、解决冲突是工作人员必须学习的功课，如何面对他人的愤怒和抱怨，需要掌握和了解应对他人冲突的沟通技巧。

1. 认识冲突　冲突可以分为七大类：事件冲突、关系冲突、价值观冲突、资源冲突、由历史事件引起的冲突、结构性冲突，以及心理冲突。

（1）事件冲突：有些冲突的产生是因为双方对于一些事实的认识不一致。

（2）关系冲突：有时发生冲突是由于一方没有很好地对待另一方。如由于态度冷漠，没有耐心来听完他们诉说等，会使对方感觉不受关注而失望。

（3）价值观冲突：不同的人常常有不同的价值观，价值观的不同又会导致人们对事情对错判断不同。

（4）资源冲突：由于某些资源非常有限，不能供应给所有需要的老年人，这就会导致一些得不到支援的老年人的不满，也可能因此与养老护理员发生冲突。

（5）由历史事件引起的冲突：有时发生的冲突可能不完全是现在的事件引起的，而是由历史原因造成的。

（6）结构性冲突：有时候冲突发生的原因是双方之外的其他结构性的事实造成的。

（7）心理冲突：有时候双方的冲突可能由一些心理上的需要造成。

2. 冲突的解决　交往中，许多难以避免的冲突之所以由小变大，由简到繁，由弱到强，最终导致关系的破裂，大都是因为人们对冲突处理不当。有效地处理冲突是解决问题、预防关系破裂的关键。

（1）回避：指的是既不合作又不竞争，既不满足自身利益，又不满足对方利益的冲突解决方式,对冲突采取逃避或压抑的态度。但在某种情况下,例如,当冲突涉及的事件价值不大,但潜在危害却很大时,回避可能避免冲突问题的扩大化。

(2)竞争:是一种强制性的策略,其核心就是“我赢你输”,追求自己一方的利益最大化。竞争策略采取的是武断而不合作的态度,是试图通过控制或说服他人的方法达到自己的目的,并以此解决争端。

(3)迁就:是一种“由他人指导”的解决冲突方式。这种方式首先是顺从,让其他人主导一切。迁就策略的核心是迎合对方,向对方的利益让步。迁就可以帮助个人避免冲突产生的令人不适的斗争感。从积极方面看,在某些必须维持和睦的情况下,迁就有可能成为限制冲突升级的有效方法。

(4)折中:介于竞争和迁就之间,它有一定程度的武断性和合作性。人们在处理冲突时,常常会选择折中方式,因为它是一种权宜之计,并能提供一种发现中间位置的捷径,能部分地满足双方的愿望。

(5)合作:是指具有高度合作精神的冲突双方尽可能地满足双方利益的冲突管理策略,它是最完善的冲突处理方式。它承认冲突的不可避免性,正视冲突,并运用冲突产生建设性结果。

3. 应对冲突的沟通技巧　当发生冲突时,了解冲突的原因,寻求解决方法,同时需要制定解决冲突的方案,尽量避免情绪化地对待分歧,运用双赢式解决冲突的策略,这样双方才可能有效地化解冲突,理智地对待和解决分歧。

(1)管理好自己的情绪:在发生冲突时,双方都会产生负性情绪,如愤怒、委屈、恐惧、担心等,有时候情绪反应会很强烈。养老护理员要觉察到自己的情绪变化,并认识自己情绪的来源,接受并调节自己的情绪,只有管理好自己的情绪,才有能力应对冲突。

(2)为老年人消气的技巧:为了能与老年人进行有效沟通,在管理好自己的情绪的同时,还需要想办法消解对方的怒气。一种有效的办法就是接触他人,如请老年人坐下,端杯热水或递上纸巾等,并真诚地表达歉意,其目的是为了稳定老年人情绪,利于冲突的解决。

(3)理解与同情:用换位思考的方法,试着把自己放在老年人的位置上来看问题,这样不仅可以帮助护理员理解对方的所思所想,也更容易与对方进行交流。

(4)鼓励老年人把内心的想法和感受讲出来:发生冲突时,鼓励老年人把内心的想法和感受讲出来,注意倾听老年人的诉说,及时给予理解性的反馈信号。当护理员愿意聆听并尊重老年人的观点时,就会转变老年人对养老护理员敌对的态度,而是以同样的方式来对待护理员,这样双方就能够深入沟通,从而找到解决矛盾的办法。

(5)避免责怪对方:人们对于责怪的最常见反应就是进行反击。所以在处理冲突时,要注意说话技巧,可以多使用第一人称“我”来叙述某些负面的想法与感受。

(6)运用探究式的问话:在冲突中会说些很绝对的话来否定你的观点或建议。应对这种情境的有效方法是在老年人话语的基础上进行探究性的反问。

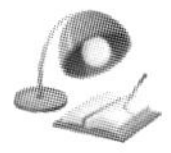

课后习题

[多选题]沟通的特征包括(　　)。

A. 随时性　　B. 双向性　　C. 情绪性　　D. 多样性

参考答案:ABCD

拓展资源

微课

(齐如霞　李　璟)

第三章 老年人专业基础照护

学习目标

◆知识目标:理解老年人专业基础照护的内容和方法,掌握为老年人提供基础照护的方法。

◆技能目标:有效与老年人及其家属进行沟通,有效为老年人进行冷热疗法照护、皮肤瘙痒的照护、安全用药管理。

◆素质目标:培养正确的基础照护技能,使老年人保持健康舒适的生理状态。

第一节 一般情况的观察

一、了解健康史

养老护理员评估老年人健康史具有重要意义,有助于全面了解老年人的健康状况、制订个性化的护理计划、及时发现和处理健康问题、促进与医护人员和家属的沟通以及提高老年人的生活质量。

1. 基本信息 包括姓名、年龄、性别、联系方式、居住地址、儿女情况、婚姻状况、文化程度、既往职业等。这些信息有助于建立老年人的健康档案,并为后续的评估工作提供基础。

2. 慢性疾病史 了解老年人是否患有高血压、糖尿病、冠心病等慢性疾病,以及疾病的病程、治疗情况、用药疗效和控制状况,对日常生活产生的影响,目前康复的情况等。养老护理员需要关注疾病的进展,以便及时调整护理计划。

3. 手术史 询问老年人是否进行过手术,包括手术名称、手术时间、术后恢复情况等。这有助于养老护理员了解老年人的身体状况和潜在的风险因素。

4. 过敏史 了解老年人是否对药物、食物或其他物质存在过敏反应,以便在护理过

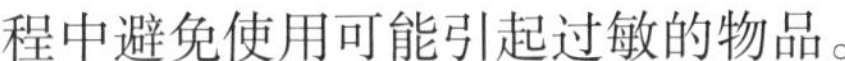

程中避免使用可能引起过敏的物品。

5. 家族史　主要了解老年人家族中有无遗传性、传染性疾病，父母、兄弟、姊妹及子女或其他亲属的健康状况，询问已故者的死亡原因及年龄。

6. 个人生活史　主要包括老年人的经济状况、居住环境、饮食起居、心理状态，个人爱好及不良的烟酒嗜好、日常生活活动和社会活动能力等。

7. 用药情况　了解老年人当前正在使用的药物种类、剂量、用药时间和用药方式等。这有助于养老护理员了解老年人的药物使用情况，避免药物相互作用和不良反应的发生。同时，养老护理员还需要关注老年人的用药依从性，确保药物能够发挥最佳疗效。

二、生命体征的观察

正常人进入老年期后，组织器官逐渐老化，机体代谢及生理功能会有不同程度的下降，故体温较正常成人稍低，呼吸稍增快，血压偏高。

1. 体温　使用体温计测量老年人的体温，以评估是否存在发热或体温过低的情况。体温的正常范围为口腔温度在 36.3 ~ 37.2 ℃，直肠温度在 36.5 ~ 37.7 ℃，腋下温度在 36 ~ 37 ℃。

2. 脉搏　轻轻触摸老年人的手腕或颈部动脉，记录其脉搏频率和节律，以评估心脏功能和血液循环情况。心率的正常范围为 60 ~ 100 次/min，但老年人心率可能较慢，为 60 ~ 80 次/min。如果心率低于 60 次/min，一般为心动过缓。如果心率高于 100 次/min，可能为心动过速。

3. 呼吸　观察老年人的呼吸频率、深度和节律，以评估呼吸系统健康状况。呼吸的正常范围为 12 ~ 20 次/min，但老年人的呼吸可能会有所减慢。如果呼吸频率低于 12 次/min，一般为呼吸减慢。如果呼吸频率超过 20 次/min，可能为呼吸过速。

4. 血压　使用血压计测量老年人的血压，以评估是否存在高血压或低血压的情况。血压的正常范围为收缩压 90 ~ 140 mmHg，舒张压 60 ~ 90 mmHg，脉压为收缩压与舒张压之差，正常脉压为 30 ~ 60 mmHg。

三、基本情况的观察

1. 老年人的体质指数和意识状态等

(1)体质指数(BMI)：正常人从 50 岁起身高开始缩短。由于肌肉和脂肪组织的减少，在 80 ~ 90 岁时，人的体重明显减轻。BMI 计算公式为：BMI = 体重(千克)/[身高(米)]^2。65 岁以下老年人 BMI 的正常范围是 18.5 ~ 23.9 kg/m^2；65 岁以上老人的适宜体重和 BMI 应该略高，范围为 20.0 ~ 26.9 kg/m^2。

(2)意识状态、营养、体型、体位与步态，在老年期都会有不同程度的改变，检查时应注意观察，如对应激及刺激的反应是否减退，有无肥胖或消瘦，有无活动缓慢及步态不稳等。

2. 皮肤黏膜　检查时注意观察皮肤颜色、温度、弹性的变化，有无水肿、出血、溃疡、皮疹和破损等异常情况。老年人皮肤变薄，弹性差，出现皱纹，并有色素沉着形成老年斑。老年斑分布于颜面部、手背、前臂、小腿及足背等处，边界清晰，呈圆形或椭圆形、稍隆起似扁豆大小，为淡褐色或黑色疣状物。老年人由于汗腺和皮脂腺萎缩，分泌减少，皮肤粗糙、干燥。检查皮肤温度，以评估是否存在发热或局部血液循环不良的情况。

3. 全身浅表淋巴结　特别是检查颈部、锁骨上和腋窝淋巴结有无肿大，并注意其质地、表面是否光滑、是否粘连、有无触痛等。

4. 头颈部检查

（1）头发：检查老年人毛发状况，包括毛发的数量、质地和颜色，以评估营养状况和激素水平。老年人的头发多呈现灰白色，发丝变细，头发稀疏，并伴有脱发。

（2）颜面部

1）眼及视力：老年人眼睛内陷，眼睑下垂，瞳孔直径缩小，反应变慢；泪腺分泌少，出现眼干涩的现象；角膜上出现脂肪赘积，可见白灰色云翳。老年人角膜周缘会出现一圈灰白色混浊的环形改变，这是角膜周围基质发生类脂质浸润的结果，被称为老年环。老年人中远视力增加，近视力下降，容易患老花眼，异常病变有白内障、眼压增高或青光眼，眼底血管压迹明显。

2）耳：听力检查需在安静的环境下，用一定频率的音叉或电测听力。需要注意，老年人对高音量或噪声易产生焦虑。

3）鼻腔：鼻腔黏膜干燥，嗅觉减退。

4）口腔：口腔黏膜干燥、苍白，味蕾减少；牙齿发黄，常有缺牙或义齿。

5. 胸部检查

（1）胸廓及乳房：检查时注意与老化相关的变化，如胸腔前后径增大，胸横径缩短；随年龄增长，女性乳房松弛下垂或平坦，乳腺组织减少。注意有无肿块，乳头溢液等。

（2）肺部：老年人肋软骨钙化，胸扩张能力减弱，叩诊过清音、听诊呼吸音减弱等。注意肺部有无干、湿啰音。

（3）心脏：老年人肩部狭窄，脊柱后凸，心尖冲动位置、强度、范围及心界大小会有改变；瓣膜钙化、纤维化或脂肪沉积，心率、心律及心音会有改变。注意有无额外心音及杂音。

6. 腹部检查　老年人腹肌松弛，肥胖者腹部隆起，右肋弓下可触及肝脏；膀胱由于容量减少很难触及；便秘者可触到包块，易与肿瘤混淆；听诊肠鸣音减少。

7. 运动系统　老年人肌张力下降，腰脊变平，上部脊柱和头部前倾；骨钙流失，易发生骨质疏松症、骨折，关节活动受限；椎间盘退行性变化使脊柱后凸，步伐变小，速度减慢。应重点评估老年人关节的活动度、稳定性和疼痛情况，以及肌肉力量和肌张力。

8. 神经系统　老年人常存在感觉迟钝，反应慢，深浅反射有不同程度减退。应检查老年人的感觉功能，包括触觉、痛觉和温度觉等；检查反射，包括浅反射和深反射。评估运动功能，包括肌肉力量、协调性和平衡能力等。同时还应评估老年人的认知功能、语言能力和精神状态。

第二节　冷、热疗法照护

李先生，68岁，由于天气炎热，在家时晕倒，被家人紧急送至医院。接诊时，病人神志不清，面色潮红。皮肤灼热，体温39.9 ℃，脉搏140次/min。呼吸26次/min，诊断为中暑，医嘱：物理降温。

请思考：①如何正确地实施物理降温？②如何操作安全有效？

冷、热疗法(cold and heat therapy)是利用低于或高于人体温度的物质作用于体表皮肤，通过神经传导引起皮肤和内脏器官血管的收缩和舒张，改变机体各系统体液循环和新陈代谢，达到治疗目的的方法。

一、冷疗法

(一)冷疗法的作用

1. 控制炎症扩散　冷疗可使局部血管收缩，血流减少，细胞的新陈代谢和细菌的活力降低，从而限制炎症的扩散。适用于炎症早期的老年人。

2. 减轻局部充血或出血　冷疗可使局部血管收缩，毛细血管通透性降低，减轻局部组织充血；同时冷疗还可使血流减慢，血液黏稠度增加，有利于血液凝固而控制出血。适用于局部软组织损伤初期、扁桃体摘除术后、鼻出血等老年人。

3. 减轻疼痛　冷疗可抑制组织细胞的活动，减慢神经冲动的传导，降低神经末梢的敏感性而减轻疼痛；同时，冷疗能够使血管收缩，毛细血管的通透性降低，渗出减少，从而减轻由于组织肿胀压迫神经末梢所引起的疼痛。适用于急性损伤初期、牙痛、烫伤等老年人。

4. 降低体温　局部或全身冷疗直接与皮肤接触，通过传导与蒸发的方式散热，使体温降低。适用于高热、中暑等老年人。研究表明，亚低温(30～35 ℃)治疗能够减少老年人体内能量消耗，保护脑组织，减少脑耗氧，保证重要脏器的功能，适用于重型颅脑损伤老年人的常规治疗措施，是重症监护室常见的物理降温疗法。

(二)影响冷疗法的因素

1. 方法　冷疗法分为局部冷疗和全身冷疗，局部冷疗如冰袋、冰毯、冰帽、冷湿敷法等，全身冷疗包括温水拭浴、酒精拭浴等。冷疗也可分为干冷和湿冷两种方法。由于水的传导性能及渗透力比空气好，因此，同样的温度，湿冷的治疗效果优于干冷。养老护理员在工作中应根据老年人的病变部位和治疗要求进行综合评估，选择合适的治疗方

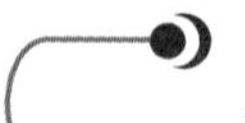

法,避免发生冻伤。

2. 部位　不同厚度的皮肤对冷反应的效果不同。皮肤较厚的区域,如脚底、手心,对冷的耐受性强,冷疗法效果较差;皮肤较薄的区域,如前臂内侧、颈部,对冷的敏感性强,冷疗法的效果比较好。皮肤浅层的冷觉感受器较温度感受器浅表且数量多,因此浅层皮肤对冷比较敏感。同时,血液循环也影响冷疗法的效果,血液循环良好的部位,可增强冷疗应用的效果。因此,为高热老年人实施物理降温时,应将冰袋、冰囊置于皮肤薄且有大血管流经的颈部、腋下、腹股沟等处,以增加散热。

3. 时间　冷疗法的治疗时间与治疗效果有直接关系,在一定时间内其效应随着时间的增加而增强,以达到最大的治疗效果。但如果使用的时间过长,所产生的继发效应会减弱治疗效果,甚至引发不良反应,如疼痛、烫伤或冻伤等。因此,养老护理员在冷疗的过程中需要密切观察老年人的反应,告知老年人合理的治疗时间可以达到治疗的最大效果。

4. 面积　冷疗法的效果与应用的面积大小有关。应用冷疗的面积越大,冷疗法的效果越强;反之,则越弱。但须注意使用面积越大,老年人的耐受性越差,越容易引起全身反应。大面积冷疗法,有可能导致血管收缩,周围皮肤的血液分流至内脏血管,使老年人血压升高。因此,养老护理员在进行大面积冷疗时,应提前评估老年人的耐受性。

5. 温度　冷疗法的温度与体表温度相差越大,机体对冷、热刺激的反应越强;反之,则越小。其次,环境温度也可影响冷效应。如环境温度过低,则散热快,在干燥的冷环境中用冷,效应会增强。

6. 个体差异　年龄、性别、身体状况、居住习惯、肤色等均可影响冷、热疗法的效果。老年人由于感觉功能减退,对冷刺激的敏感性降低、反应较迟钝;女性比男性对冷刺激更为敏感。昏迷、血液循环障碍、血管硬化、感觉迟钝等老年人,对冷的敏感性降低,养老护理员在为这些老年人冷疗时应特别注意温度的选择,防止冻伤。长期居住在寒冷地区者对冷的耐受性较高。浅肤色者比深肤色者对冷反应更强一些,而深肤色对冷刺激更为耐受。

(三)冷疗法的禁忌证

1. 血液循环障碍　对于存在血液循环障碍的老年人,冷疗可使血管收缩,血液流动速度减慢,易导致局部组织缺血、缺氧而变性坏死。因此,休克、大面积组织受损、局部组织血液循环不良、糖尿病等存在循环障碍,不宜用冷疗。

2. 组织损伤、破裂　因冷疗可导致血液循环不良,增加组织损伤,影响伤口愈合,尤其是大面积组织损伤,应禁止使用冷疗。

3. 慢性炎症或深部化脓病灶　因冷疗可使局部血流减少,影响炎症的吸收。

4. 水肿部位　冷疗会使血管收缩,血流减少,影响细胞间液的吸收,故在水肿部位禁忌冷疗。

5. 对冷过敏者　老年人应用冷疗可出现红斑、荨麻疹、关节疼痛、肌肉痉挛等过敏症状。

6. 慎用冷疗法的情况　昏迷、感觉异常、年老体弱、关节疼痛、心脏病等老年人应慎

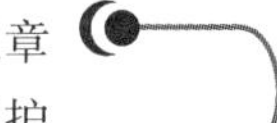

用冷疗法。

7. 冷疗的禁忌部位

(1)枕后、耳郭、阴囊处:冷疗易引起冻伤。

(2)心前区:用冷可导致反射性心率减慢、心房或心室颤动、房室传导阻滞。

(3)腹部:冷疗易引起腹泻。

(4)足底:冷疗可导致反射性末梢血管收缩而影响散热或一过性冠状动脉收缩。因此,对高热降温或患有心脏病老年人应避免在足底使用冷疗法。

(四)物理降温的概念与禁忌证

1. 物理降温　是给高热老年人除药物治疗外,最简便、有效、安全、舒适的降温方法,常用的物理降温方法有使用冰袋物理降温和温水擦浴物理降温。其中,使用冰袋物理降温的原理是用冷的物质直接接触皮肤,通过传导与蒸发的物理作用,使体温降低;温水擦浴物理降温的原理是通过温水使皮肤表面毛细血管扩张,并在皮肤上蒸发、吸收和带走机体大量的热量,从而降低体温。

2. 物理降温的禁忌证

(1)老年人有大面积组织受损、局部血液循环不良、皮肤颜色青紫时,不宜用物理降温,以免加重微循环障碍,加速组织坏死。

(2)老年人有慢性炎症或深部有化脓病灶时,不宜物理降温,以免使局部血流量减少,影响炎症吸收。

(3)忌用冷的部位:枕后、耳郭、阴囊处忌用物理降温,以防冻伤;心前区忌冷,以防反射性心率减慢,心房、心室颤动及房室传导阻滞;腹部忌冷,以防腹痛;足底忌冷,以防反射性末梢血管收缩,影响散热或引起一过性的冠状动脉收缩。

(五)冷疗法

1. 目的　降温、镇痛、消肿、止血。

2. 评估

(1)老年人的年龄、病情、体温、治疗情况、活动能力、局部皮肤状况。

(2)老年人的心理反应及合作程度。

(3)用物准备:冰袋或冰囊(图3-2-1)、布套、毛巾、冰块、帆布袋、木槌、漏勺、小盆及冷水、手消毒液。

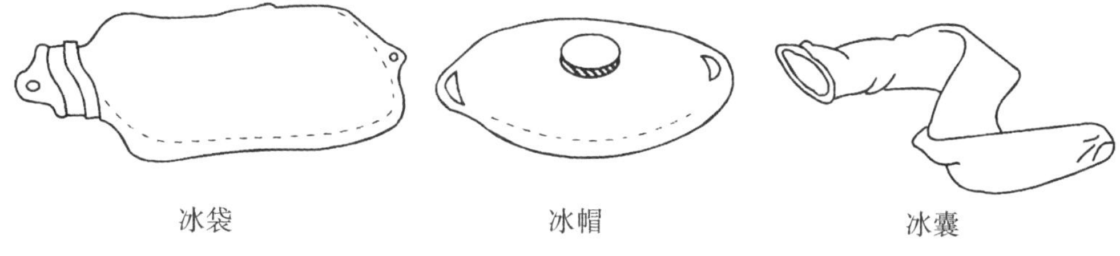

图3-2-1　冰袋、冰帽、冰囊

3. 环境准备　房间温湿度适宜,安静整洁,酌情关闭门窗,避免对流风直吹老年人。必要时使用床帘或屏风遮挡老年人。

4. 实施　操作流程及说明(表 3-2-1)。

表 3-2-1　冰疗法

操作流程	操作步骤	操作要点
1. 沟通	给老年人做好解释工作	• 与老年人沟通,取得合作
2. 准备冰袋	(1)备冰:将冰块装入帆布袋,用木槌敲碎成小块,放入盆中用冷水冲去棱角	• 避免冰块棱角引起老年人不适及损坏冰袋
	(2)装袋:用漏勺将小冰块装入冰袋至 1/2 ~ 2/3 满	• 便于冰袋与皮肤接触
	(3)驱气:驱除袋内空气并夹紧袋口	• 空气影响热量的传导
	(4)检查:用毛巾擦干冰袋表面,倒提、检查	• 防止冰袋漏水
	(5)加套:将冰袋装入布套	• 防止冰袋与老年人皮肤直接接触
3. 再次沟通	将用物携至床旁,再次与老年人进行沟通	• 注意老年人的情绪
4. 放置冰袋	(1)将冰袋放置所需部位,冰袋可置于头部,冰囊一般置于皮肤薄且有大血管分布处,如颈部两侧、腋窝、腹股沟等	• 放置前额时,应将冰袋悬挂吊起,减轻局部压力,但冰袋底部必须与前额皮肤接触
	(2)高热老年人降温,冰袋应置于老年人前额、头顶部和体表大血管分布处;扁桃体摘除术后将冰囊置于颈前(图 3-2-2 ~ 图 3-2-4)	
5. 严密观察	观察局部反应及老年人全身反应,倾听老年人主诉	• 防止发生冻伤或血液循环障碍
6. 撤除冰袋	(1)老年人使用冰袋降温 30 min 后,撤出冰袋	• 防止发生继发效应
	(2)在老年人没有使用冰袋降温的一侧腋下测量体温	
	(3)老年人体温降至 38 ℃以下时,即可停止使用冰袋物理降温	
7. 整理用物	(1)协助老年人取舒适体位	• 注意老年人的保暖
	(2)为老年人盖好被子	
	(3)倒空冰袋,倒挂晾干,吹入少量空气,夹紧袋口备用;布套清洁后晾干备用	• 吹入少量空气防止袋内相互粘连
8. 终末处理	洗手、记录、消毒	• 记录用冷部位、时间、效果、局部反应及老年人反应

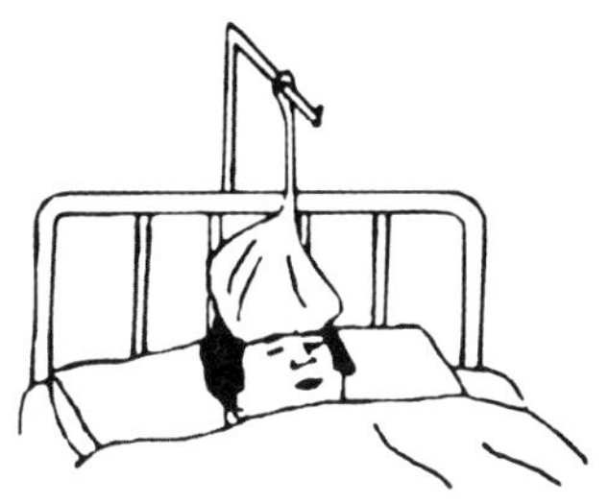
图 3-2-2 头部放置冰袋

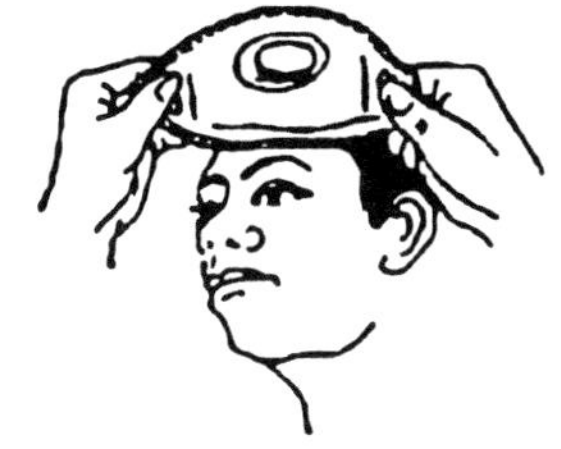
图 3-2-3 前额放置冰帽

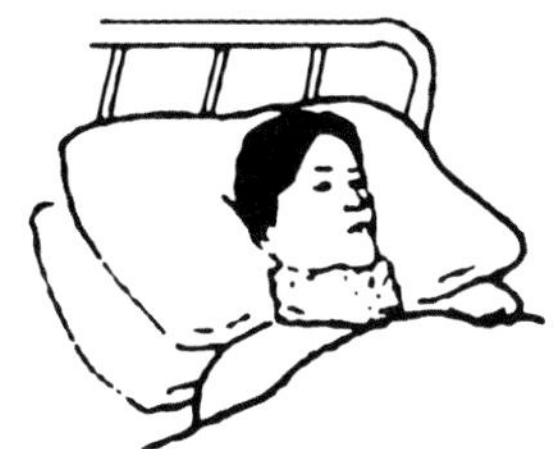
图 3-2-4 颈间冰囊放置

5. 注意事项

(1)随时观察、检查冰袋有无漏水。

(2)冰块融化后应及时更换,保持布袋干燥。

(3)观察用冰袋部位局部情况和皮肤颜色,防止冻伤。

(4)倾听老年人主诉,有异常立即停止使用冰袋。

(5)禁止使用冰袋的部位有枕后、耳郭、阴囊处、心前区、腹部和足底。

6. 健康教育 使用前,向老年人及其家属介绍冰袋使用的目的、作用及正确的使用方法,说明局部冷疗的影响因素和禁忌部位,解释局部冷疗所产生的生理反应、继发效应和治疗作用。

7. 评价

(1)老年人冷疗过程中无冻伤及不良反应,达到冷疗目的。

(2)操作者操作规范,具有人文关怀意识。

(六)冷湿敷法

1. 目的 降温、消炎、消肿、镇痛。

2. 评估

(1)老年人的年龄、病情、治疗情况、冷敷部位皮肤有无伤口。

(2)老年人的意识状态、心理状态及合作程度。

3. 用物准备 长钳 2 把、敷布 2 块(大小视冷湿敷的面积而定)、凡士林、纱布、棉签、弯盘、塑料薄膜、棉垫或毛巾、一次性治疗巾、冰水、手消毒液。

4. 环境准备 居室安静整洁,温湿度适宜,酌情关闭门窗,必要时屏风遮挡。

5. 实施 操作流程及说明(表 3-2-2)。

表 3-2-2 冷湿敷法

操作流程	操作步骤	操作要点
1. 沟通	携用物至床旁,核对老年人信息并做好解释	• 与老年人沟通,取得合作
2. 安置体位	协助老年人取舒适体位,暴露治疗部位,必要时使用床帘或屏风遮挡	• 保护老年人隐私

续表 3-2-2

操作流程	操作步骤	操作要点
3. 再次沟通	再次与老年人进行沟通	• 操作中沟通
4. 湿敷患处	(1)在治疗部位下方垫一次性治疗巾，将凡士林涂抹患处(范围略大于患处)，上盖一层纱布	• 凡士林能够减缓冷传导，防止冻伤
	(2)敷布浸入冰水，长钳夹起拧至不滴水(图 3-2-5)	• 盖一层纱布防止凡士林粘在敷布上
	(3)抖开敷布，敷于患处，上盖塑料薄膜及棉垫或毛巾	• 敷布应浸透
	(4)每 3～5 min 更换一次敷布，持续 15～20 min	• 塑料薄膜防止棉垫或毛巾潮湿，棉垫或毛巾等可以维持冷疗温度
5. 严密观察	观察老年人局部皮肤及反应，倾听老年人主诉	
6. 整理用物	擦干冷湿敷部位，协助老年人卧于舒适体位，整理床单位，再次核对，处理用物	• 操作后沟通 • 消毒后备用
7. 终末处理	洗手、记录、消毒	• 记录用冷湿敷部位、时间、效果、局部反应及老年人反应

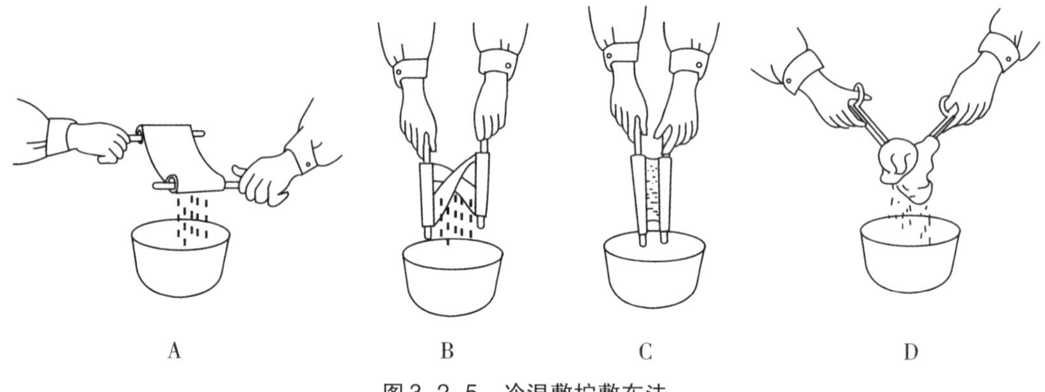

图 3-2-5　冷湿敷拧敷布法

6. 注意事项

(1)使用过程中，检查冷湿敷情况，及时更换敷布。

(2)注意观察局部皮肤变化及老年人的全身反应。

(3)若冷敷部位为开放性伤口，须按无菌技术处理伤口。

(4)若为降温，冷湿敷 30 min 后测量体温，并将体温记录在体温单上。

7. 健康教育　冷湿敷前，向老年人介绍冷湿敷的方法和过程；讲解冷湿敷的影响因素；并向老年人解释冷湿敷所产生的治疗作用。

8. 评价

(1)操作方法正确,老年人无不良反应。

(2)老年人局部皮肤无发紫、麻木及冻伤发生。

(3)沟通有效,满足老年人的身心需要。

(七)全身冷疗法

1. 目的　为体温在39.5 ℃以上的高热老年人降温。

2. 评估

(1)老年人的年龄、病情、体温、治疗情况、活动能力、局部皮肤状况。

(2)老年人的心理反应及合作程度。

3. 用物准备　准备水盆(内装32~34 ℃的水)、热水袋及布套、冰袋(或装有冰块的布袋)、大毛巾、小毛巾、体温计。

4. 环境准备　房间温湿度适宜,安静整洁,酌情关闭门窗,避免对流风直吹老年人。必要时使用床帘或屏风遮挡老年人。

5. 实施　操作流程及说明(表3-2-3)。

表3-2-3　温水拭浴或酒精拭浴法

操作流程	操作步骤	操作要点
1. 沟通	携用物至床旁,核对老年人信息并做好解释	● 确认老年人,取得合作
2. 松被脱衣	遮挡床帘,松开床尾盖被,协助老年人取舒适卧位,脱去上衣,松解裤带	● 注意保暖,保护老年人隐私
3. 安置冰袋	冰袋置头部	● 冰袋置于头部有助于降温,并防止拭浴时皮肤血管收缩,头部充血而致头痛
4. 置热水袋	热水袋置于足底	● 热水袋置于足底,可促进足底血管扩张而减轻头部充血,并使老年人感到舒适
5. 拍拭上肢	(1)将大浴巾垫于擦拭部位下,以浸湿的小毛巾包裹手掌成手套状、拧至半干,以离心方向拍拭	● 每拍拭一个部位更换一次小毛巾,以维持拭浴温度
	(2)颈外侧→肩→上臂外侧→前臂外侧→手背	● 拭浴时在大血管处,如腋窝、肘窝、手心处可稍用力拍拭,并适当延长拍拭时间,以促进散热
	(3)侧胸→腋窝→上臂内侧→肘窝→前臂内侧→手心	
	(4)用大浴巾擦干皮肤	
	(5)同法拍拭对侧上肢	

续表 3-2-3

操作流程	操作步骤	操作要点
6. 拍拭背部	(1)协助老年人侧卧	• 每侧肢体拍拭 3 min
	(2)将大浴巾垫于拭浴部位下	
	(3)颈下肩部→背部→臀部	
	(4)用大浴巾擦干皮肤	
	(5)协助老年人穿衣、仰卧	
7. 拍拭下肢	(1)协助老年人脱去裤子	• 擦至腹股沟、腘窝处稍用力并延长停留时间,以促进散热
	(2)将大浴巾垫于拭浴部位下,小毛巾浸湿拧至半干	
	(3)髋部→下肢外侧→足背	
	(4)腹股沟→下肢内侧→内踝	
	(5)臀下→大腿后侧→腘窝→足跟	
	(6)用大浴巾擦干皮肤	
	(7)同法拍拭对侧下肢	
	(8)协助老年人穿好裤子	
8. 严密观察	观察局部皮肤及老年人反应,倾听老年人主诉	• 如果有异常停止拭浴,及时处理
9. 撤热水袋	拭浴结束,取下热水袋	
10. 整理用物	(1)协助老年人卧于舒适卧位,整理床单位,再次沟通	• 操作后沟通
	(2)用物处理	• 消毒后备用
11. 撤去冰袋	拭浴后 20 min 测体温,若体温降至 39 ℃以下,取下头部冰袋	
12. 终末处理	洗手、记录、消毒	• 记录拭浴时间、效果、局部反应及老年人反应

6. 注意事项

(1)在擦浴过程中注意观察局部皮肤情况及老年人反应,如有异常,立即停止操作。

(2)每侧(四肢、背腰部)需擦拭数分钟,全过程在 20 min 以内。

(3)擦浴时,以轻拍的方式进行,避免用摩擦的方式,因摩擦易生热。

(4)禁止温水擦浴的部位有枕后、耳郭、阴囊处、心前区、腹部和足底。

7. 健康教育　向老年人及家属解释全身降温的目的、作用、方法,说明全身降温应达到的治疗效果。

8. 评价　老年人的皮肤表面无发红、苍白、出血点、感觉异常,30 min 后测量老年人体温,体温有所下降,老年人自觉身体舒适,心情舒畅。

(八)其他冷疗法

化学制冷袋(chemical cold pack)可代替冰袋,维持时间2 h,具有方便、实用的特点。化学制冷袋有两种:一种是一次性的,它是将两种化学制剂分成两部分装在特制密封的聚乙烯塑料袋内,使用时将两种化学制剂充分混合后便可使用。在使用过程中,需观察有无破损、漏液现象,如有异常,需立即更换,以防损伤皮肤。另一种可反复使用,又称超级冷袋。它是内装凝胶或其他冰冻介质的冷袋,置冰箱内4 h后,其内容物由凝胶状态变为固态,使用时取出,在常温下吸热,又由固态变为凝胶状态(可逆过程),使用后,冷袋外壁用消毒液擦拭,置冰箱内,可再次使用。

二、热疗法

(一)热疗法的作用

1. 促进炎症消退　用热疗可使局部血管扩张,促进组织血液循环,增强新陈代谢和白细胞的吞噬功能。在炎症早期用热疗,可促进炎性渗出物的吸收和消散;在炎症后期用热疗,有助于坏死组织的清除与组织修复,从而加快炎症的吸收与消散。如踝关节扭伤出血48 h后可应用热湿敷,以促进踝关节软组织淤血的吸收和消散。

2. 减轻疼痛　热疗可降低痛觉神经的兴奋性,提高痛阈;并且,热疗可改善血液循环,加速致痛物质的排出和炎性渗出物的吸收,解除对神经末梢的刺激和压迫而减轻疼痛;同时热疗可使肌肉松弛,增强结缔组织伸展性,增加关节的活动范围,减少肌肉痉挛、僵硬及关节强直所致疼痛。

3. 减轻深部组织充血　热疗时皮肤血管扩张,平时大量呈闭锁状态的动静脉吻合支开放,使皮肤血流量增多。由于全身循环血量的重新分布,减轻深部组织的充血。

4. 保暖　热疗可使局部血管扩张,促进血液循环,将热带至全身,使体温升高。

5. 其他　热疗能改善健康人和心血管疾病老年人的心血管功能。多数研究表明,热疗可以降低心血管疾病老年人的收缩压和舒张压。短期的热疗即能有效地改善人体的血管内皮功能。

(二)影响热疗法的因素

1. 方法　热疗法分为干热和湿热两种方法,干热如热水袋、烤灯的使用,湿热如热湿敷法、热水坐浴、温水浸泡法等。由于水的传导性能及渗透力比空气好,因此,同样的温度,湿热的治疗效果优于干热。养老护理员在应用中应根据老年人的病变部位和治疗要求进行综合评估,选择合适的治疗方法,避免发生烫伤。

2. 部位　不同厚度的皮肤对热反应的效果不同。皮肤较厚的区域,如脚底、手心,对冷、热的耐受性强,热疗法效果较差;皮肤较薄的区域,如前臂内侧、颈部,对热的敏感性强,热疗法的效果比较好。同时,血液循环也影响热疗法的效果,血液循环良好的部位,可增强热疗应用的效果。

3. 时间　热疗法的治疗时间与治疗效果有直接关系,在一定时间内其效应随着时间的增加而增强，以达到最大的治疗效果。但如果使用的时间过长，所产生的继发效应会减弱治疗效果，甚至引发不良反应，如疼痛、烫伤等。因此，养老护理员在热疗的过程中需要密切观察老年人的反应，告知老年人合理的治疗时间可以达到最大的治疗效果。

4. 面积　热疗法的效果与应用的面积大小有关。应用热疗的面积越大，热疗法的效果越强；反之，则越弱。但须注意使用面积越大，老年人的耐受性越差，越容易引起全身反应。例如，大面积热疗法，有可能导致老年人广泛性周围血管扩张，血压下降，如果老年人血压急剧下降，容易发生晕厥。因此，养老护理员在进行大面积热疗时，应提前评估老年人的耐受性。

5. 温度　热疗法的温度与体表温度相差越大，机体对热刺激的反应越强；反之，则越小。另外，环境温度也可影响热效应，如环境温度过低，则散热快，热效应降低。

6. 个体差异　年龄、性别、身体状况、居住习惯、肤色等均可影响热疗法的效果。老年人由于感觉功能减退，对热刺激的敏感性降低、反应较迟钝；女性比男性对热刺激更为敏感。昏迷、血液循环障碍、血管硬化、感觉迟钝等老年人，对热的敏感性降低，养老护理员在为这些老年人热疗时应特别注意温度的选择，防止烫伤。长期居住在热带地区者对热的耐受性较高。浅肤色者比深肤色者对热反应更强一些，而深肤色对热刺激更为耐受。

（三）热疗法的禁忌证

1. 软组织扭伤、挫伤初期　凡扭伤、挫伤后 48 h 内忌用热疗法，因用热可促进血液循环，加重皮下出血、肿胀和疼痛。

2. 未明确诊断的急性腹痛　热疗虽能减轻疼痛，但易掩盖病情真相，贻误诊断和治疗，有引发腹膜炎的危险。

3. 面部三角区感染　因该处血管丰富，面部静脉无静脉瓣，且与颅内海绵窦相通，热疗时血管扩张，血流增多，导致细菌和毒素进入血液循环，促进炎症扩散，造成严重的颅内感染和败血症。

4. 各种脏器出血　热疗可使局部血管扩张，增加脏器的血流量和血管的通透性而加重出血。

5. 其他

（1）心、肝、肾功能不全者：大面积热疗使皮肤血管扩张，减少对内脏器官的血液供应而加重病情。

（2）皮肤湿疹：热疗可加重皮肤受损，使老年人增加痒感而不适。

（3）急性炎症（牙龈炎、中耳炎、结膜炎等）：热疗可使局部温度升高，有利于细菌繁殖及分泌物增多而加重病情。

（4）金属移植物部位：金属是热的良好导体，热疗易引发烫伤。

（5）麻痹、感觉异常者慎用。

（四）使用热水袋为老年人保暖

1. 目的　保暖、解痉、镇痛。

2. 评估

(1)老年人的基本状况:年龄、病情、意识状况、活动能力及治疗情况。

(2)老年人局部皮肤状况:如颜色、温度,有无硬结、淤血,有无伤口、感觉障碍,以及对热的耐受程度。

(3)老年人的心理反应及合作程度。

3. 用物准备　准备水壶(内装低于 50 ℃的温水)、热水袋、热水袋布套、毛巾、水温计。

4. 环境准备　房间温湿度适宜,安静整洁,酌情关闭门窗,避免对流风直吹老年人。必要时使用床帘或屏风遮挡老年人。

5. 实施　操作流程及说明(表 3-2-4)。

表 3-2-4　热水袋的使用方法

操作流程	操作步骤	操作要点
1. 沟通	向老年人说明准备为其使用热水袋保暖,以取得老年人的配合	• 向老年人说明,取得合作
2. 备热水袋	(1)用水温计测量水温,调节水温在 50 ℃之内	• 老年人、昏迷、麻醉未清醒、末梢循环不良、感觉迟钝等病人水温调节应≤50 ℃
	(2)灌热水袋:放平热水袋、去塞、一手持袋口边缘,另一手灌水至 1/2 ~2/3 满(图 3-2-6)	• 边灌边提高热水袋,使热水不易溢出 • 灌水过多,热水袋膨胀变硬,柔软舒适感下降
	(3)驱气:热水袋缓缓放平,排出袋口空气并拧紧塞子	• 驱尽空气,以防影响热的传导
	(4)检查:用毛巾擦干热水袋表面,倒提、检查	• 检查热水袋有无破损,以防漏水
	(5)加套:将热水袋装入布套	• 避免热水袋与老年人直接接触
3. 再次沟通	携用物至床旁	• 操作中查对
4. 置热水袋	放置到所需部位	• 热水袋外面可用毛巾包裹,或将热水袋置于两层盖被之间,防止烫伤病人
5. 严密观察	观察老年人局部皮肤及反应,倾听老年人主诉	• 如皮肤潮红、疼痛应立即停止使用,并在局部涂凡士林以保护皮肤
6. 撤热水袋	30 min 内撤除热水袋	• 不超过 30 min,防止继发效应
7. 整理用物	(1)协助老年人卧于舒适体位,整理床单位	• 操作后沟通
	(2)倒空热水袋,倒挂晾干,吹入少量空气,旋紧塞子,置于阴凉处备用;布套清洁后晾干备用	• 防止热水袋内面粘连
8. 终末处理	洗手、记录、消毒	• 记录用热部位、时间、效果、局部反应及老年人反应

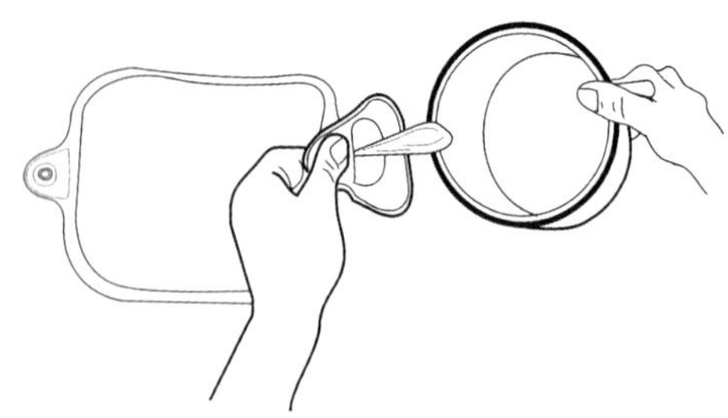
图 3-2-6　灌热水袋

6. 注意事项

(1)水温计水银端插入水壶中测量水温时,应避免触碰壶壁及壶底。平视刻度准确读数。

(2)灌入热水后检查热水袋是否旋紧螺旋塞,避免袋身破损或螺旋塞未旋紧而造成漏水。

(3)水温应控制在 50 ℃以内,热水袋装入布套内或包裹毛巾,避免与皮肤直接接触,防止高温烫伤。

(4)在老年人使用热水袋的过程中,要每 15 min 巡视 1 次。如发生烫伤,应立即停止使用,进行局部降温并及时报告医护人员。

(5)老年人应避免长时间使用热水袋,时间以 30 min 为宜。

7. 评价

(1)操作方法正确,达到使用热水袋的目的,老年人感觉舒适、安全,未发生烫伤。

(2)沟通有效,能满足老年人的身心需要。

(五)烤灯的使用

烤灯是利用热辐射作用于人体,使人体局部温度升高、血管扩张、局部血液循环加速,促进组织代谢,改善局部组织营养状况。常用于感染的伤口、压疮、臀红、神经炎、关节炎等。

1. 目的　消炎、解痉、镇痛、促进创面干燥结痂、促进肉芽组织的生长、利于伤口愈合。

2. 评估

(1)老年人的基本状况:意识状况、病情、活动能力及治疗情况。

(2)老年人局部皮肤及伤口状况。

(3)老年人的心理反应及合作程度。

3. 用物准备　鹅颈灯或红外线灯,必要时备有色眼镜、屏风。

4. 实施　操作流程及说明(表 3-2-5)。

表 3-2-5　烤灯的使用方法

操作流程	操作步骤	操作要点
1. 沟通	向老年人说明准备为其烤灯,以取得老年人配合	• 对老年人解释,取得合作
2. 安置体位	协助老年人取舒适体位,暴露治疗部位,必要时使用床帘或屏风遮挡	• 保护老年人隐私
3. 再次沟通	再次与老年人沟通	• 操作中沟通
4. 放置烤灯	(1) 照射面部、颈部、前胸部时应戴有色眼镜或者用湿纱布遮盖双眼	• 防止眼睛受到红外线伤害
	(2) 将烤灯灯头移至治疗部位上方或侧方,有保护罩的灯头可垂直照射,灯距 30 ~ 50 cm(图 3-2-7),以老年人感觉温热为宜	• 以皮肤出现桃红色均匀红斑为宜
	(3) 照射时间 20 ~ 30 min	• 防止继发效应
5. 严密观察	观察老年人局部皮肤及反应,倾听老年人主诉,每 5 min 观察治疗效果与反应	• 如皮肤潮红、疼痛应立即停止使用,并在局部涂凡士林以保护皮肤
6. 撤除烤灯	照射完毕,关闭开关,移开烤灯	• 嘱老年人 15 min 内不要外出,防止感冒
7. 整理用物	(1) 协助老年人卧于舒适体位,整理床单位,再次核对	• 操作后沟通
	(2) 整理用物	• 备用
8. 终末处理	洗手、记录、消毒	• 记录照射部位、时间、效果、局部反应及老年人反应

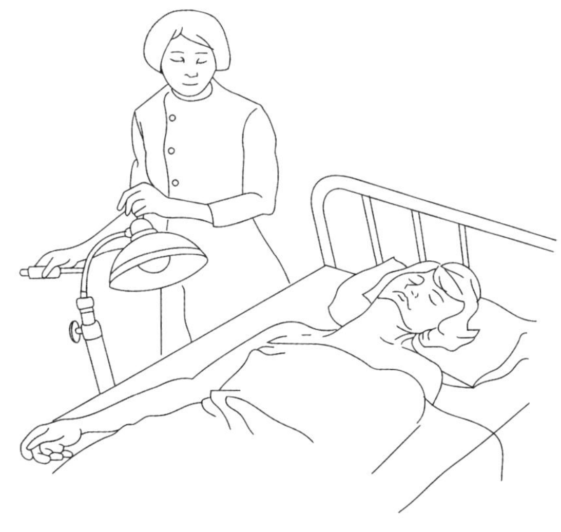

图 3-2-7　烤灯的使用

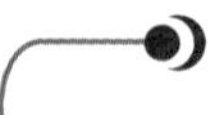

5. 注意事项

(1)注意观察全身及局部反应,若皮肤出现紫红色应立即停止照射,并涂凡士林保护皮肤。

(2)意识不清、局部感觉障碍、血液循环障碍、瘢痕者,治疗时应加大灯距,防止烫伤。

(3)由于眼内含有较多的液体,对红外线吸收较强,一定强度的红外线直接照射眼睛可引发白内障。因此,照射面颈、前胸部时,应用湿纱布遮盖眼部或戴有色眼镜,以保护眼睛。

6. 健康教育　使用前向老年人及家属详细介绍使用方法,说明注意事项,解释使用烤灯对机体产生的治疗作用。

7. 评价

(1)老年人体位舒适,无过热、心慌、头晕等感觉。

(2)照射老年人颈部和胸前时,老年人眼睛未受伤害。

(六)湿热敷

1. 目的　解痉、消炎、消肿、镇痛。

2. 评估

(1)老年人的基本状况:年龄、病情、意识状况、活动能力及治疗情况。

(2)老年人局部皮肤状况:如颜色、温度,有无硬结、淤血、伤口、感觉障碍,以及对热的耐受程度。

(3)老年人的心理反应及合作程度。

3. 用物准备　长钳 2 把、敷布 2 块(大小根据热湿敷的面积而定)、凡士林、纱布、棉签、弯盘、治疗巾、棉垫、水温计、热水瓶、水盆[内盛放热水(温度 50 ~ 60 ℃)]、手消毒液,必要时备大毛巾、热水袋、屏风、换药用物。

4. 实施　操作流程及说明(表 3-2-6)。

表 3-2-6　湿热敷法

操作流程	操作步骤	操作要点
1. 沟通	向老年人说明准备为其湿热敷,以取得老年人配合	• 对老年人解释,取得合作
2. 安置体位	协助老年人取舒适体位,暴露治疗部位,必要时使用床帘或屏风遮挡	• 保护老年人隐私
3. 再次沟通	再次与老年人沟通	• 操作中沟通
4. 湿敷患处	(1)在治疗部位下铺一次性治疗巾,将凡士林涂抹于患处(范围略大于患处),上盖一层纱布	• 凡士林能减缓热传导,防止烫伤 • 盖纱布可防止凡士林粘在敷布上
	(2)敷布浸于热水中,长钳夹起拧至不滴水	• 敷布应浸透
	(3)抖开敷布敷于患处,上盖塑料薄膜及棉垫或毛巾	• 塑料薄膜防止棉垫或毛巾潮湿,棉垫或毛巾等可以维持热敷温度
	(4)每 3 ~ 5 min 更换一次敷布,持续 15 ~ 20 min	• 确保热敷效果,防止继发效应

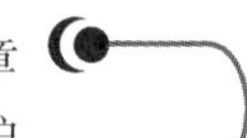

续表 3-2-6

操作流程	操作步骤	操作要点
5. 严密观察	观察老年人局部皮肤及反应,倾听老年人主诉	• 观察老年人皮肤颜色及全身状况,防止烫伤
6. 整理用物	(1)擦干热敷部位,协助老年人取舒适体位,整理床单位,再次核对	• 操作后沟通
	(2)整理用物	• 消毒后备用
7. 终末处理	洗手、记录、消毒	• 记录湿热敷部位、时间、效果、局部反应及老年人反应

5. 注意事项

(1)若老年人热敷部位无禁忌压力,可将热水袋置于敷布上再盖以大毛巾,以维持温度。

(2)面部热敷老年人,应间隔 30 min 方可外出,以防感冒。

6. 健康教育　热湿敷前,向老年人介绍操作方法及注意事项,说明影响因素,解释机体对热湿敷所产生的生理反应、继发效应和热湿敷的治疗作用。

7. 评价

(1)老年人无不适感觉,无烫伤发生。

(2)治疗后局部感染症状减轻或结痂脱落。

(七)其他热疗

化学加热袋(chemo warm up bags)是大小不等的密封的塑料袋,内盛两种化学物质,使用时,将化学物质充分混合,使袋内的两种化学物质发生反应而产热。化学加热袋最高温度可达 76 ℃,平均温度为 56 ℃,可持续使用 2 h 左右。必要时可加双层包裹使用,对老年人不宜使用。

三、冷、热疗法皮肤的异常变化

1. 使用热疗法时常发生的皮肤异常情况就是烫伤,所以在采取热疗法时需要时时刻刻观察老年人皮肤有无烫伤发生。烫伤分为 4 度,具体的表现是:Ⅰ度烫伤,皮肤灼红,痛觉过敏,干燥无水疱;浅Ⅰ度烫伤,局部红肿疼痛,有大小不等的水疱;深Ⅱ度烫伤,可有水疱,痛觉迟钝,有拔毛痛;Ⅲ度烫伤,无水疱,痛觉消失,无弹性,拔毛不痛,干燥如皮革样或呈蜡白、焦黄,甚至炭化成焦痂,痂下水肿。当发现有以上症状,需立即迅速脱离热源,并持续冷水冲,避免继续加深、加重烫伤。

2. 使用冷疗法常发生冻伤,冻伤一般也分为 4 度,其主要表现为:Ⅰ度冻伤受损在表皮层,皮肤红肿充血,自觉热、痒、灼痛;Ⅱ度冻伤,伤在真皮浅层,皮肤红肿,伴有水疱,疱内可为血性液体,深部可出现水肿,剧痛;Ⅲ度冻伤,伤及皮肤全层,出现黑色或紫褐色,痛感觉丧失;Ⅳ度冻伤,伤及皮肤、皮下组织、肌肉甚至骨头,可出现坏死,感觉丧失。

第三节　皮肤照护

赵奶奶，79 岁，外出活动时不慎摔倒，诊断为“右侧股骨颈骨折”，给予克氏针固定，长期卧床。今日上午护理员小李发现赵奶奶骶尾部出现皮肤压红，有触痛感，观察其精神状态尚好。

请思考：①赵奶奶不同部位的皮肤状况都是压疮吗？如果是，应属于压疮的哪一期？②对赵奶奶的皮肤问题应该采取哪些护理措施？能否采用局部按摩的方法？

一、压疮照护

压疮（pressure sore，PS）是机体局部组织因长时间受压，血液循环障碍，局部持续缺血、缺氧、营养不良而致的组织溃烂和坏死。压疮不仅发生于卧床老年人身上，也可发生在长期坐位的老年人身上。

（一）引起压疮的原因

1. 压力因素

（1）垂直压力：引起压疮的主要原因是局部组织受到持续性垂直压力，特别是身体骨骼隆起处。长期卧床或坐轮椅、局部长时间受压迫等，均可造成压疮。

（2）摩擦力：摩擦力作用于皮肤，易损害皮肤的角质层。当老年人在床上活动或坐轮椅时，皮肤可受到床单和轮椅垫表面的逆行阻力摩擦，当皮肤被擦伤后受到汗液、尿液、大便等浸渍时，易发生压疮。

（3）剪切力：剪切力由摩擦力与垂直压力相加而成，它与体位关系密切。比如平卧位抬高床头时，深筋膜和骨骼肌下滑，而床单的摩擦力使皮肤和浅筋膜保持原位，从而产生剪切力，引起局部皮肤血液循环障碍而发生压疮。

2. 营养状况　全身营养障碍、营养摄入不足等，会导致蛋白质合成减少、皮下脂肪减少、肌肉萎缩，一旦受压，骨骼隆起处皮肤要承受外界压力和骨骼对皮肤的挤压力，由于受压处皮肤缺乏肌肉和脂肪组织的保护，易引起血液循环障碍而出现压疮。

3. 皮肤抵抗力降低　皮肤经常处于潮湿状态，以及受到摩擦等物理性刺激，如大小便失禁、石膏绷带和夹板使用不当、床上有碎屑等，易使皮肤抵抗力降低而导致压疮发生。

4. 压疮的好发部位　压疮多发生于无肌肉包裹或肌肉层较薄、缺乏脂肪组织保护又经常受压的骨隆突部位。仰卧位多发生于枕骨粗隆、肩胛骨、脊椎骨等处,还有骶尾部、足跟。侧卧位好发于肩峰、肘部、肋骨、髋部、膝关节的内外侧及内外踝。俯卧位好发于耳部、颊部、肩部、女性的乳房、男性生殖器、髂嵴、膝部、脚趾等。

5. 压疮发生的危险因素　压疮是机体受到内因与外因共同作用而发生的。内因是指老年人机体营养不良,代谢障碍,抵抗力下降等;外因是指局部组织长期受压或受到外部刺激而造成局部组织血运障碍。清醒的老年人,局部缺血或受到刺激时,神经末梢可感到不适,会自动调整体位减压或避开刺激而不致发生压疮。在压疮发生的危险因素中,活动减少是最重要的,导致活动受限的因素一般会增加压疮的发生。常见的因素有:感觉障碍、活动受限、意识丧失、固定和束缚等。

6. 高危人群　压疮好发于长期卧床,如昏迷、植物人、老年期痴呆、脊髓损伤者。老年人长期卧床,自身活动受限,需护理员协助活动,如翻身不及时或护理不当可导致压疮发生;长期坐轮椅的老年人也容易引发压疮,如偏瘫或截瘫者坐轮椅时间过长或坐位姿势不正确也容易导致压疮形成。以上这些高危人群应积极预防,避免因措施不当引起压疮。

(二)压疮分期

1. 淤血红润期　受压部位表现为局部淤血,出现红、肿、热、麻木等,短时间不见消退,此期皮肤的完整性未破坏,为可逆性改变。

2. 炎性浸润期　红肿部位继续受压,血液循环不到改善,静脉回流受阻,受压部位因淤血而呈现紫红色,有皮下硬节或水疱形成,水疱破溃后,可见潮湿红润的创面,老年人有疼痛感。

3. 溃疡期

(1)浅度溃疡期:表皮水疱破溃后,出现真皮层组织感染,浅层组织坏死,溃疡形成。

(2)深度溃疡期:坏死组织发黑,脓性分泌物增多,有臭味,可向深部扩散,甚至到达骨骼,更严重者还可出现脓毒败血症。

(三)压疮危险因素评估

采用 Braden 压疮危险因素评估表可对老年人发生压疮的危险程度进行评估,对可能发生压疮的高危老年人加强观察和照护,以期达到预防压疮发生的目的(表 3-3-1)。

表 3-3-1　Braden 压疮评分

评分内容	评预计分标准				评分
	1 分	2 分	3 分	4 分	
感知能力	完全受限	大局部受限	轻度受限	无损害	
湿润程度	持续潮湿	经常潮湿	偶尔潮湿	罕见潮湿	
活动能力	卧床	坐椅子	偶尔步行	经常步行	

续表 3-3-1

评分内容	评预计分标准				评分
	1 分	2 分	3 分	4 分	
挪动能力	完全受限	非常受限	轻微受限	不受限	
营养摄入能力	恶劣	不足	适当	良好	
摩擦力和剪切力	有	有潜在危险	无	—	
合计得分					

1. 压疮评分分级

(1)轻度危险:15 ~ 16 分,具体描述感知能力。

(2)中度危险:13 ~ 14 分。

(3)高度危险:≤12 分。

2. 压疮评分内容

(1)感知能力。①完全受限:由于意识水平下降或使用镇静药后或体表局部痛觉能力受限所致对疼痛刺激无反应。②局部受限:对疼痛有反应,但只能用呻吟,烦躁不安表示,不能用语言表达不舒适或痛觉能力受损>1/2 体表面积。③轻度受限:对指令性语言有反应,但不能总是用语言表达不舒适,或有 1 ~ 2 个肢体感受疼痛或不舒适的能力受损。④无损害:对指令性语言有反应,无感觉受损。

(2)活动能力。①卧床:被限制在床上。②坐椅子:步行活动严重受限或不能步行活动,不能耐受自身的体重或必须借助椅子或轮椅活动。③偶尔步行:白天偶尔步行但距离非常短,需借助辅助设施或独立行走,大部分时间在床上或椅子上。④经常步行:在白天清醒时室外步行每日至少 2 次,室内步行至少每 2 h 1 次。

(3)挪动能力。①完全受限:在没有人帮助的状况下,老年人完全不可以改变身体或四肢的地点。②偶尔受限:能轻微改变身体或四肢的位置,但不能经常改变或独立地改变体位。③轻微受限:尽管只是轻微改变身体或四肢位置,但可经常移动且独立进行。④完全不受限:可独立进行主要的体位改变,且经常随意改变。

(4)营养摄取能力。①恶劣:从未吃过完整的一餐;罕见每餐所吃食物>1/3 所供食物;每天吃两餐或蛋白质较少的食物;摄取水分较少或未将汤类列入食谱作为日常补充;禁食或一直喝清流质或静脉输液>5 d。②不足:很少吃完一餐,一般仅吃所提供食物的 1/2,蛋白质摄入仅包含每天 3 人份肉类或平时量;有时吃加餐或接受较少许的流质饮食或鼻饲饮食。③适当:大多半时间所吃食物>1/2 所供食物;每天吃蛋白质可达 4 人份;有时少吃一餐,但常常会加餐;在鼻饲或全胃肠外营养时期能满足大多半营养需求。④良好:每餐均能吃完或基本吃完;每天常吃≥4 人份的肉类,不需要加餐。

(5)摩擦力和剪切力。①存在问题:需要辅助才能挪动老年人,挪动老年人时皮肤与床单表面没有完好托起会发生摩擦力;老年人坐床上或椅子时经常出现向下滑动;肌肉痉挛,收缩或躁动不安时会产生持续存在的摩擦力。②潜在问题:很费力地移动老年人

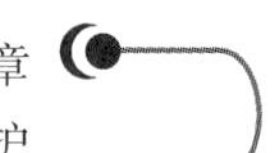

会增加摩擦;在移动老年人期间,皮肤可能有某种程度上的滑动以抵抗床单、椅子、约束带或其他装置所产生的阻力;在床上或椅子上大部分时间能保持良好的体位,但偶尔会向下滑动。③不存在问题:在床上或椅子里可以独立挪动;挪动时有足够的肌力完全抬举身体及肢体;在床上和椅子上都能保持优良的体位。

(四)压疮的预防措施

预防压疮比治疗更重要,应及时去除病因,避免压疮的发生,尤其是在压疮初期,做到七勤:勤观察、勤翻身、勤按摩、勤擦洗、勤更换、勤交接、勤整理。

1. 保护皮肤　避免局部组织长期受压,护理员协助老年人每 2 h 变换体位 1 次,必要时增加翻身次数,翻身时避免在床上直接拖拉老年人,每次翻身后要检查受压部位。选择适当的床有助于预防压疮,如气垫床。使用气垫床或在骨隆突处使用防护垫及预防压疮贴膜。摇高床头时,先将膝盖弯曲固定之后再将上身抬至 30°,侧翻不要超过 30°,应采用安全方法移动或搬运老年人,避免拖、拉、推等动作。转移老年人和搬运老年人时要注意避免摩擦,摩擦对皮肤血液循环的影响大于压力,应尽可能避免。

保持床面平整、干燥、松软、无折,保护骨突部位,可采取适当的卧位姿势,并加软气垫或气圈保护。侧卧时要注意下面的腿屈髋屈膝 20°,上面的腿屈髋屈膝 35°;平卧时脚跟和骶尾部压力最大,可在脚跟处加软垫。

2. 保持皮肤清洁　注意皮肤清洁卫生,避免皮肤潮湿,同时防止皮肤过于干燥,天冷时注意保暖。避免局部刺激保持床单、被服清洁;大小便失禁、汗液或分泌物较多时,及时洗净擦干,防止大小便浸渍局部皮肤,采用皮肤保护膜;保持老年人会阴及肛周皮肤清洁干燥,及时更换潮湿被服;使用便器时避免拖、拉动作;避免使用刺激性清洁物品,如肥皂、酒精等。

3. 增进局部血液循环　加强局部皮肤观察与防护观察老年人受压处皮肤情况,不应按摩局部已经压红的皮肤,以免摩擦加速皮肤破溃,可协助进行肌肉按摩和关节被动运动;经常按摩骨隆突处等受压部位,消除诱因,在身体空隙处垫软枕、海绵垫,降低骨隆突出处所受的压力。压疮破损、破溃、有腐肉或愈合缓慢者,可遵医嘱给予中药生肌散、玉红膏等外敷。

4. 改善机体营养状况　补充足够营养、维生素及微量元素,有助于提高皮肤对缺血的耐受性。每周测量体重一次,计算体重指数。如身体许可,可给予老年人高蛋白、高维生素饮食,同时补充矿物质,增强机体抵抗力和组织修复能力,以促进慢性溃疡伤口的愈合。

5. 扣背　拍背手法:手掌五指稍屈,握成空手拳状;手掌根部离开被拍部位 3 ~ 5 cm,手指尖部离开被拍部位 10 ~ 15 cm 为宜;拍背顺序、次数:由下向上,由外向内,每分钟拍 120 ~ 180 次;拍背力度:空心掌以不引起老年人疼痛为宜。

拍背时间:每个部位拍 1 ~ 3 min,餐后 2 h 或餐前 30 min 为宜。拍背要注意的地方:拍背时避开心脏、脊柱,拍背过程中观察老年人面色、呼吸等,并注意保暖。

(五)压疮的照护措施

1. 淤血红润期　该期的护理措施是去除危险因素,避免压疮继续发展。

主要的护理措施:增加翻身次数,避免局部过度受压;避免摩擦、潮湿和排泄物的刺激;改善局部血液循环,可采用湿热敷、红外线或紫外线照射等方法。由于此时皮肤已受损,故不提倡局部按摩,以防造成进一步的损害。

2. 炎性浸润期　该时期的护理措施是保护皮肤,预防感染。

主要的护理措施:继续加强淤血红润期的护理措施,避免损伤继续发展;对水疱进行相应处理后,可采用红外线或紫外线照射。

3. 浅度溃疡期　该时期的护理措施是清洁疮面,促进愈合。

主要的护理措施:解除压迫,保持局部清洁、干燥;可用物理疗法,如用鹅颈灯照射疮面,距离疮面 25 cm,每日 1 ~2 次,每次 15 ~20 min,照射后以外科无菌换药法处理疮面。

4. 坏死溃疡期　该时期的护理措施是去除坏死组织,促进肉芽组织生长。

主要的护理措施:经常翻身,使患处悬空;清洁疮面,去除坏死组织;保持引流通畅,促进愈合;对大面积深达骨骼的压疮,护理员应配合医生清除坏死组织,通过植皮修补缺损组织,以缩短压疮病程,减轻痛苦。

二、皮肤瘙痒照护

(一)皮肤瘙痒的原因

导致皮肤瘙痒的原因有很多,例如,一些常见系统性疾病和精神刺激,生活习惯如肥皂、洗衣粉、各类清洁用品及穿着衣物,外界环境变化如季节、温度、湿度、光线和工作环境等。这些因素均可诱发机体发生超敏反应,通过各种不同的机制引起产生瘙痒的化学介质的释放,从而引起瘙痒症状。那么皮肤瘙痒的原因有哪些呢?

皮肤瘙痒是老年人常见的症状,其原因非常复杂,可分为以下几类:①神经精神因素,如神经性皮炎、痒疹。②皮肤过敏,如荨麻疹、皮炎、湿疹、药物过敏。③皮肤感染,如手足癣、体股癣、疥疮。④内脏疾病,如糖尿病、甲状腺功能不全、甲状腺功能亢进、肝胆疾病、肾功能不全、肿瘤。⑤其他情况,如天气干燥、高温等。

机体代谢紊乱和内分泌异常是引起全身皮肤瘙痒的重要原因之一。许多疾病都可以通过改变人体正常代谢,引起皮肤瘙痒。常见原因如下。①激素水平低:老年人激素水平如性激素水平降低,也是引起瘙痒的原因之一。②皮肤代谢障碍:皮肤萎缩、汗少,又缺乏皮脂滋润,皮肤血运障碍,诱发瘙痒,即老年皮肤瘙痒。全年均可发病,冬春为高发季节。③肝胆疾病:当肝内或肝外胆管阻塞,胆汁淤积,胆盐进入皮内刺激末梢神经,可致明显瘙痒。④糖尿病:老年人胰岛素绝对或相对减少,而导致糖、脂肪和蛋白质代谢紊乱,发生多发性神经炎,伴全身或局限性皮肤瘙痒。⑤甲状腺功能异常:甲状腺功能亢进和功能减退也可发生皮肤瘙痒。甲状腺功能亢进时的皮肤瘙痒可能由基础代谢增高、多汗和精神紧张等引起。⑥尿毒症:此类老年人的皮肤失去光泽,出现干燥、脱屑,而使老年人感觉奇痒。

（二）皮肤瘙痒的照护方法

皮肤瘙痒的护理方法通常有改变生活环境、饮食调整、改变生活方式、加强皮肤护理等。

1. 改变生活环境　皮肤瘙痒可能与花粉、粉尘过敏或寒冷、高温刺激等有关。建议改变生活环境，避免受到粉尘、花粉的刺激，保持环境温度适宜，避免环境温度太低或太高。

2. 饮食调整　在饮食方面应注意清淡，多吃富含维生素的蔬菜、水果，多补充水分。避免诱因，如鱼虾海鲜、含有人工色素、防腐剂等都有可能诱发皮肤瘙痒症状，并且戒烟酒、浓茶、咖啡及一切辛辣刺激食物，饮食中适度补充脂肪。

3. 改变生活方式　良好的生活习惯，可以缓解皮肤瘙痒症状。在日常生活中要适当地进行体育锻炼，增强自身免疫力。应注意减少洗澡次数，洗澡时不要过度搓洗皮肤，不用碱性肥皂。不能洗冷水浴，冬季要注意保暖。及时增减衣服，避免冷热刺激。注意卫生，保持室内外的清洁卫生，内衣以棉织品为宜，应宽松舒适，避免摩擦。使用相对比较温和的清洗剂清洗衣物和皮肤，避免使用刺激性比较强的清洗剂。

4. 加强皮肤护理　外出时要注意做好皮肤防护，避免皮肤受紫外线照射和粉尘、花粉等外界因素刺激。可以使用保湿效果比较好的护肤品护肤，避免皮肤干燥，加重瘙痒症状。

5. 保持心情舒畅　皮肤瘙痒与老年人的情绪或心理应激有一定的关系，保持健康心态，提高身体抵抗力，精神放松，避免恼怒忧虑，树立信心。积极寻找病因，去除诱发因素。

一旦出现皮肤瘙痒，经上述处理后仍不缓解，建议及时就医检查，明确病因，对症治疗。

第四节　安全用药照护

某老年人，男性，72 岁，确诊高血压 16 年，前列腺增生 1 年。定期服用贝那普利降压，血压波动在(120 ~ 140)/(85 ~ 95) mmHg。6 h 前出现下腹隆起，不能小便，起立后双眼黑矇、乏力、耳鸣，平卧数分钟后，症状缓解，但仍不能自行小便。该老年人平时经常因失眠服用地西泮等镇静催眠药，还喜用高丽参等多种滋补药品。

请思考：①该老年人可能的药物不良反应有哪些？②预防老年人的药物不良反应措施有哪些？③应如何加强老年人的药疗健康指导？

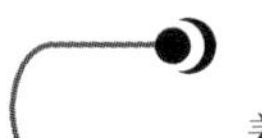

安全用药就是根据老年人个人的基因、病情、体质、家族遗传病史和药物的成分等做全面情况的检测,准确的选择药物,真正做到“对症下药”,同时以适当的方法、适当的剂量、适当的时间准确用药。注意该药物的禁忌、不良反应、相互作用等。

一、老年人用药特点

1. 各器官的功能减退　老年人各器官功能随年龄增长而减退,对药物的代谢和排泄能力减弱,药物在血液和组织内的浓度发生改变,易引起药物不良反应,故老年人总的用药原则应比常规剂量小。

2. 用药依从性差　老年人常患有多种慢性疾病,用药种类多,且需长期用药,导致老年人用药依从性差,不能严格遵医嘱用药。若用药量不足,达不到治疗效果;用药过量,则导致不良反应增加;某些药物突然停药可引起反跳现象,如糖皮质激素、普萘洛尔等。

3. 同时接受多种药物治疗　老年人常多病共存,同时接受多种药物治疗。而研究表明老年人药物不良反应的发生率与用药种类呈正相关。有统计显示:合用 5 种药物时不良药物相互作用发生率为 4.2%,合用 6~7 种药物时为 7.4%,合用 11~15 种药物时为 24.2%,合用 16~20 种药物时为 40.0%,而合用 21 种及以上药物时为 45.0%。

4. 滥用非处方药　某些老年人因缺乏正确的医药知识,擅自加减药物、滥用滋补药、保健药、抗衰老药和维生素,不仅加重经济负担,而且易导致不良反应的发生。

老年人用药依从性影响因素

一般因素(年龄、性别、文化程度、居住方式)女性用药依从性较男性低,原因可能是女性平均寿命较男性长。

心理、社会因素(抑郁、跌倒史、用药知识水平、服药信念、专业人员指导)、日常生活中需依赖他人的老年人用药依从性差;用药知识水平和服药信念与其遵从医嘱用药程度呈正相关。

药物因素(药物管理、用药费用、用药方案复杂性、用药种类数量、药物不良反应)研究显示,老年人用药种类越多,用药方案越复杂,用药依从性越差。

来源:谢雪梅,高静,柏丁兮,等. 老年人多重用药依从性现状及影响因素的 Meta 分析[J]. 中国全科医学,2023,26(35):4394-4403.

二、老年人常见药物不良反应

1. 精神症状　中枢神经系统尤其是大脑，最易受药物作用的影响。老年人中枢神经系统对某些药物的敏感性增高，可导致神经系统的毒性反应，如吩噻嗪类、洋地黄、降压药和吲哚美辛等可引起老年抑郁症；中枢抗胆碱药苯海索，可致精神错乱；老年期痴呆者使用中枢抗胆碱药、左旋多巴或金刚烷胺，可加重痴呆症状；长期使用咖啡因、氨茶碱等可导致精神不安、焦虑或失眠。长期服用巴比妥类镇静催眠药可致惊厥，产生身体及精神依赖性，停药会出现戒断症状。

2. 直立性低血压　老年人血管运动中枢的调节功能没有年轻人灵敏，压力感受器发生功能障碍，即使没有药物的影响，也会因为体位而产生头晕。使用降压药、三环类抗抑郁药、利尿药、血管扩张药时，尤其易发生直立性低血压。因此，在使用这些药时应特别注意。

3. 耳毒性　老年人由于内耳毛细胞数目减少，易受药物的影响产生前庭症状和听力下降。前庭损害的主要症状有眩晕、头痛、恶心和共济失调；耳蜗损害的症状有耳鸣、耳聋。由于毛细胞损害后难以再生，故可产生永久性耳聋。年老者应用氨基糖苷类抗生素和多黏菌素可致听神经损害。因此，老年人使用氨基糖苷类抗生素时应减量，最好避免使用此类抗生素，如必须使用时应减量。

4. 尿潴留　三环类抗抑郁药和抗帕金森病药有副交感神经阻滞作用，老年人使用这类药物可引起尿潴留，特别是伴有前列腺增生及膀胱颈纤维病变的老年人。所以在开始使用时应以小剂量分次服用，然后逐渐加量。患有前列腺增生的老年人，使用呋塞米、依他尼酸等强效利尿药也可引起尿潴留，在使用时应加以注意。

5. 药物中毒　老年人重要脏器的生理功能减退，60 岁以上老年人肾排泄毒物功能较 25 岁时下降 25%；70～80 岁时下降 40%～50%。60 岁以上老年人肝血流量比年轻时下降 40%，解毒功能也相应降低。老年人出现心功能减退、心排血量减少，心脏起搏点窦房结内起搏细胞数目减少，心脏传导系统障碍，因此老年人用药容易产生肝毒性反应、肾毒性反应及心脏毒性反应（表 3-4-1）。

表 3-4-1　常见药物的严重不良反应

严重不良反应	常见药物
过敏性休克	青霉素、普鲁卡因、支链氨基酸、林可霉素、链霉素、脂肪乳
肾功能异常	青霉素、庆大霉素、氯芬黄敏、利福平、头孢唑林、头孢他啶
肝功能异常	利福平、奥美拉唑、阿司匹林、脑活素、壮骨关节丸
心律失常	庆大霉素、地高辛、胺碘酮、利多卡因
白细胞减少	阿糖胞苷、甲硝唑、氨苄青霉素、氨酚烷胺
血小板减少	林可霉素、环孢素、氯芬黄敏

老年人药物不良反应的特点如下。①发生率高:老年人药物不良反应发生率通常比成年人高2~3倍,而且老年女性高于男性。年龄愈大,药物不良反应发生率越高。用药越多,发生率越高。②程度重:5%~30%的老年人入院是药物不良反应所致,老年人应用降压药可因直立性低血压而发生跌倒,导致骨折甚至硬脑膜下血肿,随后并发坠积性肺炎、肺栓塞而死亡。③表现特殊:老年人药物不良反应的临床表现可以与成年人相似,但更常见的是精神错乱、跌倒、晕厥、尿失禁、便秘、不能活动等老年综合征,往往见于高龄、体弱老年人,与老年病的常见症状相似。④死亡率高:老年人只约占总人口的21.1%,但约占药物不良反应致死病例的51%。

三、老年人用药原则

目前,临床上老年人用药大多参考蹇在金教授推荐的老年人用药的六大原则。

1.5种药物原则　蹇在金教授指出,2种药物合用可使药物的相互作用增加6%,5种药物增加50%,8种药物增加100%,联合用药种类愈多,发生药物不良反应的可能性就愈大。5种药物原则是根据用药种类与不良反应发生率的关系而提出,即老年人用药品种要少,最好不超过5种,治疗时按轻重缓急。若用药超过5种,则应考虑是否都是必需用药和不良反应等问题。

执行5种药物原则时要注意如下内容。①了解药物的局限性:老年性疾病并非都有相应有效的药物治疗,若用药不当,药物不良反应的危害反而大于疾病本身。②选择主要药物治疗:凡疗效不明显、耐受性差、未遵医嘱服用的药物,则应考虑终止服用。③选用具有兼顾治疗作用的药物:如高血压合并前列腺增生者,可用α受体阻滞剂。④重视非药物治疗:凡是非药物治疗能奏效的首选非药物治疗,尽可能减少用药,如老年便秘者可进食粗纤维食物或按摩腹部等。⑤减少和控制服用补药:老年人用药一定要有明确适应证,若病情好转或达到疗效时应及时减量或停药,忌滥用补药和保健品。

2.小剂量原则　老年人由于肝、肾功能减退,药物在体内的代谢减慢和排泄时间延长,故用药量应少于成人。《中华人民共和国药典》规定老年人用药量为成人量的3/4。一般开始用成人量的1/4~1/3,然后根据临床反应逐渐调整,直至出现满意疗效为止。老年人用药剂量应遵循从小剂量开始,逐渐达到适宜于个体的最佳剂量。

老年人用药剂量确定,在小剂量原则的基础上还要遵守剂量个体化原则,主要根据老年人的年龄、体重、肝肾功能、临床情况、对药物的敏感性、耐受性等进行综合考虑。只有把药量掌握在最低有效量,才是老年人的最佳用药剂量。

3.择时原则　是根据时间生物学和时间药理学的原理,选择最佳的用药时间进行治疗,而提高疗效、减少毒副作用。某些疾病的发作、加重和缓解都具有一定的昼夜节律特点。如降压药应在血压高峰前给药,不要在血压低谷前给药,一般早晨起床后到中午为血压高峰期;夜间容易发生变异型心绞痛,多在午夜至早晨6点发作,主张睡前服用长效钙通道阻滞剂。择时用药原则主要根据疾病的发作、药动学和药效学的昼夜节律变化来确定最佳用药时间。老年人常见药物的择药时间如下(表3-4-2)。

表 3-4-2　老年人常见药物的择药时间

药物名称	用药时间
降压药	治疗勺型高血压应早晨服用长效降压药 治疗非勺型高血压应晚上服用长效降压药
降糖药	格列本脲、格列喹酮应饭前半小时服用 二甲双胍应饭后服用 阿卡波糖与第一口饭同服
防治心绞痛药	治疗变异型心绞痛应睡前服用长效钙通道阻滞剂 治疗劳力性心绞痛应早晨服用长效硝酸盐、β 受体阻滞剂及钙通道阻滞剂
平喘药	宜早上服用
调节血脂药	宜晚上服用
铁剂	宜饭后服用

4. 受益原则　用药前根据老年人的特殊生理和病理因素，正确作出诊断，明确适应证，确保受益。受益原则主要体现在两方面：一方面老年人用药要有明确的适应证；另一方面要求用药的受益/风险比值>1。药物既对人体有治疗作用，又对人体有毒副作用。只有治疗受益>风险的情况，即利大于弊时才可用药。有适应证但用药的受益/风险比值<1 时，即弊大于利时不用药，或选择疗效明确而毒副作用小的药物。选择药物时要考虑到既往疾病及各器官的功能情况，对有些疾病可以不用药物治疗，则不要急于用药，如失眠、多梦老年人，可通过避免夜间过度兴奋来改善。

5. 暂停用药原则　老年人在用药期间应密切观察，一旦出现新的症状，应考虑为药物不良反应或是病情进展。前者应停药，后者则应加药。对于服药的老年人出现新的症状，停药收益可能多于加药收益，因此暂停用药是现在老年病学中最简单有效的干预措施之一。

6. 及时停药原则　这个问题分 3 种情况。①立即停药：一些控制急性症状的药物，如非甾体抗炎药、镇静催眠药、祛痰药、止泻药等，在症状发作时使用，症状消失后即可停用。②疗程结束后停药：有些疾病病情复杂，治愈后易复发，如胃及十二指肠溃疡、癫痫、幽门螺杆菌感染、类风湿关节炎等。这类疾病一般需要服用固定的疗程。③长期服药：对于许多慢性疾病，如高血压、糖尿病、心脑血管疾病、甲状腺功能减退，以及神经系统疾病等，往往需要长期服药。随意停服可能会出现病情加重、撤药综合征等不良后果。

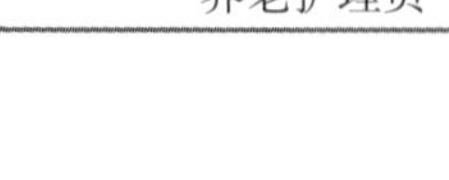

知识拓展

老年人用药剂量

老年人用药剂量方面有3种情况:①剂量低于年轻人常用剂量,大多数药物均是此种情况,尤其是抗凝药物、抗抑郁药物、抗心律失常药物、氨基糖苷类等药物。②剂量与年轻人用药剂量相同,如维生素、微量元素、消化酶类药物。③剂量高于年轻人用药剂量,这种情况比较少见,如褪黑素的用量随着年龄的增长而增加。

来源:朱愿超,张亚同,胡欣.老年人用药风险管理原则和措施[J].中国药物警戒,2023,20(9):1031-1034.

四、老年人安全用药照护

随着年龄的增长,老年人记忆力减退,学习新事物的能力下降,对药物的治疗目的、用药时间、用药方法不能正确理解,影响用药安全和药物治疗的效果,因此指导老年人正确用药,减少用药差错是我们的一项重要任务。

(一)定期全面评估老年人的用药情况

1. 用药史　详细评估老年人的用药时,建立完整的用药记录,包括既往和现在的用药记录,药物过敏时引起不良反应的药物及老年人对药物的了解情况。

2. 各器官老化程度　仔细评估老年人各脏器的功能情况,如胃肠消化功能、心脏功能、呼吸系统功能、中枢神经系统功能、肝肾功能等。观察是否出现老年人常见症状,如精神异常、大小便失禁、跌倒或生活能力丧失等,以判断所用药物是否合理。

3. 用药能力和作息时间　仔细评估老年人的用药能力,包括视力、听力、阅读能力、理解能力、记忆力、吞咽能力、获取药物的能力、发现不良反应的能力和作息时间。是否有能力自己准备药物,包括开关瓶盖、从药袋或药瓶中取出药物、计算用量等。老年人由于视力减退,阅读能力和记忆能力减退,常出现误服、漏服、重服、多服药物等情况。

4. 心理-社会状况　了解老年人的文化程度、饮食习惯、家庭经济状况,对当前治疗方案和护理计划的认识程度和满意度、家庭的支持情况,对药物有无依赖、期望及恐惧,对医护人员的信任度及对治疗和护理方案的依从性。

(二)安全用药指导

1. 选择合理的用药途径　对于患有慢性疾病的老年人,常选用口服给药,一般不主张用静脉输液和肌内注射给药。

2. 用药指导

（1）指导提高用药的依从性：老年人慢性疾病治疗效果不满意，除与病因、发病机制不明、缺乏有效的治疗药物有关外，还有老年人服药依从性差。老年人由于记忆力减退，易忘记服药或错服药；担心药物不良反应；经济收入减少，生活相对拮据；家庭社会的支持不够；盲目听信广告，擅自购买所谓的特效药，而拒绝到医院就诊等，导致老年人服药的依从性差，从而严重影响治疗效果。提高老年人用药依从性的措施如下。

1）加强给药护理。①住养老院的老年人：护理员应严格执行给药操作流程，按时将空腹服、饭前服、饭时服、饭后服、睡前服的药物分别送到病人床前，并照顾当面服下。②出养老院带药的老年人：护理员要通过口头和书面的形式，向老年人及家属说明药物名称、剂量、用法和不良反应，并以较大的标签清晰注明用药的时间、剂量、方法。③独居、空巢的老年人：由护理员将老年人每天需要服用的药物放置在专用药盒内，并分别标注用药时间，药品放置在醒目位置，方便老年人服药。④吞咽障碍与神志不清的老年人：一般通过鼻饲给药。对神志清楚但有吞咽障碍的老年人，将药物制作成糊状后再给予。⑤精神异常或不配合治疗的老年人：护理员需协助和督促其服药，并确保老年人将药物服下。老年人若在家中，应要求家属做好协助、督促工作，并定期电话随访。

2）指导按时服药：指导老年人在最佳时间用药，可使用闹钟或其他方法加强老年人的时间观念，并将药物放在固定、易看到的地方，提醒其准时服药。慢性疾病长期用药者可坚持记服药日记、病情自我观察记录等，强化其用药的依从性。

3）服药依从性教育：借助宣传媒介，采取专题讲座、个别指导、发宣传材料等方式，向老年人及其家属讲解常见疾病相关知识，增加老年人对疾病的认知，提高老年人的自我管理能力，促进其服药依从性的提高。开展对老年人安全用药知识的宣传教育，指导老年人不要随意购买及服用特效药、广告药，应在医生指导下正确用药。

4）建立良好的关系：多与老年人交谈，倾听老年人对疾病和治疗的看法和感受，与老年人要建立良好的关系，增强老年人对护理员的信任和对治疗的信心。在教育实施过程中，让老年人知道每种药物在整个治疗方案中的轻重关系，注意老年人是否非常关注费用，鼓励老年人参与治疗方案与护理计划的制定，使老年人对治疗充满信心，当老年人服药依从性较好时应及时给予肯定。与老年人家属多沟通，鼓励家属多关心老年人，协助和督促老年人用药。

（2）协助正确保管药物

1）避免影响药物稳定性的因素：药物放置在干燥通风处，避免高温、潮湿和阳光直射。

2）常用药物分类保存：内服药与外用药分开，外用药要用醒目颜色做上标记，避免老年人因视力不好而错拿、误服。

3）所有药物均应保留原始包装：所有药物标签要完整，标签上要写明药品名称、规格、作用、用法、用量及不良反应等，正确指导老年人服药的注意事项、药物的有效期等内容，对外包装或说明书字体较小的内容，用老年人可以看清楚的大字体重新标明。定期检查药品是否在有效期内，及时扔掉过期药品。

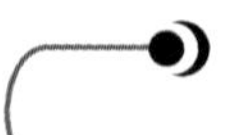

（3）加强老年人用药的健康教育

1）加强老年人用药的解释工作：护理员要以老年人能够接受的方式，向其解释药物的种类、名称、用法、剂量和不良反应等，必要时以书面的方式，在药袋上用醒目的颜色标明用药注意事项。

2）鼓励老年人首选非药物治疗措施：指导老年人如果能以非药物方式缓解症状的，暂时不需用药。如失眠、便秘等，可先采用非药物性的措施解决问题。

3）指导老年人不随意购买及服用药物：对体弱多病的老年人，要在医生的指导下，适当服用滋补药物，而不是听宣传员或广告讲解购买。一般健康老年人不需要服用滋补药、保健药和抗衰老药。只要注意调节日常饮食，注意营养，科学安排生活，保持平衡心态。

4）加强家属的安全用药知识教育：对老年人进行健康指导的同时，还应重视对其家属进行有关安全用药知识的教育，使家属学会正确协助和督促老年人用药，防止发生用药不当造成的意外。

（4）密切观察药物的不良反应

1）观察药物的不良反应：要注意观察老年人用药后可能出现的不良反应，及时处理。如对使用降压药的老年人，要注意提醒其站立、起床时动作要缓慢，避免直立性低血压。

2）观察药物矛盾反应：老年人在用药后容易出现药物矛盾反应，即用药后出现与用药治疗效果相反的特殊不良反应。如用硝苯地平治疗心绞痛反而加重心绞痛，甚至诱发心律失常。所以用药后要细心观察，一旦出现不良反应要及时停药、就诊，根据医嘱改服其他药物，保留剩药。

3）用药从小剂量开始：用药一般从成年人剂量的1/4开始，逐渐增大至1/3→1/2→2/3→3/4。同时要注意个体差异，治疗过程中要求连续性观察，一旦发现不良反应，及时协助医师处理。

4）选用便于老年人服用的药物剂型：口腔黏膜干燥的老年人，服用片剂、胶囊制剂时要给予充足的水送服。胃肠功能不稳定的老年人不宜服用缓释剂，因为胃肠功能的改变会影响缓释药物的吸收。对吞咽困难的老年人不宜选用片剂、胶囊制剂，宜选用液体剂型，如冲剂、口服液等。由于体温下降，血液循环减慢，老年人使用栓剂药物需要更长的融化时间。

5）规定适当的用药时间和用药间隔：根据老年人的用药能力、生活习惯，给药方式尽可能简单，当口服药物与注射药物疗效相似时，宜采用口服给药。此外，如果给药间隔过长则达不到治疗效果，而频繁的给药又容易引起药物中毒。因此，在安排用药时间和用药间隔时，既要考虑老年人的作息时间，又应保证有效的血药浓度。

6）其他预防药物不良反应的措施：老年人因种种原因易出现用药依从性较差，因此当药物未达到预期疗效时，要仔细询问老年人是否按医嘱用药。对老年人所用的药物剂量要进行认真记录并注意保存。

（5）药物不良反应的预防措施

1）谨防药物过敏：当老年人使用有致敏倾向的药物（如青霉素、头孢类药物、普鲁卡因等)时,用药前一定要详细询问用药史、过敏史、家族史等,确定阴性方可使用。在就诊时应向医生说明既往过敏药物,避免医生开同类药物再次引起过敏反应。

2)慎用新药:使用新药时要特别谨慎,密切观察药物的疗效和不良反应,有疑问时尽早向医生咨询,并及时与老年人及家属沟通。

3)心理护理:老年人服药期间,多于老年人沟通、交流,做好心理护理。鼓励老年人说出服药的感觉,服药后的不适或异常感觉。发现老年人对药物治疗有错误认识、不按医嘱服药或过度依赖药物等情况时,应倾听老年人想法,以其能接受的方式进行说明和疏导,建立合作性的护患关系,帮助解除疑虑,合理用药。

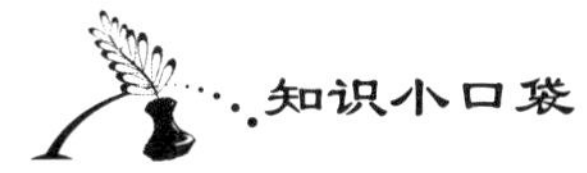

老年人旅游必备药物

旅游的老年人可能患有慢性疾病,如高血压、冠心病等。因此,老年人外出不可擅自停药,除每天必需服用的药物外,还需备必备药物。

1. 扩血管药　硝酸甘油、速效救心丸。
2. 助消化药　多潘立酮、健胃消食片等。
3. 止泻药　蒙脱石散、黄连素片(小檗碱)等。
4. 解热、镇痛药　路途中因用水不便而无法冲服,最好携带片剂或胶囊,如布洛芬、新康泰克等。另外,清凉油也必带。
5. 晕车、晕船药　苯海拉明,车、船启动半小时前口服1次,长途旅行者可在上车、船后3~4 h加服1次。
6. 镇静催眠药　地西泮。
7. 抗过敏药　消炎止痒膏类的外用药或氯苯那敏、氯雷他定等。
8. 外伤用药　创可贴、云南白药喷剂等。

课后习题

1. [判断题]护理员在为老年人使用冰袋物理降温的过程中,将冰袋直接放于老年人体表。(　　)
2. [判断题]湿热敷可以增加深部组织充血。(　　)
3. [判断题]为预防不良反应,老年人用药剂量一般开始是成人剂量的1/3。(　　)
4. [单选题]预防烫伤不包括(　　)。

A. 使用热水袋时,盛水以不超过热水袋的2/3为宜

B. 为老年人泡脚,泡脚水(水温)维持在40 ℃即可

C. 对活动不灵或臂力不足的老年人,身旁忌放置热水瓶

D. 严格禁止糖尿病老年人取暖

5. [单选题]为老年人温水拭浴的正确手法是(　　)。

A. 以离心方向边擦边按摩　　B. 以向心方向边擦边按摩

C. 以离心方向只擦不按摩　　D. 以向心方向只擦不按摩

6. [单选题]老年人用冷时间,应根据冷疗目的、机体状态和局部组织情况而定,一般冷疗的时间为(　　)。

A. 5 ~ 10 min　　B. 10 ~ 30 min　　C. 30 ~ 40 min　　D. 40 ~ 60 min

7. [单选题]炎性浸润期压疮的照护重点是(　　)。

A. 增加局部按摩次数　　B. 预防感染　　C. 清洁创面,注意引流　　D. 红外线照射

8. [单选题]导致老年人服药依从性差的原因不包括(　　)。

A. 记忆力减退　　B. 嫌药味苦　　C. 家庭社会不支持　　D. 担心不良反应

9. [单选题]老年人的用药原则不包括(　　)。

A. 6 种药物原则　　B. 受益原则　　C. 暂停用药原则　　D. 择时原则

参考答案:1. ×　2. ×　3. ×　4. D　5. A　6. B　7. B　8. B　9. A

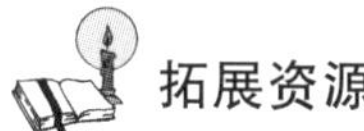

拓展资源

微课

（李　萌　王焕东）

第四章 老年人突发事件应急处理

学习目标

◆知识目标：了解老年人突发事件的类型、定义，分析老年人各种突发事件的危险因素。

◆技能目标：具备各种突发事件的预防及应急处理方法。

◆素质目标：培养正确的应急处理方法，做到遇事忙而不乱，给后续的抢救创造条件，减少意外事件对老年人生活质量的影响。

第一节 跌倒

跌倒是指在平地行走或从稍高处摔倒在地并造成伤害，为突发、不自主的、非故意的体位改变，倒在地上或更低的平面，可分为从一平面至另一平面的跌倒、同一平面的跌落。跌倒已成为老年人最常见的意外事故，在我国，65 岁以上的老年人约有 1/3 曾发生跌倒，且跌倒的发生率有随年龄增长而增加的趋势。老年人跌倒后可发生软组织损伤、骨折、关节脱臼等，重者可出现肢体瘫痪、意识障碍甚至死亡，是老年人伤残、失能和死亡的重要原因之一，严重影响老年人的生活质量和自理能力，给家庭和社会带来了巨大的负担。

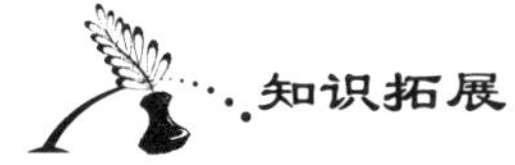

跌倒恐惧

跌倒恐惧(fear of falling，FOF)也称害怕跌倒，指在进行某项活动时为了避免跌倒而出现的自我效能或信心降低，在老年群体中发生率较高。

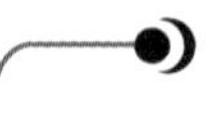

目前国际上通常将FOF与自我效能联系在一起。

来源：王田田，郭爱敏. 老年人跌倒恐惧的研究进展[J]. 中国护理管理，2017，17(9)：1217-1221.

一、老年人跌倒的常见危险因素

1. 内因　感觉器官、中枢神经系统和骨骼肌肉系统三者协调作用共同维护机体的稳定性。这些功能系统中的任一个出问题，均可成为诱发跌倒的内在因素。

（1）生理因素：随着年龄增长，老年人的前庭感觉功能、本体觉、深度觉均在减退，视力下降、反应迟缓、中枢神经系统和周围神经系统的控制与协调能力下降，下肢肌力减弱，都可增加老年人跌倒的发生率。

（2）病理因素：据统计，约有20%的社区老年人有平衡和步态的障碍。脑萎缩、小脑病变、帕金森病、脑卒中、骨关节疾病、外周神经病等疾病会影响老年人的智力、肌力、肌张力、感觉、反应能力及反应时间、平衡能力等，增加跌倒风险。

（3）药物因素：镇痛剂特别是阿片类药物会降低警觉或抑制中枢神经；降压药、抗心律失常药、利尿药会减少大脑的血供；氨基糖苷类抗生素、大剂量髓袢利尿药可直接引起耳毒性；吩噻嗪类药物如氯丙嗪导致锥体外系反应增多。在所有药物中，以抗抑郁药引起跌倒的危险性最大。

（4）心理因素：老年人出现认知障碍；或不服老、不愿麻烦他人；或情绪不稳定时，跌倒的危险性会显著增加。

2. 外因

（1）环境因素：老年人因步态不稳、平衡及移动功能差，许多习以为常的环境因素均可能诱发其跌倒。①地面因素：过滑、不平、潮湿、有障碍物等。②家具及设施因素：不合适的家具高度和摆放位置，座椅、卫生间、楼梯无扶手，室内光线过暗或过亮，床垫过于松软，台阶间距过高、边界不清晰等。③穿着因素：鞋的大小不合适，鞋底不防滑，裤腿或睡裙下摆过长等。④其他：如拐杖、手杖等辅助用具不合适，居住环境发生改变等。

（2）活动状态：大多数老年人跌倒发生在行走或变换体位时，当老年人进行重体力劳动或较大危险性活动（如爬梯子、骑车）时，因其机体协调能力差，易发生跌倒。

二、老年人跌倒的预防

（一）预防老年人跌倒的措施

老年人跌倒常为多因素作用的结果，照护重点在于预防。

1. 全面评估跌倒风险　从身体状况、疾病、药物、心理因素等方面全面评估老年人的跌倒风险。

2. 建立适合老年人特点的生活环境

(1)老年人居室应布局合理、安全。入室有充足的照明,避免灯光直射,最好有夜灯且电源开关容易触及。

(2)地面应平坦防滑,保持干燥。

(3)物品应摆放有序,通道无障碍物,沙发勿过度软松、凹陷,座椅应较高,使之容易站起。

(4)卫生间及楼道设立扶手,为行动不便的老年人提供沐浴椅,水池附近应设防滑砖或防滑垫。

3. 预防因生理因素所导致的跌倒

(1)对于高危人群,日常活动如起床、散步、如厕及洗澡等应随时有人照顾。

(2)视力、听力差的老年人外出一定要有人陪同。有视网膜疾病或白内障者要及时治疗,眼镜度数一定要合适,在冬天勿使围巾遮盖眼、耳,避免平衡失调引起跌倒危险的增加。加强平衡训练可减少跌倒的发生概率。

(3)对骨质疏松症的老年人,适量服用活性型维生素 D,可增加肌力及躯体的稳定性,预防跌倒。

4. 正确、合理用药

(1)正确指导老年人用药,服用镇静剂、催眠药的老年人,劝其未完全清醒时不要下床活动。

(2)服用降糖药、降压药、利尿药的老年人,应遵医嘱服药,勿乱用药,并注意用药后的反应。

5. 有针对性的预防措施

(1)穿着:衣、裤、鞋要轻便合身,裤子不宜过长,以免绊倒。走动时尽量不穿拖鞋,鞋底要防滑。穿脱鞋、裤、袜时坐着进行。

(2)行动与活动:走动前先站稳再起步;小步态的老年人,起步时腿要抬高一些,步子要大些。变换体位时(如便后起身、上下床、低头弯腰捡物、转身、上下楼梯等)动作要慢,以免发生体位性低血压而摔倒。日常生活起居做到“3 个 30 s”(醒后 30 s 再起床,起床 30 s 再站立,站立 30 s 再行走)。避免从事重体力劳动和危险性活动,避免过度劳累,不要在人多的地方走动。老年人一旦出现不适症状应马上就近坐下或由他人搀扶卧床休息。

(3)使用坐便器的方法:双腿站稳,双手把住扶手,然后缓慢下蹲身体。

(4)夜间安全防范:反应迟钝,有直立性低血压的老年人,最好在睡前将便器置于床旁。意识障碍、身材高大或睡眠中翻身幅度较大的老年人,睡眠时可在床边加床档。发现老年人睡向床边时,应及时将其移至床中央。

6. 心理护理　通过教育,使老年人了解自身的健康状况和活动能力,克服不服老、不愿麻烦别人的心理,在需要时主动求助,以减少跌倒的发生。

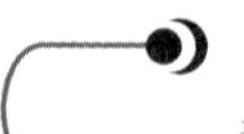

三、老年人跌倒的应急处理

老年人发生跌倒时,不要急于扶起,视情况进行跌倒后的处理。

1. 检查伤情

(1)观察生命体征和神志,询问老年人的自觉症状,作出正确判断,情况严重的应立即拨打急救电话。

(2)确认老年人是否昏迷:意识清醒且没有身体不适一般问题不大,稍微休息后就可扶起来;如老年人表示心口疼,且本来就有冠心病等心脏问题的,可能是出现心绞痛,在血压不低的情况下,要立刻协助老年人含服硝酸甘油等急救药物,待症状缓解后扶起。

如果老年人已昏迷,应立即拨打急救电话"120"请求急救。在等待救护车的时间段内,护理员或家人需将老年人在原地缓慢放平至仰卧位,移开周围危险用品,防止碰、擦伤;不能抱住老年人又摇又喊,试图唤醒老年人;解开领口,将头偏向一侧,保持呼吸道通畅,防止呕吐物反流入呼吸道而引起窒息。有条件的,可以给老年人吸氧,如呼吸、心搏停止,应立即进行心肺复苏。

(3)在未清楚病因的情况下,切勿将老年人扶起或随意搬动,防止加重病情。如蛛网膜下腔出血者,可能会加重出血症状;直立性低血压引起的跌倒,可能会加重脑缺血症状;骨质疏松症发生骨折的,不良的搬运方式,可能会加重损伤。

2. 正确处理

(1)跌倒后皮肤有瘀伤、肿块:出现瘀伤,可先清洗局部,用碘酒、酒精消毒后,进行冷敷;小血肿应将浴巾、毛巾或纱布浸入冷水或包上冰块,敷在伤处,使血管收缩,减少出血,根据血肿大小,一般 1 ~ 3 周淤血即可吸收,如果血肿面积很大或是撞击后失去知觉,应立即到医院救治,如不去医院,也要在随后的 48 h 内保持警惕。

(2)头部撞击:注意观察有无呕吐、昏睡现象,走路是否平稳,如有这些症状,则提示可能是脑部受伤,应尽快去医院治疗。

(3)挫伤和扭伤:先用冰块冷敷伤处 15 min,避免水肿。根据扭伤程度的不同,处理各异,轻的缠弹力绷带,重的需要夹板和石膏固定,这种情况下,关节可能在 1 ~6 个星期内不能转动。

(4)骨折:由于老年人多患骨质疏松症,跌倒后很容易出现骨折。当老年人摔倒后出现疼痛和肢体活动障碍时,有可能已经发生骨折,如被匆忙扶起可能会加重损伤,导致骨骼错位,若是伤到脊柱,甚至可能会损及脊髓。最常见的骨折部位为手腕部和股骨颈,出现骨折时,应保护、固定骨折处,立即去医院诊治。

3. 正确搬运　如需搬运,应保持平卧姿势,发生脊髓损伤时,搬运过程中应注意保持脊柱轴线的稳定,避免脊柱扭曲、转动。可原位固定在硬木板或担架上转运,或由两名以上护理员托住老年人头、肩、臀和下肢,动作一致将其抬起,平放在硬板或担架上转运。

课后习题

1.[判断题]老年人跌倒后,应立即将其扶起。( )

2.[判断题]为了预防老年人跌倒,洗手间、浴室要有扶手。( )

3.[单选题]如何指导老年人正确合理用药( )。

A.服用镇静剂、催眠药后可以下床活动

B.可随意服用降糖药、降压药

C.指导避免过量吸烟饮酒

D.服用任何药物后不用注意用药后的反应

4.[单选题]老年人夜间起床如厕时,为预防跌倒,要做到“3个30 s”,以下不正确的是( )。

A.夜间起床时,醒来睁开眼睛后,继续平卧30 s

B.在床上坐30 s

C.站立30 s后再行走

D.夜间起床时,醒来睁开眼睛后,平卧30 s后直接下床行走

参考答案:1.× 2.√ 3.C 4.D

第二节 呛噎

李爷爷,89岁,诊断为“阿尔茨海默病”。养老护理员小王正在给李爷爷喂晚餐时,老年人突然出现面部涨红,并有呛咳,一手呈“V”字形紧贴于喉部,表情痛苦。

请思考:①李爷爷发生了什么?②养老护理员小王应该如何急救?

呛噎是指进食时,食物卡在食管某一狭窄处压迫呼吸道或呛到咽喉部、气管,引起呛咳、呼吸困难,甚至窒息,是老年人猝死的常见原因之一。因其临床表现与冠心病类似,且发生在进食时,易被误诊而延误抢救的最佳时机。

一、老年人呛噎的常见危险因素

1.生理因素 随着年龄的增长,老年人出现牙齿脱落,咀嚼能力下降,大块食物尤其是肉类不易被嚼碎,同时唾液腺萎缩,唾液分泌减少,舌肌萎缩,运动能力减弱,吞咽反射迟钝,造成吞咽动作的不协调,易发生呛噎。

2.疾病因素 脑血管意外或头部外伤的病人因吞咽反射障碍、迟钝,吞咽动作不协

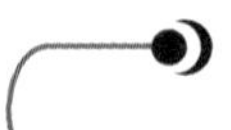

调而导致噎食,同时食管癌、反流性食管炎、舌咽神经和迷走神经麻痹者也会出现吞咽困难或呛噎。而精神障碍老年人由于受幻觉妄想支配,出现行为紊乱,常出现暴饮暴食、抢食或吃饭时狼吞虎咽,食物咀嚼不充分即强行快速吞咽,从而导致大块食物堵塞呼吸道。

3. 药物因素　精神障碍老年人服用抗精神病药物治疗后,其药物的不良反应一方面引起咽喉肌功能失调,抑制吞咽反射,使老年人出现吞咽困难;另一方面,由于药物的作用,致使老年人产生饥饿感,以及不知饥饱而抢食的精神症状,在集体进食时,易造成急性食管阻塞。

4. 体位因素　平卧于床上进食,食管处于水平位,舌控制食物的能力减弱,容易导致误吸。若进食干燥食物(如馒头、煮鸡蛋)或黏性食物(如汤圆、粽子),吞服时易黏附在喉部引起梗阻。

5. 食物因素　食物的形态过硬或过黏,食物通过食管颈段时易受阻,出现噎食现象;而食入稀薄液体时,进食速度过快或者边吃边说话,引起吞咽动作失调而易发生呛咳甚至误吸。

二、老年人呛噎的预防

老年人呛噎出现突然,死亡率高,因此必须做好预防工作。

1. 食物选择　避免进食黏稠、干硬的食物和较大的胶囊状药物,食物要适应老年人的吞咽状态,选择食物以松软、易消化、易于咀嚼和吞咽为原则,如面条、稀饭、鸡蛋汤等,骨头、鱼刺等要剔除。

2. 进食体位　尽量采取坐位或半卧位,卧位床头应至少抬高 30°,以利于吞咽动作,减少误吸机会;进食后不宜立即平卧休息,应保持坐位或半卧位 30 min 以上,以避免胃内容物反流。给偏瘫卧床老年人喂食,可取仰卧位,头部前屈,偏瘫侧肩部以枕垫起,护理员位于老年人健侧喂食,这样食物不易从嘴中漏出,利于食物向舌部运送,减少反流和误吸。

3 选用适当的食具　如有需要可选用细勺子。

4. 进食量及速度　进食不宜过快、过急,要咽下一口,再吃一口。神志不清者,每喂一口要先用餐具或食物碰一下老年人的口角,然后将食物送进口里,每勺饭量不要太多,速度不要太快,给老年人充足时间进行咀嚼和吞咽,不要催,出现呕吐反射时,暂停进食。鼓励少食多餐、细嚼慢咽,七八分饱即可。对于发生呛咳的老年人,应暂停进餐,待呼吸完全平稳时再喂食物。可用汤匙将少量食物送至舌根处,让老年人吞咽,待其完全咽下,张口确认无误后再送入第二口食物。若老年人频繁呛咳且严重者应停止进食。

5. 进食环境　避免情绪紧张与激动,注意力集中。喂食过程中,耐心细致,不急不躁,不要跟老年人交流不相关的问题。家属在的时候强调不要在进餐时和老年人讲话,以免注意力分散引起误吸。特别注意从睡眠中刚清醒的老年人,应在其意识完全清楚后再喂食。

三、老年人哈噎的特征

很大一部分哈噎的老年人常被认为是冠心病发作而延误了最佳抢救时机，所以一定要正确评估、准确判断哈噎的临床表现。噎食可表现为以下三个阶段。

1. 早期表现　因大量食物积存于口腔、咽喉前部而阻塞气管，常表现为面部涨红，并有呛咳反射。由于异物吸入气管，老年人会感到极度不适，大部分会有一特殊的表现：不由自主地一手呈“V”形紧贴于颈前喉部，表情痛苦。

2. 中期表现　食物卡在咽喉部，老年人有胸闷、窒息感，食物吐不出，手乱抓，两眼发直。

3. 晚期表现　老年人出现满头大汗、面色苍白、口唇发绀、昏倒在地，提示食物已误入气管；重者不及时解除梗阻可出现大小便失禁、鼻出血、抽搐、呼吸停止、全身发绀等。

四、老年人哈噎的应急处理

哈噎的老年人关键在于紧急状态下的急救，应争分夺秒，立即使用海姆立克急救法进行施救，尽快畅通呼吸道，排出异物。

1. 老年人处于卧位时，应立即用双手在其剑突（即心窝稍下部）下，向上给予连续、有节律的猛烈冲击。

2. 如老年人处于坐位或立位，立即协助低头弯腰，身体前倾，下颏朝向前胸。帮助老年人站立并站在其背后，用双手臂由腋下环绕其腰部，一手握拳，将拳头的拇指方向放在老年人胸廓下段与脐上的腹部部分，用另一手抓住拳头，向内向上，用力冲击，直至异物排出。

3. 在第一时间去除阻塞气道异物的同时，应尽早呼叫医务人员抢救。

附：海姆立克急救操作视图

1. 意识清醒者

（1）抢救者用双手或勺子抠出老年人口中食物，解开衣领，嘱老年人的头稍低，嘴微张；随后站在老年人身后，用两手臂环绕老年人的腰部（图 4-2-1）。

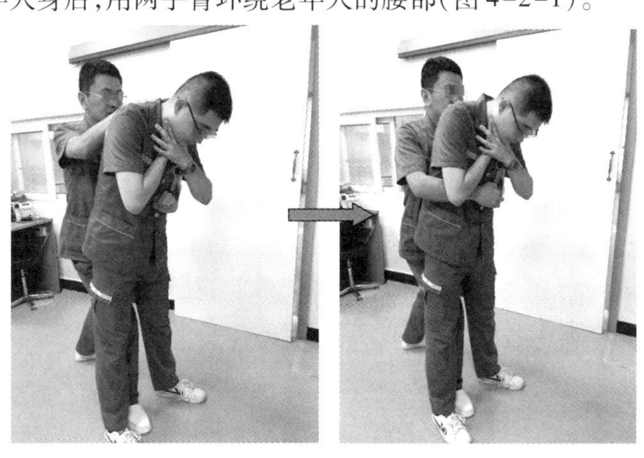

图 4-2-1

(2)一手握拳,虎口放于剑突和脐上的腹部(肚脐上两横指处);用另一手抓住拳头,快速向内上方,有节奏地冲击腹部(图 4-2-2)。

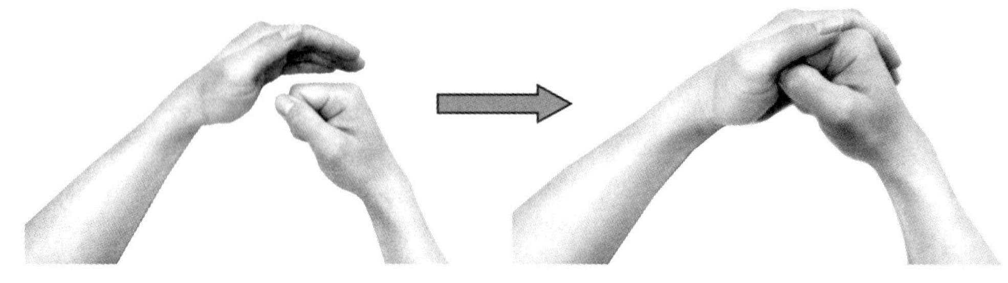

图 4-2-2

(3)重复以上手法,直到异物排出。

2. 肥胖老年人　如果为肥胖的老年人,施救者无法环抱老年人腹部进行急救,一手握拳,虎口置于老年人胸骨中部,另一手握紧此拳向后冲击,直到异物咳出(图 4-2-3)。

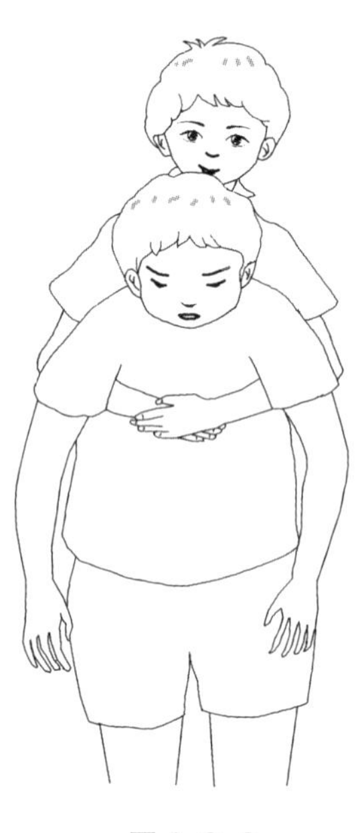

图 4-2-3

3. 对于无意识的老年人　如果老年人无意识,采用仰卧位腹部冲击法,即将老年人置于仰卧位,施救者骑跨在老年人髋部,一手掌根放在脐上两横指处,另一手压在手背上,双臂伸直,向内、向上快速冲击(图 4-2-4)。

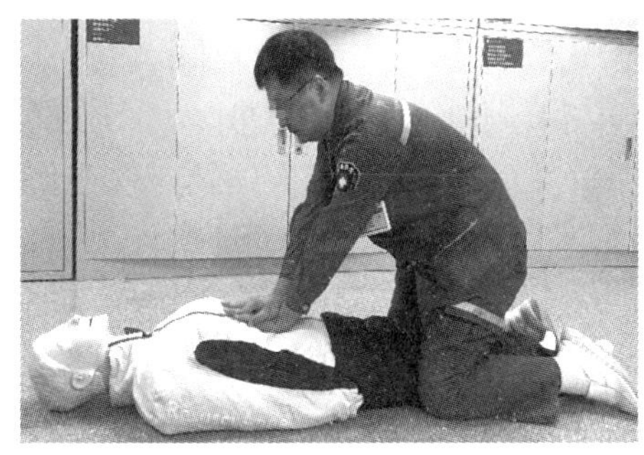
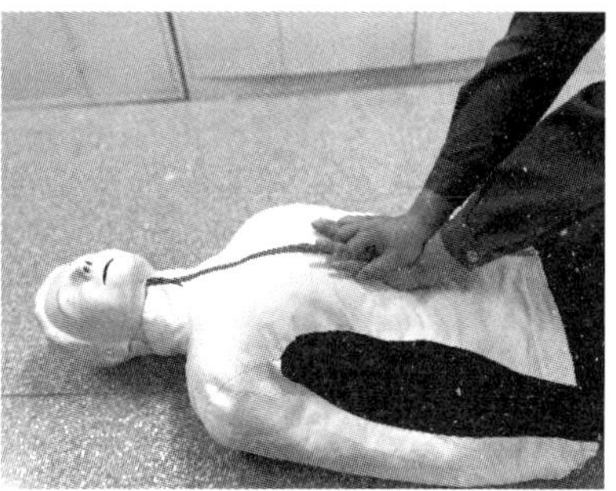

图 4-2-4

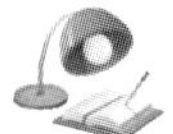

课后习题

1. [是非题]老年人发生呛噎的特征,手呈"V"字形紧贴自己的脖子,呈痛苦状。(　　)

2. [单选题]不建议老年人进食的食物有(　　)。

A. 面条　　B. 鸡蛋汤　　C. 去刺的鱼肉　　D. 黏糕

3. [单选题]老年人发生呛噎时,以下做法不正确的是(　　)。

A. 对于发生呛噎的老年人,应暂停进餐,待呼吸完全平稳时再喂食

B. 若老年人频繁呛噎且严重,应暂停进食,待呼吸平稳时再喂食

C. 一旦发生呛噎,应立即使用海姆立克急救法进行施救

D. 在第一时间去除阻塞气道异物的同时,应尽早呼叫医务人员抢救

4. [单选题]老年人发生呛噎时,以下做法不正确的是(　　)。

A. 意识清醒者,虎口放于肚脐上两横指处

B. 肥胖者,虎口置于老年人胸骨中部

C. 无意识者,应采用仰卧位腹部冲击法

D. 在第一时间去除阻塞气道异物的同时,应尽早呼叫医务人员抢救

参考答案:1. √　2. D　3. B　4. D

第三节　疼痛

案例

张爷爷,78 岁,诊断为"腰椎间盘突出症"。养老护理员小王负责照顾他。张爷爷常说"腰部疼痛,连带下肢疼痛,双下肢麻木,烦躁,影响睡眠"。小王了解其有疼痛史 2 年余,时轻时重,严重时行走困难。

请思考:养老护理员小王应该怎么做才可以帮助张爷爷减轻疼痛?

疼痛是一种不愉快的感觉和情绪上的感受,伴随着现有的或潜在的组织损伤。疼痛是主观性的,是一种复杂的生理心理活动,由伤害性刺激所引起机体的痛感觉和机体对伤害性刺激产生的痛反应两部分组成。可同时伴呼吸、循环、代谢、内分泌,以及心理和情绪的改变。疼痛是机体受到伤害的一种保护性反应,有助于人体及时躲避伤害并可引起机体一系列防御性保护反应,也可提醒人们去积极治疗躯体疾病。

一、老年人疼痛的常见原因及影响疼痛的因素

1. 疼痛的常见原因　温度刺激,过冷、过热;化学刺激,如酸碱作用;物理损伤,如切割、针刺、碰撞、牵拉、挛缩;病理改变,如炎症、组织缺血缺氧、出血、代谢性原因、免疫功能障碍、慢性运动系统退行性变性(最常见)等;心理因素,如紧张、恐惧、悲痛等。

2. 影响疼痛的因素　年龄、个人经历、社会文化背景、家庭支持系统、治疗护理因素、情绪情境因素、注意力、疲乏、个体差异等。

二、老年人疼痛的分类及特征

疼痛是一种身心不舒适的感觉。疼痛是提示机体的防御功能受到侵害的危险警告,常伴有生理、行为和情绪反应。

(一)疼痛的分类

1. 依性质分类　末梢性、中枢性、神经性疼痛等。

2. 按部位分类　皮肤、躯体、内脏、神经、假性疼痛。

3. 按疼痛持续时间分类　急性疼痛,持续时间6个月内;慢性疼痛,持续6个月以上。

(二)疼痛的特征

1. 生理反应　面色苍白、出汗、肌肉紧张、血压升高、呼吸心跳加快、恶心呕吐、休克。

2. 行为反应　烦躁不安、皱眉、咬唇、握拳、身体蜷曲、呻吟、哭闹、击打等。

3. 情绪反应　紧张、恐惧、焦虑等。

4. 对疼痛的不敏感性　随着年龄的增长,脑的功能衰退,疼痛的下行抑制系统受损,老年人对疼痛反应的敏感性下降,对慢性疼痛的忍耐度增高,对疼痛多采取顺从接受态度,消极治疗,使持续疼痛和反复发作疼痛的概率增高。

三、老年人疼痛时的处理

1. 判断　可从声音、生理症状、身体表现及情绪特征等方面判断老年人是否存在疼痛。声音上,老年人主诉疼痛、哭泣、呻吟、吸气、喘息或出现声调改变;出现血压上升、脉搏加快、呼吸加深、流汗等生理症状;还可表现出皱眉、流泪、咬紧牙关、紧闭双眼、表情僵硬、面色苍白、疼痛状、肌肉紧张、不正常的姿势、静止不动、无目的乱动、保护动作、按摩动作,老年人还会存在生气、悲伤、离群等激动行为或情绪改变。

2. 评估

(1)诱发因素:冷、热、酒、气候、食物、压力、紧张、独处或共处、活动或休息、光线、噪声、睡眠、运动、工作、疲倦、神经兴奋药、姿势、肠蠕动、排尿、按摩等。重点关注潮湿、受凉、精神紧张、咳嗽、饮食不当。

(2)疼痛的部位:皮肤、躯体、内脏、神经性;"想当然"推测部位,尽量让老年人指出正确部位。

3. 老年人疼痛的应急处理

(1)去除或减少引起疼痛的原因:潮湿、受凉、精神紧张、咳嗽等。

(2)冷疗:冰袋、冰水浸泡,冷湿敷等。

(3)热疗:湿热敷、温水浴、热水袋、电热毯、烤灯、日光浴等。

(4)按摩:配合引导想象、动作轻柔缓慢持久、向心性按摩等。

(5)分散注意力:听觉分散,如听音乐;视觉分散,如看电视、看书报等。

(6)松弛技巧:深呼吸、活动与游戏、交谈、诱导想象。

(7)促进舒适:舒适的体位、良好的采光和通风、适宜的温度及湿度。

(8)心理上建立信赖关系:尊重老年人对疼痛的反应;指导有关疼痛的知识。

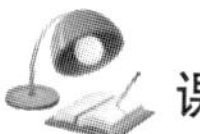

课后习题

1. [判断题]疼痛是衰老的一种正常预期结果,应忍受疼痛。(　　)

2. [单选题]慢性疼痛是指持续(　　)的疼痛。

A. 3 个月　　B. 6 个月　　C. 8 个月　　D. 12 个月

3. [单选题]缓解老年人疼痛,以下做法不正确的是(　　)。

A. 去除或减少引起疼痛的原因

B. 促进舒适

C. 听音乐等,分散注意力

D. 可采用深呼吸、活动与游戏、交谈、诱导想象等放松技巧

E. 护理员应用自我观点对照护对象进行疼痛评估

参考答案:1. × 2. B 3. E

第四节 烫伤

王奶奶，88岁，诊断为“糖尿病”。养老护理员小王负责照顾她。王奶奶常说“双脚发凉，影响睡眠”。睡觉前小王特意将暖水袋放在王奶奶脚底，以便取暖，但是忘记及时取走，清晨发现王奶奶右侧足部有一处皮肤发红，大小约4 cm×5 cm。

请思考：①王奶奶发生了什么？②养老护理员小王应该怎么做才可以预防？

烫伤通常是指由高温液体、固体或蒸气等所致的皮肤损伤。另外一种是低温烫伤，指长时间接触高于体温的低热物体所引起的烫伤，通常指温度为41～60 ℃的致伤因子作用于机体较长时间而造成的皮肤甚至皮下组织的损害。烫伤好发在冬季，部位常在下肢。

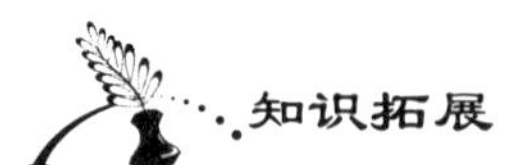

烧伤或烫伤的深度

医学上把烧伤或烫伤的深度分为3度。

Ⅰ度：损伤最轻，皮肤出现红斑，有痛感，有渗出或水肿，轻压受伤部位时局部变白，但没有水疱。

浅Ⅱ度：皮肤出现水疱，有刺痛感；深Ⅱ度：皮肤痛感迟钝，有水疱或无水疱，水疱下创面苍白间有红色斑点。

Ⅲ度：损伤最深，皮肤痛感消失，无水疱，干燥，呈蜡白或焦黄色。

烧伤或烫伤的深度是由致伤物的温度和作用的时间决定的。

来源：陈孝平，汪建平，赵继宗．外科学[M]．北京：人民卫生出版社，2018.

一、老年人烫伤的发生因素

1. 烫伤发生的直接因素　热力和时间。温度达到 44 ℃,6 h 以上皮肤发生不可逆损伤,44 ~ 51 ℃的损伤程度与接触时间长短呈正相关,而 51 ℃以上极短时间即可引起损伤。

2. 低温烫伤约占冬季烫伤的 1/3　因为皮肤长时间与致热原接触,表层组织虽然脱水较慢,但热容量大,使热能积蓄向深部传导,引起深度烫伤。

3. 烫伤发生的危险因素

(1)生理因素:老年人的皮肤随年龄增长而变薄,皮肤的附属器如毛囊、汗腺及皮脂腺功能逐渐衰退,皮肤张力、感觉功能、对外保护作用及对周围环境温度调节功能差,再生功能降低或减弱,免疫功能降低,皮肤血运减慢,易造成烫伤。总之老年人由于身体各器官生理功能逐渐衰退,感觉及反应比较迟钝,对温度的敏感性降低,一旦感觉皮肤疼痛或有烧灼感时,往往已经造成了烫伤。

(2)疾病因素:患有糖尿病、脉管炎或卒中后遗症的老年人,末梢循环功能障碍,神经功能受损,致感觉迟钝,热和痛觉不敏感,对低温刺激反应低,故在低温的持续作用下常致深度烫伤。

二、老年人烫伤的预防

1. 确定潜在烫伤的危险场所和用具,如水箱、热水瓶、热水袋、暖宝宝及热水器等,应安装报警器或定时钟,并对老年人进行告知。

2. 正确使用热水袋　使用时注意用毛巾或者布包裹后再放置皮肤处,使用时间不宜过长。

3. 需要沐浴的老年人做好水温控制,先开冷水,再开热水。

4. 热水泡脚时,不同老年人需区别对待。偏瘫老年人应先放入健侧脚,无烫感后再放入患侧脚;截瘫老年人及糖尿病老年人应先用温度计测量水温,水温不超过 37.0 ℃,条件不具备,也可将手放入水中 5 min 以上,如果没有烫感则可以使用,洗脚时间不宜过长,一般以 5 ~ 10 min 为宜。

5. 使用电热毯要注意产品质量;温度不要过高,不要整夜使用。

6. 使用金属或电子取暖设备时,有封套的要使用封套,且不能紧贴皮肤。

7. 使用烤灯或者热敷时,严密观察用热部位,观察有无红、肿、疼痛等,严格掌握热疗时间。

8. 对于生活部分自理或认知功能障碍的老年人,禁止自行使用加热装置,使用时应有专人看管。

三、老年人烫伤后的应急处理

请谨记烫伤急救五步骤:“冲、脱、泡、盖、送”。

1. 冲　迅速以流动的自来水冲洗伤口 15 ~ 30 min，或将受伤部位浸泡于冷水内，以快速降低皮肤表面湿度。

2. 脱　充分泡湿后，再小心除去衣物；必要时用剪刀剪开衣服，并暂时保留粘住的部分。尽量避免将伤口水疱弄破。另外，应除去烫伤部位的饰物及衣服，包括戒指、手链、手镯、鞋等，因为受伤部位会因受热而膨胀。

3. 泡　继续浸泡于冷水内 15 ~ 30 min，可减轻疼痛及稳定情绪。但若烫伤面积扩大，则不必浸泡过久，以免体温下降过度，或延误治疗时机。

4. 盖　用清洁干净的床单或布单、纱布覆盖。勿任意涂上外用药或民间偏方，这些东西可能无助于伤口的复原，并且容易引起伤口感染，也会影响医护人员的判断和紧急处理。

5. 送　除极小的烫伤可以自行处理之外，应将病人送往邻近的医疗院所做进一步的处理。若伤势较大，则最好转送到设置有烫伤中心的医院治疗。

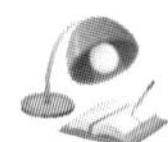

课后习题

1. [判断题]老年人使用取暖器具时，为了增加舒适，只要老年人觉得温度不烫就可以，不会引起烫伤。(　　)

2. [单选题]老年人使用热水袋，水温不超过(　　)。

A. 30 ℃　　B. 40 ℃　　C. 50 ℃　　D. 60 ℃

3. [单选题]老年人发生烫伤后的处理，以下做法不正确的是(　　)。

A. 迅速以流动的自来水冲洗伤口 15 ~ 30 min　　B. 充分泡湿后，再小心除去衣物

C. 浸泡于冷水内 15 ~ 30 min　　D. 可用民间偏方处理烫伤部位

E. 烫伤部位冲泡后，可以用无菌纱布遮盖

参考答案：1. ×　2. C　3. D

第五节　误吸

案例

王爷爷，82 岁，诊断为“脑梗死”。养老护理员小王负责照顾他。小王在给老年人喂食米饭时速度过快，王爷爷不断呛咳。

请思考：①李爷爷发生了什么？②养老护理员小王应该怎么做才可以预防？

误吸是指在吞咽的过程中，有数量不等的液体或固体食物、分泌物、血液等进入到声门以下的呼吸道和肺组织的过程。误吸分为显性和隐性误吸两类，有 50% ~70% 的老年人可

以毫无知觉地发生误吸。误吸是引起吸入性肺炎的主要原因,甚至可造成窒息、死亡。

一、老年人误吸的发生因素

1. 生理因素　老年人各器官功能减退、肌肉松弛,特别是食管平滑肌松弛后,食管的3个狭窄部逐渐消失,胃肠道功能减弱,致使食物排空时间延长,当体位改变或腹内压增高时,即可发生食物反流。

2. 疾病因素　由于正常的吞咽过程需口腔、咽、喉和食管共同参与,其中任何一个部位发生功能障碍,以及从口、咽、食管到吞咽中枢之间的吞咽反射路径的某一部位受损,都可影响吞咽功能而导致误吸。

(1)脑血管疾病:如脑梗死、脑出血等致脑神经损伤;昏迷或意识障碍者。

(2)重度老年期痴呆:脑萎缩,脑功能严重受损。

(3)肺部感染:呼吸肌弹性及肺功能降低易发生痰液阻塞,造成误吸,甚至窒息。

(4)晚期肿瘤:口腔分泌物增多,吞咽反射及咳嗽反射降低。

(5)咽喉及邻近部位损伤。

(6)高龄老年人及卧床不起者:基础疾病多,全身情况差。

3. 照护不当　老年人发生误吸的危险因素多,护理员若缺乏误吸相关知识,不能识别误吸危险因素及误吸现象,会增加老年人发生误吸的概率。

4. 药物与饮食活动不当　部分药物的使用可导致误吸的发生,如茶碱类、钙通道阻滞剂、山莨菪碱、阿托品等都可以使平滑肌松弛,促使误吸的发生。老年人自我保健及防护能力差,误吸与老年人进食体位有密切关系,进食后立即活动及体位改变不当可导致误吸的发生。

5. 食物性质　如体积大、质稀的食物容易发生误吸。

6. 其他　进食时谈笑、说话、注意力不集中。

二、老年人误吸的预防

(一)风险识别

应识别高危人群,包括有误吸史、意识障碍、长期卧床、留置人工气道的老年人。对于无上述情况的老年人,应通过询问、观察、使用评估工具识别现存的误吸风险(表4-5-1)。

表4-5-1　老年人误吸风险清单

风险类别	风险清单
吞咽障碍	□流涎 □进食时出现哽噎 □吞咽后口腔食物残留 □饮2~3茶匙水,有呛咳

续表 4-5-1

风险类别	风险清单
咳嗽能力减弱	□半定量咳嗽强度评分 0～2 分
胃食管反流	□腹胀、反酸、呃逆、呕吐 □胃镜显示反流性食管炎
口腔问题	□口腔干燥 □口腔黏膜疾病 □牙齿疾病或缺如、义齿不适
不良进食	□进食速度快，一口量过大，总量过多 □进食刺激性食物 □用餐中注意力分散 □卧位进食
治疗相关因素	□引起意识水平降低的药物和治疗措施 □引起吞咽功能下降、口咽干燥的药物和治疗措施
使用方法及结果判定： 1. 应逐条评估老年人误吸风险，如有风险可在相应“□”内打“√” 2. 如满足清单中的一条，则视为存在误吸的风险	

（二）预防

1. 在老年人吞咽有问题或意识不很清醒时不能喂食。

2. 了解老年人的饮食习惯和规律，避免进食尖利、过硬的食物。

3. 尽量采取坐位或半坐位喂食，在喂食时要慢，不要跟老年人边吃边聊，要特别注意老年人的吞咽和呼吸情况，发现误吸，立即停止进食，及时处理，防止危险发生。

4. 老年人进食不宜过急过快，进食前 30 min 停止其他活动，进食时应采取坐位或半卧位，卧床老年人床头至少抬高 30°，进食后不宜立即平卧休息，而应保持坐位或半卧位 30 min 以上，避免胃内容物反流；咳嗽、咳痰、喘息者应鼓励其充分有效咳嗽，必要时吸氧气，饭后不宜刺激咽喉部，如口腔护理、口腔检查、吸痰等。

5. 慢性疾病、长期卧床、年老体弱者，应注意经常改变体位、翻身、拍背，咳出痰液，有感染征象时及时就诊。

6. 吞咽障碍导致误吸的预防

（1）应协助流涎的卧床老年人侧卧或头偏向一侧，流涎多者应及时清除。

（2）可指导老年人进食过程中采用吞咽技术与方法进行头部姿势与吞咽动作的调整。进食后应检查口腔，如有食物残留，可指导进行多次空吞咽清除，必要时协助清除。

（3）宜指导老年人进行改善吞咽功能的日常锻炼，包括练习发声、说话、唱歌等。

（4）可指导老年人进行提高吞咽功能的康复训练（表 4-5-2）。

表 4-5-2　吞咽功能康复基本训练方法

类别	方法	训练步骤
口腔周围肌肉训练	面部肌肉训练	皱眉、闭嘴、鼓腮、露齿、吹哨、呲牙、张口、咂唇
	舌肌运动训练	伸、缩、上下、左右摆动等练习，口腔内环形运动，不能主动活动者可用被动舌部牵伸活动
	软腭的训练	张口后用舌压板压舌，用冰棉签于软腭上做快速摩擦，刺激软腭，嘱老年人发"a""o"声音
	咀嚼肌训练	重复做咀嚼动作
	唇部训练	吸气后发"wu""y""a"等音，指导缩唇吹气球、吹气泡等
吞咽反射改善训练	寒冷刺激法	用冷棉棒，轻轻刺激软腭、舌根及咽后壁，嘱老年人做吞咽动作，如发生呛咳、恶心，则停止刺激
颈部放松训练	前、后、左、右放松颈部，或颈部左右旋转，提肩，沉肩	
流涎多的对策	用冰块按摩患侧颈部及面部皮肤至皮肤稍发红	

7. 咳嗽能力减弱导致误吸的预防

（1）可采取叩背、体位引流等方法帮助咳嗽能力减弱的老年人保持气道通畅。

（2）应在进食前或更换体位前清除口咽和气道分泌物。进食中及进食后 30 min 内不宜更换体位和气道吸引。

（3）应指导老年人进行呼吸肌训练（表 4-5-3）。

表 4-5-3　常用呼吸肌训练方法

名称	训练方法	频率
腹式呼吸训练	经鼻缓慢吸气，腹部隆起，经口呼气时腹部收缩，可以用手对腹部稍微加压。10 个/组，组间休息 1 min，做 3 组	2～3 次/日
缩唇呼吸训练	闭嘴经鼻吸气，默数 3 s，然后缩唇（吹口哨样）缓慢呼气，同时收缩腹部，默数 6～9 s，维持呼气时间是吸气时间的 2～3 倍。10 个/组，组间休息 1 min，做 3 组	2～3 次/日

8. 胃食管反流导致误吸的预防

（1）应指导有胃食管反流的老年人进食后保持直立位或餐后散步，在睡前 2～3 h 内避免进食，睡眠时抬高床头 15°～20°，可左侧卧位。

（2）宜为有胃食管反流的老年人选择经空肠管营养，如鼻空肠管、空肠造口术或经皮内镜下小肠造口。

（3）经胃管喂养者，可使用注射器缓慢注入喂养管，根据营养液总量分次喂养，每次推注量不宜超过 400 mL。

(4)应指导肥胖或超重老年人减重。

9. 口腔问题导致误吸的预防

(1)应指导或协助老年人每日至少2次口腔清洁,进食后及时清洁口腔。

(2)应为有吞咽障碍的老年人选择负压式口护牙刷。

(3)可为口腔干燥的老年人应用口腔保湿凝胶。

10. 不良进食导致误吸的预防

(1)应鼓励老年人自主进食,经口进食管理技术见表4-5-4。

表4-5-4 经口进食管理技术

项目	管理技术
进食环境	安静、避免不必要的治疗或分散注意力的行为
进食体位	进食过程中端坐位或30°~60°半坐卧位,颈部前倾,偏瘫侧肩部垫枕
	进食后保持该体位30 min,避免翻身、叩背。
辅助用具	进食时应佩戴义齿、眼镜、助听器或其他辅助设备
餐具选择	选用柄长、口浅、匙面小、不粘食物、边缘光滑、容量5~10 mL的勺子
食物选择	食物应细软、切碎煮烂,不宜干、硬、脆
	胃食管反流的老年人应减少高脂肪膳食的摄入,忌食咖啡、巧克力、薄荷等食物
	避免短时间内摄入大量液体食物
	有吞咽障碍的老年人可在液体食物中增加增稠剂,或将固体食物改成泥糊状
进食一口量	从小剂量(1~4 mL)开始喂食,逐步增加并掌握合适的一口量
	完全咽下一口后再进食下一口
进食速度	进食速度宜慢,30~40 min为宜
	忌催促,避免匆忙或强迫喂食

(2)喂食时,喂养者应与老年人保持视线平行,喂养技巧见表4-5-5。

表4-5-5 不同状况老年人的喂养技巧

老年人状况	喂养技巧
偏瘫	应在偏瘫老年人健侧喂食
无面瘫	应将食物放在舌中心凹陷部位
一侧面瘫	应将食物放置在健侧舌后部或颊部,可用匙背轻压舌部
既往频繁呛咳	可用汤匙将少量食物送至舌根处

(3)应指导老年人交替进食流质和固体食物,多次吞咽。

(4)应指导老年人控制进食总量,少量多餐,避免短时间内大量进食。

(5)进食过程中出现呛咳、声音嘶哑、气促、基础血氧饱和度下降≥5%等情况时，应立即暂停进食。

(6)出现呕吐时，应协助老年人坐起，如病情不允许可协助其侧卧位或仰卧头侧位。

三、老年人误吸后的应急处理

一旦误吸，应协助拍背，使病人尽快咳出异物。可采取海姆立克急救法冲击腹部，排出异物(具体操作参见第二节“海姆立克急救法操作”)；但对于长期昏迷的老年人，由于痰液分泌无法排出而导致的误吸，需要用吸痰管及时吸出口咽部痰液；当出现神志不清、呼吸、心搏停止时，应立即进行胸外心脏按压，及时拨打急救电话“120”，必要时去医院在纤维支气管镜下吸出异物，以挽救生命。

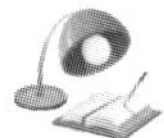

课后习题

1.[判断题]老年人餐具应选择选用柄长、口浅、匙面小、不粘食物、边缘光滑、容易5～10 mL的勺子。(　　)

2.[判断题]老年人进食过程中应端坐位或30°～60°半坐卧位，颈部前倾，偏瘫侧肩部垫枕。(　　)

3.[单选题]误吸的分类为(　　)。

A. 异常误吸和正常误吸　　B. 显性误吸和隐性误吸

C. 紧急误吸和慢性误吸　　D. 急性误吸和慢性误吸

4.[单选题]老年人噎食、误吸的原因是(　　)。

A. 老年人生理老化　　B. 脑梗死导致感知觉减退

C. 不良或不正确的进食方式　　D. 以上都是

参考答案：1. √　2. √　3. B　4. D

第六节　心搏骤停

案例

冉奶奶，86岁，“冠状动脉搭桥”术后5年，“心力衰竭”2年，养老护理员小邱负责照顾她的生活起居。今晨小邱在叫冉奶奶起床时发现其呼之不应、面色死灰。

请思考：①冉奶奶可能发生了什么？②此时，养老护理员小邱应该怎么做？

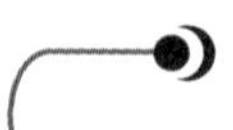

心搏骤停(cardiac arrest,CA)是指心脏射血功能及呼吸突然停止,表现为意识丧失、脉搏消失或呼吸停止等。

一、老年人心搏骤停的原因

1. 意外事件　如遭遇电击、溺水、自缢、窒息等。

2. 器质性心脏病　如急性广泛性心肌梗死、急性心肌炎等均可导致室性心动过速、心室颤动而致心搏骤停。

3. 神经系统病变　如脑炎、脑血管意外、脑部外伤等疾病致脑水肿、颅内压增高,严重者可因脑疝发生损害生命中枢致心搏骤停。

4. 水电解质及酸碱平衡紊乱　严重的高钾血症和低钾血症均可引起心搏骤停。

5. 药物中毒或过敏　如洋地黄类药物中毒、催眠药中毒、化学农药中毒、青霉素过敏等。

二、老年人心搏骤停的表现

1. 突然面色死灰、意识丧失　轻摇或轻拍并大声呼叫,如确无反应,说明老年人意识丧失。

2. 大动脉搏动消失　颈动脉一般作为判断的首选部位,可用示指、中指指端先触及气管正中,然后滑向颈外侧气管与肌群之间的沟内,触摸有无搏动,触摸脉搏一般 5 ~ 10 s,确认摸不到大动脉搏动,即可确定心搏骤停。

3. 呼吸呈叹息样或喘气状(濒死呼吸)或呼吸停止　可通过听有无呼气声或用面颊部靠近老年人的口鼻部感觉有无气体逸出,脸转向老年人观察其胸腹部有无起伏。

4. 皮肤苍白或发绀　一般以口唇和指甲等末梢处最明显。

心搏骤停的判断:心搏骤停时虽可出现上述多种表现,但其中以意识突然丧失和大动脉搏动消失这两项最为重要,故仅凭这两项即可作出心搏骤停的判断。

三、老年人心搏骤停的应急处理

心肺复苏(cardiopulmonary resuscitation,CPR)是重建和促进心脏、呼吸有效功能恢复的一系列措施,具体操作步骤如下。

1. 确认现场安全　确保现场对施救者和老年人均是安全的。

2. 识别心搏骤停　双手轻拍老年人,并在老年人耳边大声呼唤,无呼吸或仅有喘息,10 s 内可同时检查呼吸和脉搏。

3. 启动应急反应系统　呼叫旁人帮忙,并拨打急救电话“120”。

4. 启动复苏　①没有呼吸,有脉搏,给予人工呼吸,每 5 ~6 s 进行 1 次呼吸,或每分钟 10 ~12 次;②没有呼吸(或仅有喘息),无脉搏,启动心肺复苏。

5. 摆放体位　仰卧位于硬板床或地上,如是卧于软床上的老年人,其肩背下需垫心脏按压板,去枕,头后仰。

6. 解开衣领口、领带、围巾及腰带。

7. 胸外心脏按压术　①抢救者站在或跪于老年人右侧。②以两乳头中点为按压点,定位手掌根部接触老年人胸部皮肤,另一手搭在定位手手背上,双手重叠,十指交叉相扣,手的5个手指翘起。③双肘关节伸直,依靠操作者的体重、肘及臂力,有节律地垂直施加压力,每次按压后迅速放松,放松时手掌根不离开胸壁。④按压深度为成人5~6 cm。⑤按压频率为每分钟100~120次。

8. 口对口人工呼吸

(1)开放气道:清除口腔、气道内分泌物或异物,有义齿者应取下。

(2)开放气道方法:①仰头提颏法。抢救者一手的小鱼际置于老年人前额,用力向后压使其头部后仰,另一手示指、中指置于老年人的下颌骨下方,将颏部向前上抬起。②仰头抬颌法。抢救者一手抬起老年人颈部,另一手以小鱼际部位置于老年人前额,使其头后仰,颈部上托。

(3)口对口人工呼吸:每5~6 s进行1次人工呼吸,按压与人工呼吸为30∶2。①在老年人口鼻盖一单层纱布/隔离膜;②抢救者用保持老年人头后仰的拇指和食指捏住老年人鼻孔;③双唇包住老年人口部(不留空隙),吹气,使胸廓扩张;④吹气毕,松开捏鼻孔的手,抢救者头稍抬起,侧转换气,同时注意观察胸廓复原情况;⑤频率为每5~6 s进行1次人工呼吸(每分钟10~12次呼吸)。

9. 按压有效性判断　①能扪及大动脉(股、颈动脉)搏动,血压维持在60 mmHg以上;②口唇、面色、甲床等颜色由发绀转为红润;③恢复窦性心律;④瞳孔随之缩小,有时可有对光反应;⑤呼吸逐渐恢复;⑥昏迷变浅,出现反射或挣扎。

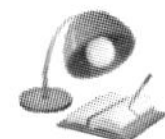

课后习题

1.[判断题]发现老年人呼之不应,立即给予心肺复苏。(　　)

2.[单选题]有关心搏骤停原因的表述中,错误的是(　　)。

A. 大面积脑出血　　B. 严重的高钾血症

C. 催眠药中毒　　D. 醉酒

3.[多选题]有关心肺复苏的表述中,正确的是(　　)。

A. 按压部位:两乳头中点处　　B. 按压深度:5~6 cm

C. 按压频率:100~120次/min　　D. 按压与口对口人工呼吸的比为30∶2

参考答案:1. ×　2. D　3. ABCD

第七节　骨折

蒋爷爷,80 岁,患有骨质疏松症 10 年,养老护理员小徐负责照顾他。今晨蒋爷爷去卫生间不慎滑倒,右下肢疼痛难忍,不能活动。

请思考:①蒋爷爷发生了什么?②此时,养老护理员小徐应该怎么做?

骨折(fracture)是指骨的完整性和连续性中断。

一、老年人骨折的病因与分类

1. 病因　创伤性骨折多见,如交通事故、坠落或跌倒等。脆骨症、骨软化症、脊髓炎等疾病导致骨质破坏,在轻微外力作用下发生的骨折,成为病理性骨折。

2. 分类

(1)根据骨折的程度和形态分类:①不完全骨折。骨的完整性和连续性部分中断。②完全骨折。骨的完整性和连续性全部中断。

(2)根据骨折处皮肤、筋膜或骨膜的完整性分类:分为开放性骨折和闭合性骨折。

(3)根据骨折端的稳定程度分类:分为稳定性骨折和不稳定性骨折。

二、老年人骨折的表现和诊断

1. 全身表现

(1)休克:对于多发性骨折、骨盆骨折、股骨骨折、脊柱骨折及严重的开放性骨折,老年人常因广泛的软组织损伤、大量出血、剧烈头痛或并发内脏损伤等而引起休克。

(2)发热:骨折处有大量内出血,血肿吸收时体温略有升高,但一般不超过 38 ℃,开放性骨折体温升高时应考虑感染的可能。

2. 局部表现

(1)一般表现。①疼痛和压痛:骨折处合并疼痛,移动患肢时疼痛加剧,伴明显压痛。②肿胀和瘀斑:骨折处血管破裂出血形成血肿,软组织损伤导致水肿,这些都可使患肢严重肿胀,甚至出现张力性水疱和皮下瘀斑。③功能障碍:局部肿胀和疼痛使患肢活动受限,完全骨折时受伤肢体活动功能可完全丧失。

(2)特有体征。①畸形:骨折端移位可使患肢外形改变,多表现为缩短、成角或旋转畸形。②反常活动:正常情况下肢体并非关节部位出现类似于关节部位的活动。③骨擦音或骨擦感:两骨折端相互摩擦时,可产生骨擦音或骨擦感。

3. 影像学检查

(1) X 射线检查:对骨折的诊断和治疗具有重要价值,最常用的检查方法。凡疑为骨折者都应常规进行 X 射线检查,以了解骨折的部位、类型和移位等。

(2) CT 和 MRI 检查:可发现结构复杂的骨折或常规 X 射线检查难以发现的骨折(如椎体骨折),以及其他组织的损伤(如脊髓损伤)。

三、老年人骨折的应急处理

1. 急救要点

(1) 抢救生命:骨折老年人,尤其是严重骨折老年人,往往合并其他组织和气管的损伤,应检查病人全身情况,可立即拨打急救电话“120”。

(2) 包扎止血:绝大多数伤口出血可用加压包扎止血,大血管出血时可用止血带止血或加压止血装置,并记录所用压力和时间,创口用无菌敷料或清洁布类包扎,以减少再污染。若骨折端已戳出伤口并已污染,又未压迫重要血管或神经,则不应现场复位,以免将污物带到伤口深处。若在包扎时骨折端自行滑入伤口内,应做好记录,以便入院清创时进一步处理。

(3) 妥善固定:凡疑有骨折者均按骨折处理。对闭合性骨折者在急救时不必脱去患肢的衣裤和鞋袜,患肢肿胀严重时可用剪刀将患肢衣袖和裤脚剪开。骨折有明显畸形,并有穿破软组织或损伤附近重要血管、神经的危险时,可适当牵引患肢,使之变直后再行固定。固定物可以为特制的夹板,若无任何可用的材料,可将骨折的上肢固定于胸部,骨折的下肢与对侧健肢捆绑固定。

(4) 迅速转运:病人经初步处理后,应尽快地转运至就近的医院进行治疗。

2. 护理要点　①病情观察:观察老年人意识和生命体征,患肢固定和愈合情况,患肢远端感觉、运动和末梢血液循环等。②疼痛护理:护理操作时,动作应轻柔准确,严禁粗暴搬动骨折部位,以免加重疼痛或造成二次损伤。③患肢缺血护理:应严密观察肢端有无剧痛、麻木、皮温降低、皮肤苍白或青紫、脉搏减弱或消失等血液灌注不足表现。一旦出现应对因、对症处理,如调整外固定松紧度、定时放松止血带等。④外固定护理:行石膏外固定的老年人,注意保持患肢的功能位,骨隆突部位可使用保护性生物贴膜,减轻局部压力。皮牵引和骨牵引的老年人牵引的重量要适宜,牵引的时间要足够。骨牵引的老年人注意避免穿刺钢针感染,不得随意增减牵引重量,不能在牵引装置上盖物、缩短或加长牵引绳。未下床活动前,指导老年人做肌肉伸缩运动,病情允许情况下,尽早下床活动。⑤体位与功能锻炼:骨折复位后,将患肢维持于固定体位,在此前提下,应循序渐进地进行患肢功能锻炼,以促进骨折愈合,预防并发症发生。⑥加强营养:指导老年人进食高蛋白、高钙和高铁食物,多饮水,增加晒太阳时间以促进钙和磷的吸收,促进骨折恢复。⑦心理护理:向老年人及其家属解释骨折的愈合是一个循序渐进的过程,减轻老年人及其家属的心理负担。

3. 健康教育　①安全指导:评估居住环境的安全性,妥善放置可能影响老年人活动的障碍物,行走练习时需要有人陪伴,以防摔倒。②功能锻炼:康复锻炼应循序渐进、适当、科学,以降低并发症的发生。③复查:若是骨折远端肢体肿胀或疼痛明显加重,肢端感觉麻木、发凉,夹板或外固定器松动时等,应立即到医院复查并评估功能恢复情况。

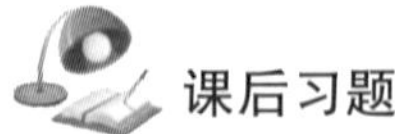

课后习题

1.[判断题]骨折是指骨的完整性和连续性中断。(　　)

2.[单选题]有关骨折的一般表现,以下说法错误的是(　　)。

A. 疼痛和压痛　B. 肿胀和瘀斑　C. 功能障碍　D. 骨擦音或骨擦感

3.[多选题]有关骨折的特有体征,以下说法正确的是(　　)。

A. 畸形　B. 反常活动　C. 骨擦音或骨擦感　D. 疼痛

参考答案:1. √　2. D　3. ABC

第八节　急性消化道出血

案例

陈爷爷,71岁,"脑梗死"3余年,长期口服阿司匹林等抗凝药物,养老护理员小李负责照顾他。今晨陈爷爷如厕时发现大便为黑色,陈爷爷立即告诉养老护理员小李。

请思考:①陈爷爷发生了什么?②此时,养老护理员小李应该怎么做?

急性消化道出血是指从食管到肛管的消化道及胆囊等病变引起的出血,主要表现为呕血及(或)便血,以十二指肠悬韧带为分界,十二指肠悬韧带以上的食管、胃、十二指肠、上段空肠及胰管和胆管的出血为上消化道出血;十二指肠悬韧带以下的肠道出血称为下消化道出血。

一、老年人急性消化道出血的病因

1. 上消化道出血

(1)食管疾病和损伤:食管炎(反流性食管炎、食管憩室炎)、食管癌、食管溃疡、食管贲门黏膜撕裂综合征;器械检查或异物引起损伤、放射性损伤;强酸和强碱等引起的化学性损伤等。

(2)胃、十二指肠疾病:消化性溃疡、急慢性胃炎、胃黏膜脱垂、胃癌、急性胃扩张、十二指肠炎、残胃溃疡或癌;胃血管异常如血管瘤、动静脉畸形等。

(3)空肠疾病:胃肠吻合术后的空肠溃疡、空肠克罗恩病。

(4)门静脉高压伴食管-胃底静脉曲张破裂出血或门静脉高压性胃病。

(5)上消化道邻近器官或组织的疾病。①胆道出血:胆管或胆囊结石或癌症、胆道蛔虫病、肝癌、肝脓肿或肝血管病变破裂;②胰腺疾病:胰腺脓肿、胰腺炎、胰腺癌等;③胸或腹主动脉瘤、肝或脾动脉瘤破入消化道;④纵隔肿瘤或脓肿破入食管。

(6)全身性疾病在胃肠道表现出血。①血液病:白血病、再生障碍性贫血、血友病等。②尿毒症。③结缔组织病:血管炎。④应激性溃疡:严重感染、手术、创伤、休克、肾上腺糖皮质激素治疗及某些疾病引起的应激状态,如脑血管意外、肺源性心脏病、重症心力衰竭等。⑤急性感染性疾病:流行性出血热、钩端螺旋体病。

2. 下消化道出血

(1)肛管疾病:痔、肛裂、肛瘘等。

(2)直肠疾病:直肠损伤、非特异性直肠炎、结核性直肠炎、直肠肿瘤、直肠类癌、邻近恶性肿瘤或脓肿侵入直肠。

(3)结肠疾病:细菌性痢疾、阿米巴痢疾、慢性非特异性溃疡性结肠炎、憩室、息肉、癌肿和血管畸形。

(4)小肠疾病:急性出血性坏死性肠炎、肠结核、克罗恩病、空肠憩室炎或溃疡、肠套叠、小肠肿瘤、胃肠息肉病、小肠血管瘤及血管畸形。

3. 急性消化道出血的诱因　药物、急性应激、腹内压增高、剧烈咳嗽、饮食不当、饮酒过量、精神紧张、劳累等。

二、老年人急性消化道出血的表现

1. 呕血与黑便

(1)呕血与黑便是上消化道出血的特征性表现。

(2)下消化道出血多为血便和暗红色大便,一般不伴呕血。

(3)上消化道大量出血后均有黑便,呈柏油样;血液在肠内推进快,粪便亦可呈暗红色或鲜红色。

(4)幽门以上的病变出血常伴呕血;幽门以下病变出血量大、速度快、血液也可反流入胃,引起恶心、呕吐而发生呕血,呕血多为棕褐色、咖啡渣样;如出血量大,可为暗红色或鲜红色伴有血块。

2. 失血性周围循环衰竭　其程度的轻重与出血量及速度有关。

(1)少量出血可因机体的自我代偿而不出现临床症状。

(2)中等量以上的出血常表现为头昏、心慌、冷汗、恶心、口渴等,可见面色苍白、皮肤湿冷、心率加快、血压下降。

(3)大量出血可出现黑矇、晕厥,甚至休克。

3. 发热　多数老年人在出血后 24 h 内出现低热,常低于 38.5 ℃,持续 3 ~5 d 降至正常。少数大量出血的老年人可出现难以控制的高热,提示病情严重,原因不明,可能与失血后导致体温调节中枢的功能障碍有关。

4. 氮质血症　上消化道出血后因血红蛋白在肠道被分解、吸收和肾血流量减少而导

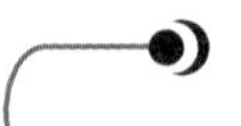

致血中尿素氮升高,24 ~48 h 达高峰,一般不超过 14.3 mmol/L,3 ~4 d 降至正常。若同时检测血肌酐水平正常,出血后血尿素氮浓度持续升高或一度下降后又升高,常提示活动性出血或止血后再出血。

三、老年人急性消化道出血的应急处理

1. 快速评估

(1)意识评估:首先判断意识,意识障碍既提示严重失血,也是误吸的高危因素。

(2)气道评估:评估气道通畅性及梗阻的风险。

(3)呼吸评估:评估呼吸频率、节律及血氧饱和度。

(4)循环评估:监测心率、血压、尿量及末梢灌注情况,条件允许时行有创血流动力学监测。

2. 急救处置　常规措施"OMI":即吸氧(Oxygen)、监护(Monitoring)和建立静脉通路(Intravenous)。

(1)体位与禁食:卧床休息,活动性出血期间禁食。

(2)动态监测:监测老年人病情变化并判断是否存在活动性出血。下列情况需考虑有活动性出血:①呕血、黑便次数增多,呕吐物由咖啡色转为鲜红色或排出的粪便由黑色干便转为暗红色稀血便,或伴有肠鸣音活跃。②胃管引流液中有较多新鲜血液。③经快速输液输血,周围循环灌注的表现尚未显著改善,或虽暂时好转而又再恶化,中心静脉压仍有波动,稍稳定后又再下降。④红细胞计数、血红蛋白与红细胞比容持续下降,网织红细胞计数持续增高。⑤补液与尿量足够的情况下,血尿素氮持续异常或再次升高。

(3)容量复苏:出血未控制时采用限制性液体复苏和允许性低血压复苏策略,收缩压维持在 80 ~90 mmHg;出血已控制者,根据老年人基础血压水平积极复苏。容量复苏指征:血压恢复至出血前基线水平,脉搏<100 次/min,尿量>0.5 mL/(kg · h),意识清楚,无显著脱水貌,动脉血乳酸恢复正常等。

(4)药物治疗:常用药物有抑酸药物、生长抑素及其类似物、促凝血药物、抗菌药物、血管升压素及其类似药物等。

3. 健康教育

(1)疾病预防指导:①注意饮食卫生和饮食规律;进食营养丰富、易消化食物;避免过饥或暴饮暴食;避免粗糙、刺激性食物,或过冷、过热、产气过多的食物、饮料;戒烟、戒酒。②生活起居有规律,劳逸结合,保持乐观情绪,保证身心休息;避免长期精神紧张,过度劳累。③在医生指导下用药,以免用药不当。

(2)疾病知识指导:引起消化道出血的病因很多,应帮助老年人及其家属掌握自我护理的有关知识,减少再度出血的危险。

(3)病情监测:老年人及其家属应学会早期识别出血征象及应急措施;出现头晕、心悸等不适,或呕血、黑便时,立即卧床休息,保持安静,减少身体活动;呕吐时取侧卧位以免误吸,立即送医院治疗。

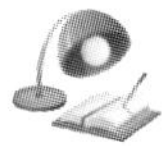

课后习题

1. [判断题]急性消化道出血的主要表现为呕血及(或)便血。(　　)

2. [单选题]有关急性消化道出血的描述中,以下说法错误的是(　　)。

A. 呕血和黑便是上消化道出血的特征性表现

B. 上消化道出血后均有黑便

C. 血液在肠内推进快,粪便亦可呈暗红色或鲜红色

D. 少量出血即会出现临床症状

3. [多选题]有关急性消化道出血的描述中,以下说法正确的是(　　)。

A. 卧床休息　　B. 活动性出血期间禁食

C. 呕吐时取侧卧位以免误吸　　D. 呕血期间不影响老年人进食

参考答案:1. √　2. D　3. ABC

拓展资源

微课

(范　围　田雨同)

第五章 老年人心理与精神支持

学习目标

◆知识目标：了解老年人常见心理问题及影响因素、老年人健康心理及常见的老年人精神障碍。

◆技能目标：热衷于对老年人进行心理分析，掌握各类老年人常见的心理问题、特征、产生因素及护理措施。

◆素质目标：热情对待老年人，使之成为一种职业习惯，帮助他们减轻或消除老年人心理障碍，使老年人感到“老有所养、老有所学、老有所为、老有所乐”，增强他们的获得感、幸福感和安全感。

第一节 老年人心理问题

一、老年人心理变化的特点及影响因素

案例

案例一：王阿姨退休后，精神萎靡，子女们察觉后也都尽量给予陪伴给她找乐子，可是老年人似乎就是开心不起来，孩子们也很烦恼，不知妈妈哪里出了问题。

案例二：张爷爷自从生病后，家人就一直轮流着守在身边照顾，可是总不见老年人高兴，家人该怎么办才好。

请思考：①案例中两位老年人为什么会出现这种情况？②你认为是什么影响了老年人的心理变化？③作为子女或家人，应该怎么为老年人解忧？

(一)老年人心理变化的特点

随着年龄增长,老年人心理机能也发生了相应变化。特别是老年人的工作、生活等方面发生了新的变化后,就更强化了老年人的心理变化特点。

1. 认知功能逐渐衰退　老年人神经系统尤其是大脑的退化和机能障碍,首先引起感觉和知觉能力逐渐衰退。在视觉方面,随着年龄增长,出现了视力减退,老眼昏花的状态。在听觉方面,由于听力下降,他们对高频声音辨别不清,对快而结构复杂的语句分辨不清。味觉和嗅觉灵敏度显著降低。由于神经系统的衰老,老年人的痛觉比较迟钝,耐寒能力较差,所以比年轻人怕冷。记忆力也越来越差,由于注意力分配不足,对于信息的编码精细程度及深度均下降,老年人的记忆易出现干扰或抑制。人到老年期,概念学习、解决问题等思维能力有所衰退,但思维的广阔性、深刻性等由于丰富的知识经验,而往往比青少年强,因此,老年人思维的成分和特性十分复杂。

2. 智力变化多样　流体和晶体智力理论提出要区别对待智力结构的不同成分,因为老年化过程中智力减退并不是全面性的,他们在实际生活中解决各种复杂问题的效果仍处于很高的水平,甚至在不少方面超过中青年人。这是由于现实生活中解决问题所需要的往往不是单一的智力成分,而是包含社会经验等非智力因素的综合分析及敏锐判断。一系列研究发现,老年人的智力还是具有很大的可塑性。有研究表明,老年人智力与多方面因素相关,包括生理健康、文化和社会等方面因素。

3. 动机与需要多元化　根据马斯洛的需要层次理论,人有生理、安全、爱与归属、尊重及自我实现五个层次的需要,而老年期各种层次的需要又有其独特的内涵。老年人的安全需要表现在对生活保障与安宁的要求,他们普遍对养老保障、患病就医、社会治安,以及合法权益受侵害等问题表现出极大的关注。另外,老年人希望从家庭和社会获得更多精神上的关怀,并且仍有很强地参与社会活动、融入各种团体的要求,以满足其爱与归属的需要。

4. 情感发生变化　在严格区分年龄因素及家庭生活环境因素之后,研究表明老年人的情感活动与中青年人相比,本质特点是相同的,仅在关切自身健康状况方面的情绪活动强于中青年。也就是说,孤独、悲伤、忧郁等负性情绪并不是年老过程必然伴随的情感变化。但不可否认的是,老年人是负性生活事件的多发阶段,随着生理功能的逐渐老化、各种疾病的出现、社会角色与地位的改变、社会交往的减少,以及丧偶、子女离家、好友病故等负性生活事件的冲击,老年人经常会产生消极的情绪体验和反应。

5. 人际关系变化凸显

(1)与子女的关系:由于时代的因素,两代人对社会价值观念、伦理道德观念及生活方式诸方面的看法不一致,彼此之间又缺乏了解和理解。尤其是子女成家后和老年人分开住。

(2)与配偶的关系:俗话说,"年轻夫妻老来伴",老年夫妇都健在,在生活上可以相依为命,互相照应体贴,如果夫妻感情不和,则对老年人的危害更大。

(3)与同事的关系:交往是人的社会属性赖以发生和发展的必要条件,是人的精神属性得以健康的支柱。老年人退休后,离开了工作单位,与同事之间的交流突然中断。交往的逐渐减少，会使老年人社会化水平下降。

（二）老年人心理变化的影响因素

1. 生理因素　最先、最直接引发老年人心理变化的因素是身体衰老。虽然每个人衰老的速度不同，但衰老始终是不可避免的，而死亡则是衰老的最终结果。生理的衰老和死亡的逼近对老年人的心理影响是转折性、持久性并带有冲击性的。

(1)感官的老化：进入老年期后，感官的老化使老年人对外界和体内的刺激的接收和反应大大减弱，对老年人的心理将产生消极和负面的影响。表现在：一是老年人对生活的兴趣和欲望降低，常感到生活索然无味；二是老年人反应迟钝，感觉不敏锐，由此导致闭目塞听、孤陋寡闻；三是社交活动减少，老年人常感到孤独和寂寞。

(2)疾病的增加：各种老年疾病也影响了老年人的心理变化。据统计，65 岁以上老年人，大约 1/4 的人经常患病。即使没有生病，也会因为器官和机能的老化而感觉四肢酸软、身体疲惫或其他不适，这给老年人生活带来了极大的不便，老年人们深感苦恼和焦虑。

(3)死亡的威胁：老年人心理障碍出现与死亡的危险和挑战有着密切的关系。死亡是不可避免的，是人生的最终归宿。面对死亡，有些人从容，有些人安详，但大多数老年人会表现出害怕、恐惧和悲观的情绪反应。死亡恐惧症就是一种常见的老年人的心理障碍。

2. 社会因素

(1)老年人社会角色的转变：老年期是人生的最后一个重要转折期，其中最突出的特点是离退休导致的老年人长期以来的主导活动和社会角色的转变，从职业角色转变为家庭角色，从主角转变为配角，由此引发老年人的心理发生波动和变化。

(2)老年人的家庭状况：离退休之后，经济收入降低，老年人的生活范围回归到家庭之中，家庭成为老年人的主要活动场所和精神寄托，因此，家庭环境的好坏对老年人的心理将产生重要的影响。

(3)老年人的婚姻状况：婚姻对于每个人的生理和心理都会产生很大的影响，因为婚姻本身不仅是繁衍后代，满足性欲的需要，更重要的是可以满足人的心理需要。外界对婚姻的评价也会影响人的心理状态。

(4)社会环境因素：社会风气和社会福利对老年人的心理状态也会产生一定程度的影响。营造一个有利于老年人健康、愉快的社会环境，是社会不可推卸的责任，也是衡量社会文明和发达程度的重要标志。

课后习题

1. [判断题]老年人的情绪控制能力增强。(　　)

2. [单选题]下列属于老年人常见的心理误区的是(　　)。

A. 心理咨询和心理治疗是一个长期的过程　　B. 药物的调整要听从医嘱

C. 精神病人才应该看心理医生　　D. 人到老年也可以发挥余热，找到自己的价值

3. [单选题]老年人心理护理程序包括(　　)。

A. 心理评估　　B. 心理诊断　　C. 心理护理计划
D. 心理护理措施　　E. 以上都是

参考答案:1. ×　2. C　3. E

二、老年人常见心理问题的护理

老李,今年66岁,他一生勤俭节约,年轻时脾气温和,待人热情。但是退休后脾气越来越差,动不动就发火,经常因为一些小事和家人吵架,相处的很不融洽。之后老李因身体原因做了一次手术,手术很成功,恢复得也很好,本以为他会珍惜和享受以后的晚年生活,但是他脾气还和原来一样而且对钱越来越吝啬,自己不知道享受生活还经常指责家人浪费,看什么都不顺眼。

请思考:①老李这样的心理健康吗?②怎样指导老李进行心理调节?③心理护理对老李有什么重要意义?

(一)老年人常见的心理问题

老年人在晚年生活中可能会面临许多心理问题,以下是一些常见的问题。

1. 孤独感　老年人可能会因为丧偶、子女独立生活、社交圈子缩小等而感到孤独。

2. 抑郁症　老年人可能会因为身体疾病、丧偶、退休、社交孤立等而患上抑郁症。

3. 焦虑症　老年人可能会因为身体健康问题、经济问题、社交问题等而感到焦虑。

4. 认知障碍症　老年人可能会因为脑部退化而患上认知障碍症,包括老年期痴呆等。

5. 失落感　老年人可能会因为失去工作、地位、独立性等而感到失落。

6. 睡眠问题　老年人可能会因为身体不适、焦虑、抑郁等而出现睡眠问题。

7. 心理创伤　老年人可能会因为过去的生活经历而遭受心理创伤,如战争、性侵犯、家庭暴力等。

(二)老年人常见心理问题护理措施

1. 提供心理支持　与老年人进行沟通,了解他们的心理需求,提供情感上的支持和安慰。

2. 帮助缓解焦虑和抑郁　通过听音乐、阅读、散步、深呼吸等方式,帮助老年人缓解焦虑和抑郁情绪。

3. 鼓励社交活动　鼓励老年人参加社交活动,如参加社区活动、结交新朋友等,帮助他们缓解孤独感。

4. 提高自信心　通过肯定老年人的能力和成就，帮助他们重拾自信，缓解自卑情结。

5. 提供娱乐活动　为老年人提供各种娱乐活动，如看电影、听音乐、玩游戏等，帮助他们缓解压力和放松心情。

6. 帮助解决实际问题　协助老年人解决生活中的实际问题，如帮助他们购物、处理家务、照顾宠物等，减轻他们的生活负担。

7. 定期进行心理评估　定期对老年人进行心理评估，及时发现和解决心理问题，保障老年人的心理健康。

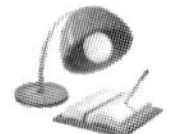

课后习题

1. [判断题]关注老年人常见心理问题就是让老年人吃好穿暖。(　　)

2. [单选题]老年人常见心理问题护措施不正确的是(　　)。

A. 提供心理支持　　B. 提供衣食住行　　C. 提高自信心　　D. 缓解焦虑和抑郁

3. [单选题]老年人常见心理问题包括(　　)。

A. 睡眠问题　　B. 认知障碍　　C. 焦虑抑郁　　D. 以上都是

参考答案：1. ×　2. B　3. D

三、老年人心理健康的维护与促进

案例

杨阿姨，65岁退休的高校教授，是个很传统、对自己子女期望很高的人，其父亲是高校教师，母亲文化程度低，有兄妹4人。其丈夫是普通工人，他们有一儿一女，可谓是儿女双全，家庭条件优越，杨阿姨对生活要求不高，但是孩子们遇到挫折会引起她的焦虑和担忧，喜欢较真，得理不饶人，很关心家人的安全和健康。平时生活中和家人交流较少，喜欢用自己的方式关爱家人。她易焦虑，喜欢猜疑，对医生的治疗比较依赖但还持怀疑态度。这些年和家人谈论较多的就是她的疾病和过去的不如意，家人束手无措的同时也感到烦躁和身心疲惫。孩子和爱人鼓励她多出去和邻居朋友们交流，她却说不和没文化的人打交道，封闭在自己的世界里，完全和社会脱节。杨阿姨的各种抱怨造就了她现在的“无为”状态，有能力但总是没机会，内心存在常态冲突。

请思考：①杨阿姨这样的心理健康吗？②如何促进杨阿姨的心理健康？

1. 了解老年人常见的心理需求

(1)健康需求:人到老年,常有恐老、怕病、惧死的心理。

(2)工作需求:退休的老年人大多尚有工作能力,希望能再次从事工作,体现自身价值。

(3)依存需求:由于老年人精力、体力、脑力都有所下降造成生活困难,甚至有的生活不能完全自理,希望得到关心照顾。

(4)和睦需求:老年人都希望自己有个和睦的家庭环境。

(5)安静需求:老年人喜欢安静,怕吵怕乱。

(6)支配需求:老年人希望像以前一样拥有对家庭的支配权。

(7)尊敬需求:老年人希望得到家人和社会对他的尊重,否则易产生消极情绪,甚至回避出门。

(8)求偶需求:有些丧偶或离异老年人生活寂寞,想要寻找另一半。

2. 帮助老年人正确认识和评价衰老、健康和死亡

(1)老年人需要面对现实,树立正确的人生观,认识到生老病死是人生的自然规律,而健康长寿是人类的追求目标。

(2)老年人应深刻理解这些规律,对人生有正确的认识,以轻松自如的平常心态接受生老病死。衰老并不意味着无为,实现"老有所为、老有所用"。

(3)正确的老年健康观是实事求是地评价自己的健康状况,适度担心自己的疾病和不适,采取适当的求医行为,顽强地与疾病作斗争,并最大限度地发挥自主性。

3. 教会老年人进行心理调适

(1)老年人随着年龄增加、自身职业功能的下降,由原来的工作岗位上退下来,这是一个自然地、正常地、不可避免的过程。

(2)应指导老年人坦然面对离退休的生活变动,培养对生活的新兴趣,转移离退休后失落、孤独、抑郁的情绪,避免发生离退休综合征。

4. 指导老年人妥善处理家庭关系

(1)家庭是老年人晚年生活的主要场所。老年人需要家庭和睦及家庭成员的理解、支持和照料,因此要妥善处理好夫妻、子女及亲属的关系。

(2)老年夫妻应相互关心、体贴和照顾,注重情感交流和保持和谐、愉悦的性生活,使晚年夫妻生活充满情趣,获得身心的满足感。

(3)面对"代沟"问题,主观上要意识到与子女之间在思想、感情和生活习惯等方面有差别是正常的,要尽量包容,不强行干涉,多和老伴、子女协商;还应根据自身情况参加一些家务劳动。

5. 帮助老年人树立老有所用、老有所为的新观念

(1)老年人离退休后,如何发挥自身作用需根据个体情况及客观条件而定。

(2)身体好、精力充沛、仍旧可以继续从事职业生活的离退休老年人,应积极寻找适合自己的工作,做力所能及的事情。

6. 指导老年人注意日常生活中的心理保健

(1)良好的生活习惯对老年人的心理健康至关重要,这些生活习惯都有助于克服消极心理,振奋精神。

(2)老年人根据个人情况,可有意识地培养兴趣爱好,以丰富晚年生活,摆脱不良情绪。

(3)此外,坚持适当运动有助于老年人改善体质,增强器官功能,延缓老化,减轻消极情绪。

课后习题

1. [判断题]影响老年人心理健康的因素是角色转变、经济状况、家庭环境、身心衰老。(　　)

2. [单选题]下列哪项不是加强老年人自身的心理健康维护措施(　　)。

A. 指导老年人树立正确的健康观　　B. 教育老年人正确看待死亡

C. 指导老年人做好日常生活中的心理保健　　D. 鼓励老年人尽量减少脑力劳动

3. [单选题]老年人常见的心理需求错误的是(　　)。

A. 健康需求　　B. 尊重需求　　C. 吃穿需求　　D. 求偶需求

参考答案:1. √　2. D　3. C

第二节　老年人常见精神障碍

一、老年人抑郁症

案例

老张,65 岁,是一位和蔼可亲的老爷子,邻里关系融洽家庭和睦。可是最近半年来他不爱运动、动作缓慢僵硬,很简单的事情他需要很长时间才能完成,见到亲戚邻居也不打招呼了,回答别人也是以简短低弱的声音。有时候一动不动坐在一个地方沉浸在自己的世界里,问他吃饭没有,今天都去哪里玩了,他却想好长时间也回答不出来。

请思考:①老张的行为表现是抑郁症吗?②如何对老张进行心理护理?

抑郁症是以持久(至少 2 周)的情绪低落或抑郁心境为主要特征的一类心理疾病,其临床表现为:轻型病人外表如常,内心有痛苦体验;稍重的人可表现为情绪低落、愁眉苦脸、唉声叹气、自卑等。有些病人常伴有神经症症状，如注意力不集中、记忆力减退、反应迟缓和失眠多梦等。

老年人抑郁症一般是指存在于老年期(≥60 岁)这一特定人群的抑郁症。抑郁症是老年人最常见的精神疾病之一。目前老年人的抑郁症和年轻人不相上下，因为老年人的心情更容易受到外界的影响。

(一)老年人抑郁症的临床表现

典型抑郁发作表现为情绪低落、思维迟缓及言语活动减少等。老年人抑郁症的临床症状常不太典型，与青壮年期病人相比存在一些差别，认知功能损害和躯体不适的主诉较为多见。

1. 情感低落　是抑郁症的核心症状。主要表现为持久的情绪低落，老年人常闷闷不乐、郁郁寡欢、度日如年；既往有的兴趣爱好也变得没意思，觉得生活变得枯燥乏味，生活没有意思；提不起精神，高兴不起来，甚至会感到绝望，对前途无比地失望，无助与无用感明显，自责自罪。

半数以上的老年人抑郁症病人还可有焦虑和激越，紧张担心，坐立不安，有时躯体性焦虑会完全掩盖抑郁症状。

2. 思维迟缓　抑郁症病人思维联想缓慢，反应迟钝。自觉“脑子比以前明显地不好使了”。

老年人抑郁症大多存在一定程度认知功能(记忆力、计算力、理解和判断能力等)损害的表现，比较明显的为记忆力下降，需与老年期痴呆相鉴别。痴呆多为不可逆的，而抑郁则可随着情感症状的改善会有所改善，预后较好。

3. 意志活动减退　老年人可表现行动缓慢，生活懒散，不想说话(言语少、语调低、语速慢)，不想做事，不愿与周围人交往。总是感到精力不够，全身乏力，甚至日常生活都不能自理。不但既往对生活的热情、乐趣减退或丧失，越来越不愿意参加社交活动，甚至闭门独居，疏远亲友。

4. 自杀观念和行为　严重抑郁发作的老年人常伴有消极自杀观念和行为。老年人抑郁症病人的自杀危险性比其他年龄组病人大得多，尤其在抑郁与躯体疾病共病的情况下，自杀的成功率较高。因此，老年人家属需加强关注，严密防备。

5. 躯体症状　此类症状很常见，主要表现为：疼痛综合征，如头痛、颈部痛、腰酸背痛、腹痛和全身的慢性疼痛；消化系统症状，如腹胀、腹痛、恶心、嗳气、腹泻或便秘等；类心血管系统疾病症状，如胸闷和心悸等；自主神经系统功能紊乱，如面红、潮热出汗、手抖等。

此外大多数老年人还会表现为睡眠障碍，入睡困难，睡眠浅且易醒，早醒等。体重明显变化、性欲减退等。

6. 疑病症状　老年人往往过度关注自身健康，以躯体不适症状为主诉(消化系统最常见，便秘、胃肠不适是主要的症状)，主动要求治疗，但往往否认或忽视情绪症状，只认为是躯体不适引起的心情不好。

其对躯体疾病的关注和感受远远超过了实际疾病的严重程度，因此表现出明显的紧张不安、过分的担心。辗转于各大医院，遍寻名医，进行各项检查的结果是阴性或者问题不大、程度不严重时，会拒绝相信检查的结果。要求再到其他大医院、其他科室检查，也会埋怨医生检查不仔细、不认真、不负责任等。

（二）老年人抑郁症的病因

目前病因尚不明确，可能与遗传、大脑解剖结构和病理改变、生化和社会心理等因素有关。这些因素错综复杂并相互交织，对抑郁的发生均有明显影响。

老年人生理功能、心理承受能力、社会适应能力逐渐下降，再加上老年人本身常患有慢性疾病，需要长期服药，使老年人罹患抑郁症的风险增高。

（三）老年人抑郁症的护理措施

1. 心理干预　子女工作繁忙，缺乏对父母等老年人的照顾，容易导致老年人性格发生消极变化，如焦躁、多疑等悲观厌世的情绪。排除部分由器质性疾病所引起的情绪变化外，很大一部分人是抑郁症的前兆。向老年人及家属提供心理指导、家庭支持、危机干预及应对措施，调整老年人与家属之间的情感表达方式，能改善抑郁症老年人的家庭环境，提高家庭成员之间的亲密度，增强情感上相互支持的能力，更好地应对困难；化解矛盾，动员自身防御功能，帮助老年人克服困难，度过逆境，使环境因素的不良影响减少到最低限度。

2. 情感关怀　对老年人抑郁症病人的日常照顾要有极大的爱心、耐心，与老年人沟通时说话语速要慢，让老年人听得懂，以免造成其误会而引起不愉快。老年人提出问题时养老护理员要特别专心听并与老年人确定问题，以及时解决问题。在照顾和护理老年人时要用情感温暖他们，不嫌弃他们，并尊重他们的生活习惯、宗教信仰等。

3. 心灵沟通　老年人抑郁症病人的护理不单是对老年人生活上的照顾，还应包括对老年人心理上的支持、理解和鼓励。深入了解老年人的心理世界，理解和体会老年人的情绪和思维方式有助于老年人的心理护理。因此，针对抑郁症老年人的护理，首先要表示对老年人的理解，得到老年人最大的信任，让老年人感到被理解、尊重和接纳。在交流过程中，要认真倾听老年人的倾诉，重视老年人所提出的每一个问题并认真回答，适当地表示理解，摒弃偏见，不做任何价值批判。在得到老年人信任的基础上，让老年人充分地表达自己，宣泄其不良情绪。对老年人的积极行为和积极态度表示肯定，引导他们对积极向上的生活的向往。鼓励老年人谈论自己过去发生的事情，及通过看老照片和收藏的纪念物品，听老歌曲等唤起老年人对往事的记忆，以促进老年人与养老护理员进行交谈。

4. 营造社会支持　社会和家庭支持也是老年人抑郁症的重要保护因素。从老年人抑郁症的康复角度来讲，家属所起的作用是十分重要的。要对亲友进行宣教，提高亲友对疾病的认识；鼓励老年人亲友在精神上、行动上给予老年人理解和支持；鼓励其亲友常来看望老年人，给予老年人身心关怀，能让老年人感受到亲情的温暖，得到精神上、心理上的安慰，使老年人感到生活有意义、有安全感，帮助他们树立生活的信心和战胜疾病的勇气。

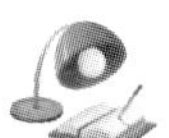

课后习题

1. [判断题]抑郁症是以持久(至少半年)的情绪低落或者抑郁心境为主要特征的一种心理疾病。( )

2. [单选题]老年人抑郁症最严重而危险的表现是( )。

A. 出走　B. 自杀　C. 头痛　D. 迟滞　E. 妄想

3. [单选题]下列选项中属于老年人抑郁症表现的是( )。

A. 出走　B. 自杀　C. 他杀　D. 跌倒　E. 失眠

参考答案:1. ×　2. B　3. B

二、老年人焦虑症

案例

3个月前的某天,67岁的孙老太在公园遛弯时突然感到胸口发闷、头晕、心慌,慢慢地,她感觉脖子像被勒住了似的,喘不过来气,头脑一片空白,全身大汗,她以为自己快不行了,就大声呼救。幸有路人拨打了急救电话"120",将她送至附近医院。谁知还没等车开到医院,她的情况就自行好转,而且整个发病过程中她都很清醒。她不放心,还是让医生做了全面检查,结果未发现明确病因,她很后怕,再不敢轻易外出。但即便如此,半个月后她还是和上次一样发病了,仍是未等医生救治,情况就慢慢好转,医生也查不出问题所在。她在不发病时和常人一样,可一旦发病就会有种"快要死了"的感觉,这让她非常恐慌,害怕再次发病,也越来越担忧身体,稍有不适就去医院检查,在多次被告知身体无大碍后,她怀疑自己是不是患了怪病。

请思考:①为什么孙老太的病听起来十分奇怪,全面检查后身体没事,她却感到十分难受?②孙老太得的到底是什么病?

焦虑是一种内心紧张不安,预感到似乎将要发生某种危险或不利情况,而自己又难以应付的不愉快情绪。很多人都发生过不同程度的焦虑,例如,应对考试时、当众发言时,因此可以说它是一种普遍现象。在日常生活中,焦虑与烦恼很相近,但它们是不同的,主要体现在两个方面:第一,焦虑的内容完全取决于日常生活环境中的变动,没有中心主题,也没有明确的社会倾向;烦恼有明确的对象。第二,焦虑是对未来的可能性的恐惧;烦恼主要是对过去的、已经发生的事后悔或对现状的不满。

焦虑症又称焦虑性神经症,是神经症这一大类疾病中最常见的一种,以焦虑情绪体验为主要特征,主要表现为:无明确客观对象的紧张担心,坐立不安,还有自主神经症状(心悸、手抖、出汗、尿频等)。

（一）老年人焦虑症的临床表现

焦虑症是老年人的一种常见病，主要是老年人担心失去控制和预期危险或不幸的到来，伴有紧张不安、注意力集中困难、记忆力差和精神无法松弛等。具体表现为以下四点。

1. 主观感受　老年人感到恐惧、害怕，对未来可能发生的、难以预料的某种危险或不幸事件的经常担心，甚至出现怕失去控制而发疯或濒临死亡的威胁，注意力不能集中，有失去支持和帮助感。

2. 认识障碍　在急性焦虑发作即惊恐发作时，可出现模糊感，担心即将晕倒，思考较为简单。

3. 行为方面问题　注意力涣散而出现小动作增多，东张西望，坐立不安，甚至搓手顿足，容易激惹，对外界缺乏兴趣，因此造成工作和社交中断。

4. 躯体症状　躯体不适常是老年人焦虑症最初出现的症状，可涉及任何内脏器官和自主神经系统，常有心悸、脉快、胸闷、口干、腹痛、便稀、尿频和大汗淋漓等症状。

（二）焦虑症鉴别诊断的标准

焦虑症的焦虑是原发的，包括焦虑的情绪体验和焦虑的躯体表现，诊断时要参考以下标准。

1. 在过去6个月中的大多数时间里对某些事件和活动过度担心。

2. 个体难以控制自己的担心。

3. 焦虑和担心与下面6个症状中的3个（或更多）相联系，某些症状在过去6个月中经常出现。①坐立不安或者感到心悬在半空中；②容易疲劳；③难以集中注意力；④内心一片空白；⑤易激惹，易紧张；⑥入睡困难、睡眠不稳或不踏实。

4. 焦虑和担心的内容不是其他障碍的特征内容。也就是说，焦虑和担心的内容，不是关于被细菌感染（强迫症）、惊恐发作（惊恐症）、当众出丑（社交恐惧症）、长胖（神经性厌食症）、严重疾病（疑病症）等。

5. 焦虑、担心和躯体症状给个体的社交、工作和其他方面造成有临床显著意义的困难。

老年人焦虑症起初只表现为突出的焦虑情绪，人们往往忽略这种心理疾病，而把原因归结到一些器质性疾病，比如心脏病、糖尿病等。长期累积便会引发焦虑症。焦虑症和焦虑情绪不同，它会导致老年人身体免疫力下降，心情抑郁，深深影响老年人的正常生活。除以上诊断标准外，当老年人包含以下三项特点时，也可基本判断为焦虑症，需及时移送心理专家或精神科来进行专业诊断和治疗，不可延误，防止病情恶化：①焦虑的对象不具体。②动作行为异常。③生理机能下降。

（三）鉴别诊断焦虑症时的注意事项

1. 身体疾病所致焦虑　身体疾病伴发焦虑可见于甲状腺疾病、冠心病、高血压、脑血管疾病等。类惊恐发作可见于甲状腺功能亢进、癫痫等。因此，必须进行相应的神经生理检查，避免误诊。

2. 药源性焦虑　许多药物在中毒、戒断或长期使用后可导致焦虑症。如苯丙胺、可卡因等长期使用，均有可能产生焦虑，应依据服药史进行鉴别。

3. 精神疾病所致焦虑　精神分裂症、抑郁症、创伤后应激障碍等均可伴发焦虑症或惊恐发作。精神分裂症老年人伴有焦虑时，只要发现精神分裂症症状，就不应考虑焦虑症的诊断。当抑郁和焦虑严重程度主次分不清楚时，首先考虑抑郁症的诊断，以免耽误抑郁症的治疗而发生自杀等不良后果。其他神经症伴发焦虑时，焦虑症状不是主要的临床表现。

（四）老年人焦虑症的护理措施。

参见老年人抑郁症的护理措施。

课后习题

1.［判断题］焦虑症和焦虑情绪是相同的，都会导致老年人身体免疫力下降，心情抑郁，严重影响老年人正常生活。（　　）

2.［单选题］老年人焦虑症的临床表现不包括（　　）。

A. 主观感受　　B. 认识障碍　　C. 自杀观念和行为　　D. 躯体症状

3.［单选题］在鉴别诊断焦虑症时应注意的事项不正确的是（　　）。

A. 记忆障碍所导致的焦虑　　B. 精神疾病所导致的焦虑

C. 身体疾病所导致的焦虑　　D. 药源性焦虑

参考答案：1. √　2. C　3. A

三、老年人谵妄

魏阿姨，69 岁，因“头部外伤疼痛 2 h”入院。入院后立即进行头颅 CT 检查，无明显异常，医生诊断为“头部外伤”。当晚无明显诱因出现意识障碍，烦躁不安，胡言乱语，实验室检查无明显异常，诊断为“合并老年谵妄综合征”，给予奋乃静 5 mg 肌内注射缓解，然后用大剂量维生素 C、B 族维生素及高能量合剂静脉滴注，持续 3 d 后精神症状好转，治愈出院后随访 1 年，无任何精神障碍。

请思考：①魏阿姨是什么原因引起的谵妄综合征？②应给予魏阿姨怎样的护理？

谵妄是指一组综合征，又称急性脑综合征，表现为意识障碍、行为无章、没有目的、注意力无法集中。通常起病急，病情波动明显，该综合征常见于老年人。老年人的认知功能下降，觉醒度改变，感知觉异常，日夜颠倒。谵妄并不是一种疾病，而是由多种原因导致的临床综合征。

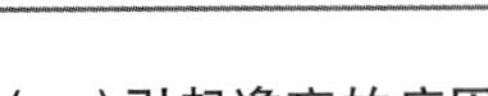

(一)引起谵妄的病因

谵妄是一种常见的神经精神症状,引起谵妄的原因很多,常见的有以下几种。

1. 感染　感染是引起谵妄的常见原因之一,包括肺炎、尿路感染、肠道感染等。

2. 代谢性疾病　代谢性疾病如低血糖、低钠血症、高钙血症等也可能引起谵妄。

3. 脑血管疾病　脑血管疾病如脑梗死、脑出血等可能导致脑部血液供应不足,引起谵妄。

4. 神经退行性疾病　神经退行性疾病如老年期痴呆、帕金森病等可能引起谵妄。

5. 药物不良反应　某些药物如催眠药、抗抑郁药、抗精神病药等可能导致谵妄。

6. 外伤　头部外伤、脊髓损伤等可能导致谵妄。

7. 其他　缺氧、中毒、电解质紊乱等也可能引起谵妄。

需要注意的是,不同病因引起的谵妄症状可能会有所不同,而且症状的严重程度也可能因人而异。

(二)谵妄的临床表现

通常急性或亚急性起病,症状日夜变化大,通常持续数小时或数天,典型的谵妄通常10～12 d可基本恢复,但如果引起谵妄的易感因素与促发因素没有改变,也可达30 d以上或转为慢性谵妄。有些老年人在发病前可表现有前驱症状,如坐立不安、焦虑、激越行为、注意涣散和睡眠障碍等,前驱期持续1～3 d。谵妄的特征表现如下。

1. 意识障碍　神志恍惚,注意力不能集中,以及对周围环境与事物的觉察清晰度的降低等。意识障碍有明显的昼夜节律变化,表现为昼轻夜重。老年人白天交谈时可对答如流,晚上却出现意识混浊。

2. 定向障碍　包括时间和地点的定向障碍,严重者会出现人物定向障碍。

3. 感知障碍　尤其常见,包括感觉过敏、错觉和幻觉。老年人对声、光特别敏感。错觉和幻觉则以视错觉和视幻觉较常见,老年人可因错觉和幻觉产生继发性的片段妄想、冲动行为。情绪紊乱非常突出,包括恐怖、焦虑、抑郁、愤怒甚至欣快等。

4. 记忆力障碍　即刻记忆和近记忆障碍最明显,近记忆力的障碍表现最为明显,早期时尤其对近期的事件难以记忆,表现为注意力不集中,随后开始出现逻辑混乱、记忆力衰退等表现。老年人睡眠-觉醒的周期不规律,可表现为白天嗜睡而晚上清醒的昼夜颠倒现象,好转后老年人对谵妄时的表现基本会遗忘。

(三)谵妄的分类

1. 根据病因分类　谵妄可以分为中毒性谵妄、代谢性谵妄、感染性谵妄、脑源性谵妄等。其中,中毒性谵妄是由中毒引起的,如药物中毒、酒精中毒等;代谢性谵妄是由代谢异常引起的,如肝衰竭、肾衰竭等;感染性谵妄是由感染引起的,如脑膜炎、肺炎等;脑源性谵妄是由脑部疾病或损伤引起的,如脑卒中、脑外伤等。

2. 根据症状分类　谵妄可以分为激越型(或过度活动型)、安静型(或低活动型)、混合型。激越型(或过度活动型)的特点为:活动量的增加、控制活动的能力降低、坐立不安及徘徊。安静型(或低活动型):活动量减少、行为速度减慢、环境识别的能力下降、语量减少、语速下降、疲乏及觉醒度下降或自闭。值得一提的是,安静型谵妄更具有隐蔽性,不容易识别,也很容易被简单地误认为是焦虑、抑郁,从而被忽视或误诊。研究表明,安静型谵妄仍然是严重躯体疾病病理性改变的预兆。

3. 根据病情严重程度分类　谵妄可以分为轻度、中度、重度。轻度谵妄表现为轻微的意识障碍和注意力不集中;中度谵妄表现为明显的意识障碍和注意力不集中,可能伴随着行为异常;重度谵妄表现为严重的意识障碍和注意力不集中,可能伴随着昏迷和抽搐等症状。

(四)谵妄的护理措施

1. 关注生命体征　密切监测老年人的生命体征,包括呼吸、血压、脉搏、体温等指标。

2. 保持环境安静　为老年人创造一个安静、舒适的环境,减少噪声干扰,有助于老年人休息和睡眠。可采取措施如使用耳塞、白噪声机器等。

3. 心理疏导　谵妄老年人常伴有焦虑、恐惧等情绪,护理员应及时给予心理疏导,帮助老年人缓解情绪压力。可采取的方法包括耐心倾听老年人的主诉、给予安慰和鼓励等。

4. 维持正常饮食　保证老年人规律饮食,避免过度饥饿或暴饮暴食,以维持营养均衡。对于无法自行进食的老年人,可采取鼻饲或静脉营养补充。

5. 安全护理　采取措施确保老年人的安全,如使用床栏、避免老年人接触到危险物品等。护理员应加强安全意识,及时发现并处理安全隐患。

7. 观察病情变化　密切观察老年人的病情变化,如意识状态、认知功能、情绪等。

8. 协助康复　针对老年人存在的功能障碍,护理员应给予协助康复治疗,帮助老年人逐渐恢复功能。可采取的方法包括引导老年人进行认知训练、肢体活动等。

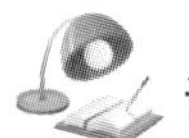

课后习题

1. [判断题]谵妄是由多种原因导致的临床综合征。(　　)

2. [单选题]以下不属于谵妄类型的是(　　)。

A. 安静型　　B. 自杀型　　C. 混合型　　D. 激越型

3. [单选题]谵妄的主要特征是(　　)。

A. 注意涣散　　B. 错觉　　C. 意识障碍　　D. 思维涣散

参考答案:1. √　2. B　3. C

拓展资源

微课

(林蓓蕾　刘新英)

第六章 老年人常见症状护理

学习目标

◆知识目标：了解老年人常见症状的原因；熟悉老年人常见症状的干预措施；掌握老年人常见症状的健康指导方法。

◆技能目标：正确判断影响老年人常见症状的因素并加以改善。

◆素质目标：培养良好的职业习惯，帮助老年人减轻或消除常见症状，使老年人拥有更好的生活。

第一节 老年人视觉障碍

张先生，70 岁，主诉双眼视力逐渐下降，特别是近视力明显受损，且有时出现眩晕感，既往有糖尿病和高血压病史，但目前病情稳定，眼压正常，角膜透明度良好，瞳孔对光反射正常。裂隙灯检查显示双眼晶状体后囊浑浊，晶体核逐渐变混浊，边缘不规整。经眼底镜检查，眼底无明显异常。

请思考：根据张先生的病史、主诉和检查结果，其初步诊断是什么？

视觉障碍是指由先天或后天原因导致，视觉器官的构造或功能发生部分或全部障碍，经治疗仍对外界事物无法做出视觉辨识。

一、老年人视觉障碍的原因

1. 全身性疾病　糖尿病、高血压等。

2. 眼病　青光眼、白内障、黄斑病变等。

3. 老化　老视、视敏度和对比视敏度下降等。

二、老年人视觉障碍的分类和护理

(一) 老花眼

1. 致病原因　随着年龄的增长，眼的晶状体与睫状肌的调节能力下降可导致老花眼。老花眼的初期症状包括远近调节有时间差；近距离工作眼睛易疲倦、不想看小字，严重时甚至头痛、恶心等，最后近距离视物不清，必须把物体拉远才看得清楚。

2. 护理方法　帮助老年人调整营养是预防和减轻老花眼的最好方法。饮食方面，用眼比较多的老年人应在平时多摄食富含维生素 A、B 族维生素的食物，可适当多食具有明目功效食物，如黑豆、黑芝麻、瘦肉、鱼、蛋、牛奶，以及菠菜、胡萝卜、南瓜、核桃、桂圆、荔枝等。

(二) 干眼症

1. 致病原因　干眼症是老年人常见的眼部疾病之一，主要是由泪液的质或量，以及泪液动力学的异常引起的。干眼症的原因非常多，老年人常见的是睑板腺功能障碍、长时间近距离工作，以及患有糖尿病、类风湿关节炎等全身疾病等。

2. 护理方法　注意老年人是否有眼干、眼痒、异物感、烧灼感、容易疲劳等症状，如果存在，不要忽视，及时就诊，进行规范治疗。在日常生活中，可用加湿器适当提高环境的湿度，让老年人少吹风，减少注意力集中的工作等方法，来配合缓解干眼不适。

(三) 爱流泪

1. 致病原因　因为老年人眼皮松弛，肌肉发生退行性改变，这些老年性改变一方面可导致泪小点位置异常，另一方面可使“泵出”功能（泪水流出并不是一个被动的“流出”过程，而是一个主动的“泵”的过程）减退，“出口不利”和“排出无力”是老年人流泪的主要原因。另外，因结膜松弛，导致眼泪不能正常分布和流动而直接排到眼外，也是老年人流泪的一个重要原因。

2. 护理方法　要注意观察老年人在日常生活中表现出的任何不适。也许老年人都比较吃苦耐劳，对于小小的不适可能不会太在意，感觉忍一下就可以了，但如发现老年人眼泪汪汪或经常擦拭眼睛或有明显的迎风流泪等情况时，一定要尽早督促并陪同老年人去医院检查，通过正规的治疗来解除不适。

(四) 白内障

1. 致病原因　白内障是由晶状体浑浊引起的视力下降的一类常见的眼部疾病。白内障虽然可致盲，但是通过手术治疗可以复明。老年人白内障的发生大多与年龄相关,主要由年龄引起的晶状体代谢异常所致。白内障引起的视力下降时是无痛的、渐进的,特别是有近视或远视的老年人,原来配戴合适的眼镜突然变得不清楚了,这也可能是白内障发展的表现。白内障多在更年期前后出现,是由于原来清澈透明的晶状体发生浑浊,光线无法完全穿透而造成视觉模糊。

2. 护理方法　在生活中要留意老年人视力的变化。对于早期白内障可以叮嘱老年人按时滴用治疗白内障的眼药水,来延缓白内障的发展。对于需要手术治疗的老年人,应帮助他们克服心理恐惧,及时进行手术,改善视觉质量,提高生活质量。

(五)青光眼

1. 致病原因　青光眼是一组以视神经损害和视野缺损为共同特征的眼科疾病,确切的病因还不十分明确。老年人自身的眼球发育存在异常及情绪差是诱发因素,还有老年人常过度用眼,比如长时间看报,也会诱发青光眼。青光眼虽然不能治愈,但是可以控制的。首先要了解青光眼的表现:急性闭角型青光眼可以表现出眼睛胀痛、头痛、视物模糊、恶心、呕吐、看灯光周围有彩环、视力骤然下降等明显症状。慢性闭角型青光眼和开角型青光眼,发病非常隐匿,病情发展到一定程度后会出现视物模糊、眼睛酸胀等不适症状。

2. 护理方法　青光眼是一种比较严重的疾病,治疗和护理不当很有可能导致失明。尤其是患有青光眼的老年人,身体不舒服需要服药或输液时,如输入大量的药液,会导致眼压增高,加重青光眼的病情。因此,一定要帮助老年人向医生说明自己是青光眼,以方便医生适当调整输液剂量和用药。另外,青光眼者不宜多饮水,一次饮水不要超过500 mL,每天喝水最好在1.5 L以内。

(六)黄斑病变

1. 致病原因　年龄相关性的黄斑病变是发达地区老年人常见的致盲眼病,随着社会的老龄化,发病率逐渐增高,确切病因不清楚,可能与长期慢性的光损伤、遗传、代谢、营养等因素有关。

2. 护理方法　在日常生活中,如果老年人出现视物变形,视野中有暗点或者视力下降等情况,要考虑到出现眼底病变的可能,一定要到正规的医院检查以明确诊断。目前对于黄斑病变虽然没有非常有效的治疗方法,但是可以通过定期检查,针对不同的病程而采取药物、激光、手术等不同的治疗方法。

三、老年人视觉障碍的健康指导

1. 定期眼科检查　每年一次眼科检查,如有糖尿病、心血管疾病病史的老年人应缩短检查时间。有不适症状尽快检查,明确病因。

2. 配镜指导　根据定期眼科检查的情况,更换适合的眼镜。配镜前要先验光,确定有无近视、远视和散光,然后按年龄和老视的程度增减屈光度,同时考虑平时所习惯的工作距离、适当增减镜片的度数。

3. 滴眼剂的正确使用和保存　使用滴眼剂前清洁双手,用示指和拇指分开眼睑,眼睛向上看，将滴眼剂滴在下睑穹窿内，闭眼，再用示指和拇指提起上眼睑，使滴眼剂均匀地分布在整个结膜腔内；滴药时注意滴管不可触及角膜。

4. 外出活动指导　外出活动尽量安排在白天。在光线强烈时，宜戴太阳镜，从暗处转到亮处时，要停留片刻，待适应后再行走，反之亦然。

5. 合理膳食　多吃含维生素、蛋白质的食物，如瘦肉、鱼、蛋、牛奶、新鲜水果、蔬菜、黑豆和黑芝麻等。

课后习题

[选择题]滴眼药水的正确部位是(　　)。

A. 上睑穹窿部　　B. 下睑穹窿部　　C. 内眦部　　D. 外眦部

参考答案：B

第二节　老年人听觉障碍

案例

王女士，68岁，退休公务员，1年前出现听觉障碍，影响日常生活和工作，现考虑佩戴助听器提高听力。

请思考：需要向王女士做哪些相关佩戴助听器的健康宣教？

听觉障碍是指各种原因导致人听觉困难，听不到或听不清环境声及言语声。

听觉障碍的类型如下。①轻度：听谈话声有困难。②中度：听大声说话有困难。③重度：对着耳朵大声喊只能听到几个词。④极重度：对着耳朵大声喊也听不到任何词。

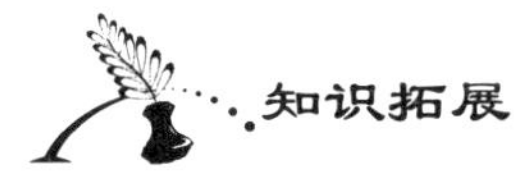
知识拓展

人工耳蜗

人工耳蜗是一种能替代人耳功能的声电转换电子装置。人工耳蜗植入技术是目前能够恢复全聋病人听觉的唯一有效的治疗方法。研究表明，语言形成早期实施人工耳蜗植入术可以帮助重度、极重度耳聋或全聋儿童恢复言语能力。人工耳蜗装置将连接到体外的声电换能器上的微电极经蜗窗插入耳蜗鼓阶内，贴附在耳蜗蜗轴骨壁上，直接刺激神经末梢，将模拟的听觉信息传向中枢，使病人重新感知声响。

人工耳蜗植入后15～30 d开机调频，定期调试至稳定，进行听觉语言康复训练，从环境声、男女声等开始，循序渐进。注意告知病人勿用力擤鼻涕、打喷嚏等，勿剧烈撞击或挤压头部，防止体外部件潮湿，并远离高电压、强磁场等。

老年人听觉障碍多半是应年龄增长而产生的生理退化现象，或由其他外在因素造成听觉器官加速老化所致。老年人听觉障碍发生的年龄大约从50岁开始，有资料指出50～65岁的年龄组中，1/4的人开始出现轻微的听觉障碍，由于刚开始的听觉障碍属于轻度，并非那么明显，所以大家可能不会加以留意，但过了65岁，大约有1/3的人听觉会越来越差，如听不清楚电视声音，尤其常会分不清楚数字10与14，这时才意识到听觉开始退化了。

一、老年人听觉障碍的常见因素和心理变化

(一)老年人存在听觉障碍的常见因素

1. 内在因素　老年人多为典型的老年性重听，重听即听力减退，听音不清，声音重复。通常为感音性（神经性）听觉障碍。同时，高频音损失较多。此外，语音辨识力较差，听得到声音但弄不清楚内容，这不仅与听觉神经有关，与大脑中枢的辨识能力也有关。老化是自然趋势，但由于体质差异，有些人退化的速度却比较慢，活到90岁还是耳聪目明，有些人过了50岁就听不清楚。所以，老年人听力障碍，多与外在因素有关。

2. 外在因素　娱乐、职业一般受环境噪声影响，有些人长期在噪声环境里工作，如长期开车、在机械房工作，长此以往都会造成听觉障碍。

3. 耳部疾病的影响　耳朵的血管非常细小，诸如动脉粥样硬化等血管疾病，也会造成耳部疾病；糖尿病常导致血管病变，因此也容易造成听觉上的障碍。耵聍（俗称耳屎）嵌塞，容易造成耳朵发炎及受伤，耵聍过多也会影响听觉。

(二)心理变化

听觉出现障碍的老年人常发生心理上的问题，像疏离亲友、拒绝社交、孤僻多疑、犹豫压抑、妄想易怒等。个性内向的人，可能会因此变得孤僻，出现疏离及拒绝社交的情形，甚至有些人还会产生被害妄想症，觉得别人在说自己的坏话，或背地设计陷害自己。此外，听觉不好也会造成焦虑，因为与别人无法好好沟通，认为自己越来越缺乏信息量时就会产生焦虑，因此当发生听觉障碍时，需要积极地做好老年人的心理护理。

二、老年人听觉障碍的护理与健康教育

1. 与听觉障碍老年人沟通　面对听觉障碍老年人，在交谈时应特别注意，不要用大呼小叫的方式，应该面对面的地交谈，口齿尽量清晰，即使听不清楚，也可以靠唇型及肢

体语言来辅助了解，而且讲话速度要放慢，一个字一个字地说，音量维持适当，大声说话是没什么用的。交谈也应尽量选择安静处，四周如果过于嘈杂，会影响听觉障碍者的专注度，旁人也尽量不要插嘴。

2. 鼓励听觉障碍老年人扩展社交层面　多参加机体活动，培养兴趣爱好，信赖儿女亲友，慢慢通过助听器的辅助，开拓自己的生活空间，对于自己只有好处，没有坏处，因为如果不积极从事听力的复健与重建，听力不仅容易恶化，更有可能加速老年期痴呆的发生。

3. 提醒老年人不要随便掏耳朵　耵聍具有保护作用，可使耳朵不易受感染，一旦发生感染应及早就医。平日应注意防治全身性疾病，如果有高血压、糖尿病应定期服药，如果高血压及糖尿病控制得宜，听力退化的情况可以明显地减缓。

4. 戒烟限酒　少量的酒可以促进血液循环，但饮酒过多则会造成血管收缩；同样的，烟草也会导致血管收缩，影响血液循环，进而影响听觉，所以应该戒烟限酒。

5. 保持平稳的情绪　要避免情绪激动，激动会造成全身血压上升，不但影响听觉，也容易对心血管造成伤害。平常饮食应尽量正常，配合适当的运动，以保持身体状况良好。

6. 环境与药物　避免噪声环境及耳毒性药物的影响。

7. 配戴助听器的相关事项

（1）配戴助听器的适应证：由专业医师进行全面的检查，根据听觉损害的程度，选择合适的助听器，不可随意自选配戴，以免损伤残存听力。具有中、重度感觉神经性耳聋，精神及身体状况较好，语言分辨率较高的老年人适合配戴助听器。

（2）配戴时间及调整：首先掌握助听器的各种开关的功能。适应期 3 ~ 5 个月。适应期内音量尽量要小，2 ~ 3 个月后重新调整音调和各种控制装置。初戴时每天配戴 1 ~ 2 h，数天后逐渐延长配戴时间，而且上、下午应分开，待完全适应后再全天配戴。

（3）对话训练：开始时先在安静的环境中训练听自己的声音，适应后练习听电视或收音机播音员的讲话，逐步收听其他节目，然后开始在安静环境下一对一地进行对话训练，适应后可进入较多人的环境中进行练习，最后在嘈杂环境中听较多人说话。

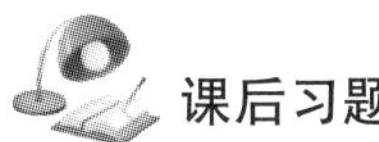

课后习题

[选择题]老年人听觉障碍的健康教育内容不正确的是（　　）。

A. 避免使用对耳有毒性的药物　　B. 避免长期的噪声刺激

C. 根据老年人的喜好选戴助听器　　D. 定期进行听觉检查及治疗

参考答案：C

第三节　老年人骨质疏松症

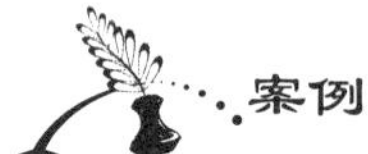

丁爷爷，68 岁，退休在家，有腰腿痛十余年，未曾就医治疗。近十年来体重明显增加，致活动不便。3 h 前跌倒后髋部剧痛、肿胀，不能活动，被家属抬入病房。

请思考：①如何正确搬运丁爷爷？②如何帮助丁爷爷制定肢体功能锻炼方案？

骨质疏松症（osteoporosis，OP）是一种以骨量减少，骨组织的微结构破坏为特征，导致骨脆性增加，并易发生骨折的全身性代谢性疾病。

一、老年人骨质疏松症的原因

原因目前还不清楚，一般认为骨质疏松症的发生通常是遗传、激素、营养、生活方式和环境因素相互影响的结果。

1. 遗传因素　多种基因的遗传变异被证实与骨量调节相关。

2. 体内性激素水平下降　性激素在骨生成维持骨量方面起重要的作用。雌激素缺乏使骨细胞功能增强，骨丢失加速，是女性绝经后骨质疏松症的主要原因。

3. 营养因素　钙是骨质中最基本的矿物质成分。由于机体老化，导致消化功能减退，钙、磷吸收减少使血钙下降，人体就会动员骨钙，导致骨质疏松症；饮食中维生素 D 不足，也会影响骨骼代谢。

4. 生活方式　运动是刺激骨形成的基本方式，而老年人运动减少，运动强度也下降，易发生骨质疏松症。另外，吸烟、酗酒，高蛋白质、高盐饮食，大量饮用咖啡，光照减少等均影响骨的形成，是骨质疏松症的危险因素。

二、老年人骨质疏松症的分型

骨质疏松症分为以下两型。

1. 原发性骨质疏松症　分为三型：绝经后骨质疏松症（Ⅰ型）、老年性骨质疏松症（Ⅱ型）和特发性骨质疏松症（包括青少年型）。

2. 继发性骨质疏松症　是由任何影响骨代谢疾病和（或）药物及其他明确病因导致的骨质疏松症，如内分泌代谢疾病、血液病、胃肠道疾病等。

老年性骨质疏松症属于原发性骨质疏松症，是机体衰老后在骨骼方面的一种特殊表现,是老年人的常见疾病,如果不采取干预措施,几乎所有的老年人都会出现不同程度的骨质疏松症。

三、老年人骨质疏松症的诊断与评估

骨质疏松症的诊断主要依靠骨密度测量和骨质量评估。

1. 骨痛和肌无力　是 OP 出现较早的症状,表现为腰背疼痛或全身骨痛,疼痛为弥漫性,无固定部位,于劳累或活动后加重,负重能力下降或不能负重。

2. 身长缩短　骨质疏松症非常严重时,可因椎体骨密度减少导致脊椎椎体压缩变形,每个椎体缩短 2 mm,身长平均缩短 3 ~6 cm,严重者伴驼背。

3. 骨折　是导致老年人骨质疏松症活动受限、寿命缩短的最常见和最严重的并发症。常因轻微活动或创伤而诱发,如打喷嚏、弯腰、负重、挤压或摔倒等。多发部位在腰椎和股骨上端。脊柱压缩性骨折可导致胸廓畸形,使肺活量、肺最大换气量下降,心血管功能障碍,引起胸闷、气短、呼吸困难,甚至发绀等表现。

四、老年人骨质疏松症的治疗与预防

骨质疏松症的治疗主要包括药物治疗和非药物治疗。药物治疗主要包括钙剂、维生素 D、抗骨吸收药物等;而非药物治疗则包括运动锻炼、物理治疗、饮食调整等。预防骨质疏松症的方法包括保持健康的生活方式,如戒烟、限制饮酒、适当运动、合理饮食等。此外,定期进行骨密度测量和骨质量评估也是预防骨质疏松症的重要手段。

五、老年人骨质疏松症的护理方法

1. 休息与活动　根据老年人病情,在医生、护士的指导下适量活动,对能运动的老年人,应经常作规律的轻度负重锻炼,以增加和保持骨量。对活动受限的老年人,要维持关节的功能位,加强肌力锻炼,同时注意全关节活动锻炼。

2. 饮食护理　必须保证老年人每天有一定量的钙和维生素 D 的摄入,因此要鼓励老年人多摄入乳制品、豆制品、芝麻酱、海带、虾米等含钙丰富的食物,以及蛋、肝、鱼肝油等含维生素 D 丰富的食物。此外还要补充足够维生素 A、维生素 C 及含铁的食物,以利于钙的吸收。同时,可适量摄入蛋白质及脂肪,戒烟酒,避免摄入过多的咖啡因。

3. 减轻或缓解疼痛　为减轻疼痛,可使用硬板床,取仰卧位时,在腰下垫一薄枕。也可通过热水浴、按摩、擦背以促进肌肉放松。同时,也可应用音乐疗法、冥想、暗示等方法缓解疼痛。对疼痛较严重的老年人,可遵医嘱给予镇痛剂或肌肉松弛剂镇痛。若并发骨折,应采取牵引或选择外科手术来缓解疼痛。

4. 用药护理　碳酸钙、葡萄糖酸钙等空腹服用效果最好,注意不可与绿叶蔬菜一起服用,以免形成钙螯合物而减少钙的吸收;同时要增加饮水量,以增加尿量,预防泌尿系统结石和便秘;使用降钙素时要观察有无低血钙和甲状腺功能亢进的表现;服用维生素 D 的过程中要检测血清钙和肌酐的变化;对于使用雌激素治疗的老年女性,要定期进行妇科检查和乳腺检查，注意阴道出血情况，若反复出血应减少用量，甚至停药。双膦酸盐对消化道黏膜有刺激作用，应晨起空腹服药，用200～300 mL开水送服，不可咀嚼或吸吮药片，服药30 min内不能进食或喝饮料，也不能平卧，而应采取立位或坐位，以减轻对食管的刺激。

5. 心理护理　找出老年人焦虑的根源，有针对性地给予指导，让老年人适应自己的角色与责任，适应自我形象的改变。做好心理疏导工作。老年人常有不服老或不愿麻烦他人的心理，常自己独立处理日常生活事件，因此要多做健康教育，使其了解自己的健康状况和活动能力，做力所能及的事，以免造成骨、关节与肌肉损伤。骨折后长时间卧床会使老年人变得消极，甚至产生悲观情绪，要经常安慰老年人，鼓励老年人树立战胜疾病的信心。

六、老年人骨质疏松症的健康指导

1. 健康教育　提供有关的书籍、图片和影像资料，讲解骨质疏松症发生的原因、表现、辅助检查及治疗方法。

2. 运动指导　指导每日适当运动和进行户外日光照晒。在活动中防止跌倒，避免过度用力，也可通过辅助工具协助完成各种活动。

3. 饮食指导　提供每天的饮食计划单，学会各种营养素的合理搭配，尤其要指导老年人多摄入含钙及维生素D丰富的食物。

4. 用药指导　指导老年人服用可咀嚼的片状钙剂，且应在饭前1 h及睡前服用，钙剂应与维生素D同时服用。教会老年人观察各种药物的不良反应，明确各种不同药物的使用方法及疗程。

5. 康复训练　康复训练应尽早实施，在急性期应注意卧、坐、立姿势，卧位时应平卧、低枕、背部尽量伸直，坚持睡硬板床；坐位或立位时应伸直腰背，收缩腰肌和臀肌，增加腹压。在慢性期应选择性地对骨质疏松症好发部位的相关肌群进行运动训练，如通过仰卧位抬腿动作做腹肌训练，采用膝手卧位做背肌训练等。同时可配合有氧运动增强体质，通过翻身、起坐、单腿跪位等动作训练维持和增加老年人的功能水平。

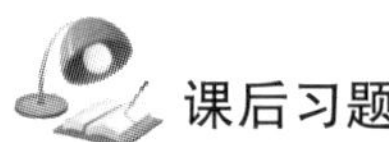

课后习题

1.［单选题］骨质疏松症最大的危害是（　　）。

A. 骨折　　B. 骨痛　　C. 骨骼畸形　　D. 便秘

2.［单选题］通常的骨质疏松症骨折发生在（　　）等部位。

A. 脊柱　　B. 髋部　　C. 桡骨　　D. 以上都是

参考答案：1. A　2. D

第四节　老年人慢性疼痛

崔大爷,68 岁,因肺腺癌行 5 周期化疗后,左侧髂腰部疼痛加重,既往有腰椎间盘突出病史 10 年。

请思考:①针对崔大爷的疼痛,如何准确使用疼痛评估尺?②对崔大爷疼痛的健康宣教有哪些?

慢性疼痛(chronic pain)定义为持续 1 个月以上(既往定义为 3 个月或半年)的疼痛,可引起情绪和心理紊乱,严重影响病人的生活质量。慢性疼痛普遍存在于老年人群中,也是老年人的一项重大健康问题。

一、老年人慢性疼痛的原因

1. 软组织损伤　如肌肉劳损、韧带拉伤等。
2. 关节病变　如关节炎、颈椎病等。
3. 神经病变　如神经炎、坐骨神经痛等。
4. 血管病变　如血管炎、静脉曲张等。
5. 消化系统病变　如胃炎、胃溃疡等。
6. 其他病变　如心理因素引起的疼痛、癌症等。

二、老年人慢性疼痛的类型

1. 酸痛　如肌肉酸痛、关节酸痛等。
2. 刺痛　如神经痛、三叉神经痛等。
3. 胀痛　如血管性头痛、眼部胀痛等。
4. 痉挛痛　如肠痉挛、肌肉痉挛等。
5. 牵涉痛　如心绞痛、阑尾炎等。
6. 隐痛　如胃炎、肠炎等。
7. 其他　如电击样疼痛、灼烧样疼痛等。

三、老年人慢性疼痛的评估

1. 健康史　详细询问慢性疼痛的部位、性质、程度、发作规律和诱发因素及伴随症状。询问目前正在使用的治疗方法、加重或缓解因素等。询问用药史,包括过去和目前所用的镇痛剂。

2. 身体状况

(1)一般状况的评估:疼痛生理反应表现为血压升高、心率加快、呼吸频率增加、出汗、面色苍白、肌紧张、恶心呕吐,严重时出现疼痛性休克。

(2)重要脏器的评估:是否有高血压、高脂血症、重要脏器功能情况的改变等。

(3)运动系统检查:疼痛与脊柱、肌肉等受到损伤或病变有关,相应的检查可使疼痛再现,以帮助明确原因。

(4)神经系统检查:检查是否有运动、感觉、自主神经功能障碍和神经损伤的体征。

(5)内脏器官检查:根据老年人症状采用相应的检查方法,如墨菲征阳性则提示有急性胆囊炎的可能。

3. 辅助检查　使用疼痛量表,以便对老年人疼痛做定量评估。

(1)视觉模拟疼痛量表(visual analogue scale,VAS):是使用一条长 10 cm 的游动标尺,一面标有 10 个刻度,"0"表示无痛,"10"代表难以忍受的剧烈疼痛(图 6-4-1)。让老年人在标尺上标出能代表自己疼痛程度的相应位置。

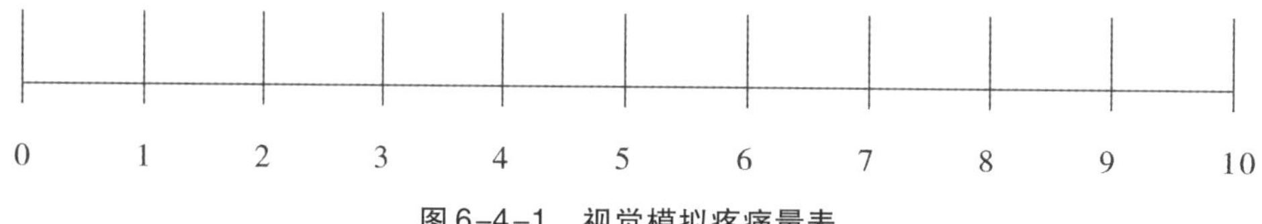

图 6-4-1　视觉模拟疼痛量表

0~2:表示舒适;3~4:表示轻度不舒适;5~6:表示中度不舒适;7~8:表示重度不舒适;9~10:表示极度不舒适。

(2)面部表情疼痛量表(face ratingscale,FRS):用面部表情图片代表不同强度的疼痛,最左边的表示无疼痛,最右边的表示最严重的疼痛(图 6-4-2)。疼痛评估时要求老年人选择一张最能表达其疼痛程度的脸谱。此方法没有特定的文化背景或性别要求,易于掌握。

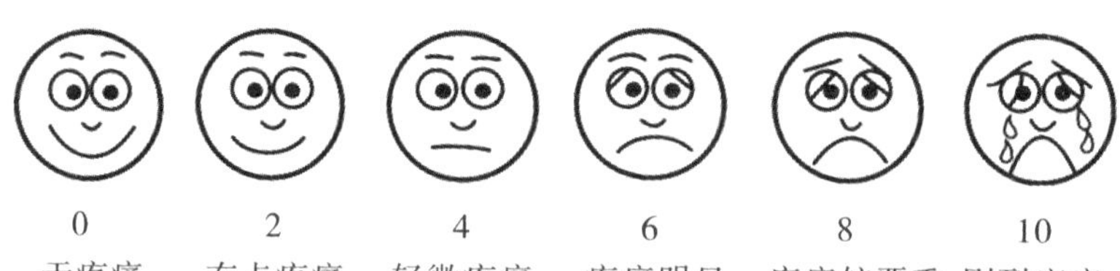

图 6-4-2　面部表情疼痛测量表

每个表情脸谱对应的疼痛严重程度说明越靠左的表情疼痛越轻,越靠右表情疼痛越严重。请老年人选择 1 种最能代表目前疼痛感受的表情脸谱。

(3)口述描绘评分(verbal rating scale,VRS):采用形容词来描述疼痛的强度。0= 没有疼痛,1=轻度疼痛,2=引起烦恼的疼痛,3=重度的疼痛,4=可怕的疼痛,5=极度疼痛。VRS 也可用于疼痛缓解的评级法。

(4)疼痛日记评分法(pain diary scale,PDS):PDS 也是临床上常用的测定疼痛的方法。由老年人、家属或护理员记录每天各时间段(每 4 h 或 2 h,或 1 h 或 0.5 h)与疼痛有关的活动,其活动方式为坐位、行走、卧位。在疼痛日记表内注明某时间段内某种活动方式,使用的药物名称和剂量。疼痛强度用 0 ~ 10 的数字量级来表示,睡眠过程按无疼痛记分(0 分)。此方法简单、真实可靠,便于比较及发现老年人的疼痛与生活方式、疼痛与药物用量之间的关系等。

四、老年人慢性疼痛的用药护理

1. 药物镇痛　慢性疼痛的治疗药物主要包括非甾体抗炎药、阿片类药物、抗抑郁药、抗焦虑药与镇静催眠药等。因老年人多以慢性疼痛多见,因此镇痛时最好选择长效缓释剂。

(1)非甾体抗炎药:是适用于短期治疗炎症性关节疾病(痛风)和急性风湿性疾病(风湿性关节炎)的主要药物。对乙酰氨基酚是用于缓解轻至中度肌肉骨骼疼痛的首选药物。

(2)阿片类药物:阿片类镇痛剂适用于急性疼痛和恶性肿瘤引起的疼痛。阿片类药物对老年人的镇痛效果好,但老年人常因间歇性给药而造成疼痛复发。阿片类药物的不良反应有恶心、呕吐、便秘、镇静和呼吸抑制,用药过程中注意观察和处理。

(3)抗抑郁药:抗抑郁药除了抗抑郁效应外,还有镇痛作用,可用于治疗各种慢性疼痛。此类药包括三环类抗抑郁药,如阿米替林和单胺氧化酶抑制剂。

(4)外用药:临床上常用多瑞吉止痛贴(芬太尼透皮贴剂)等外用镇痛,适用于不能口服的老年人和已经应用大剂量阿片的老年人。

(5)其他药物:曲马多主要用于中等程度的各种急性疼痛和手术后疼痛,由于其对呼吸抑制作用弱,适用于老年人的镇痛。

2. 非药物镇痛　可减少镇痛剂的用量,改善老年人的健康状况。作为药物治疗的辅助措施,非常有价值。但是非药物镇痛不能完全取代药物治疗。冷热疗法、按摩、放松疗法、音乐疗法均为有助于减轻疼痛的方法。

五、老年人慢性疼痛的控制措施与护理

1. 参加活动　组织老年人参加有兴趣的活动,能有效地转移其对疼痛的注意力。

2. 松弛疗法　简单的松弛技术如深呼吸、腹式呼吸等。音乐、按摩等也是能达到松弛目的的方法。

3. 运动锻炼　根据病情鼓励老年人适当运动,并选择合适的锻炼项目。运动锻炼可以减缓骨质疏松症的进程,帮助恢复身体的协调和平衡,在改善全身状况的同时,可调节情绪,振奋精神,缓解抑郁症状。

4. 心理护理　缓解老年人慢性疼痛,心理护理尤为重要。首先,护理员应与老年人建立良好的关系,多关心老年人,使他们感到温暖,觉得护理员值得信赖,达到情绪稳定、精神放松的状态,增强对疼痛的耐受性。

六、老年人慢性疼痛的预防保健

由于老年人机体退行性病变、各种慢性疼痛的顽固性，老年人慢性疼痛持续时间长，复发率高，住院期间的治疗仅仅是一个阶段的完结，为防止疾病进一步发展、复发，需要老年人长期进行预防保健和对症治疗，日常生活中尽量避免受凉、劳累，注意饮食，改变不良生活习惯，保持精神愉快，避免精神刺激，加强相应的功能锻炼，以达到最好的远期效果。

临床常见的慢性疼痛预防保健包括以下内容。

1. 肩关节周围炎　急性期或早期最好对病肩采取一些固定和镇痛的措施，慢性期以功能锻炼为主，可采用前后摆动练习、回旋画圈运动爬墙、梳头及选用适当的保健枕、头枕双手等，可根据具体情况选择交替锻炼，每天 3 ~5 次，一般每个动作进行 30 次左右。

2. 腰椎间盘突出症　术后以卧床休息为主，2 ~3 周内应佩戴腰围下地，避免弯腰提重物，选择适合个人的腰背肌锻炼方式，可概括为腰部锻炼“10 字经”，即利用门框或单杠等物进行悬垂锻炼、撑腰锻炼、拱腰锻炼、倒走锻炼、多角度不同方位的腰部运动、下蹲锻炼、腰部后伸锻炼、按摩肾俞穴(腰眼)、腰部保暖、腰部保护。注意动作轻柔舒缓，力度适中。

3. 骨性关节炎　控制体重，减轻关节负担，尽量少上下楼梯、少登山、少久站、少提重物，避免膝关节的负荷过大而加重病情。

4. 三叉神经痛　进易消化软食，注意口腔卫生，使用软牙刷或漱口液漱口，说话、刷牙、洗脸动作宜轻柔，以免诱发扳机点而引起疼痛。

5. 带状疱疹后遗神经痛　重点在于带状疱疹急性期进行及时和彻底的治疗，急性期除抗病毒治疗外需积极采取各种方法控制疼痛，阻断其向慢性期迁延。

课后习题

[单选题]慢性疼痛是指(　　)。

A. 持续 3 个月以上，可在原发疾病或组织损伤愈合后持续存在

B. 持续 1 个月以上，可在原发疾病或组织损伤愈合后持续存在

C. 持续 2 个月以上，可在原发疾病或组织损伤愈合后持续存在

D. 持续 6 个月以上，可在原发疾病或组织损伤愈合后持续存在

参考答案:A

第五节　老年人功能性便秘

赵爷爷,75 岁,丧偶,子女均为大学文化,均在外地工作。退休前为公务员。平日里除外出购物外,不爱活动,大部分时间在家看书、看报或看电视节目。喜欢食肉类,嗜好辛辣,不爱吃蔬菜。最近一次体检是 1 个月前。检查结果显示,血脂偏高,无其他异常。最近一段时间,赵爷爷自觉排便困难,每周排大便 2 ~3 次,粪便干硬,自己曾到社区药房购买酚酞片服用,但效果不佳,食欲略有减退,故前来就诊。

请思考:①赵爷爷排便出现了什么问题? ②针对赵爷爷出现的问题,应如何进行护理?

功能性便秘是一种功能性肠病,在成人中的患病率约为 20%,在老年人中更加常见,它极大地影响了老年人的生活质量,并且增加了社会及经济负担。

功能性便秘的定义:功能性便秘是临床上常见的消化系统疾病之一,在老年和女性人口中的患病率较高,是一种(组)临床症状,可表现为排便次数少、排便困难、排便不尽感,排便时紧张感,排便时肛门直肠阻塞感,需要协助排便的辅助手段。排便次数减少指每周排便<3 次。慢性便秘的病程应≥6 个月。

便秘时,粪便长时间积聚在肠道内,不能及时地排出,刺激肠壁黏膜发生病变;另外,可导致毒素大量吸收,严重影响着人们的生活质量。主要表现在以下几个方面。

1. 消化系统　可导致老年人出现食欲减退、腹部胀满、嗳气、口腔溃疡、口苦、口臭、肛门排气多等表现。粪便长时间在肠内停留,水分被较多地吸收,粪便干硬,用力排便会导致肛裂、痔疮等。另外肠壁长期受粪便刺激,增加了其癌变的发生率。

2. 心血管系统　会诱发下肢静脉曲张、心绞痛、心肌梗死、脑出血、颅内压增高,甚至脑疝等。

3. 神经系统　大量毒素吸收入血可导致老年人出现记忆力下降、注意力不集中、思维迟缓等。

4. 皮肤　长期便秘可致皮肤色素沉着,面色灰暗。

一、老年人功能性便秘的原因

1. 饮食因素

(1)摄入的食物过少,产生的粪便过少,肠内容物不足以刺激正常的肠蠕动而引起便秘。

(2)饮食过于精细少渣,长期缺乏膳食纤维。

(3)液体摄入量过少,使得粪便在肠道内移动缓慢,水分被过度吸收,大便干燥。

2. 习惯因素

(1)部分老年人因工作因素,不能在有便意时及时排便,久而久之导致排便不畅。

(2)部分老年人因在排便的同时做一些其他的事,如看报、看小说、听音乐等,无意识地抑制排便,造成排便反射感觉降低。

3. 活动因素　活动量过少,使肠蠕动缓慢,肠内容物通过时间延长,肠内水分被过度吸收,粪便干硬,通过更加受阻,从而导致恶性循环。

4. 社会心理因素　惊恐、情绪紧张或注意力高度集中等会使便意消失,抑郁和焦虑的老年人也常伴有胃肠功能障碍,导致便秘。

5. 药物因素　长期服用泻药、灌肠等也可引起肠壁神经麻痹,导致便秘的发生。抗精神病药物,具有抗胆碱能及镇静的作用,可减少胃肠道分泌,抑制胃肠蠕动而导致便秘。此类药物有氯氮平、氯丙嗪、氟哌啶醇、舒必利、奋乃静等。

6. 疾病因素　老年人患有结肠炎、脑血管疾病、脊髓损伤等疾病,会使活动受限,肠蠕动减慢而致便秘。生活完全不能自理,需要喂食、喂水者均容易出现便秘。

二、老年人功能性便秘的预防

1. 足够的膳食纤维摄入　应有充足的膳食纤维的摄入($\geqslant$25 g/d),富含膳食纤维的食物常口感较差,且老年人口腔咀嚼功能减退,难以下咽,应通过烹调工艺(细切、粉碎、调味等)制作成细软可口的食物。膳食纤维包括可溶性膳食纤维和不溶性膳食纤维,含可溶性纤维比例较高的食物细滑、口感较好,还可以作为肠道菌群的底物。鲜、嫩的蔬菜瓜果富含可溶性纤维、维生素和水分,应成为慢性便秘老年人膳食的重要组成部分。

2. 足够的水分摄入　老年人应养成定时和主动饮水的习惯,不要在感到口渴时才饮水,每天的饮水量以 1 500～1 700 mL 为宜,每次 50～100 mL,推荐饮用温开水或淡茶水。

3. 合理运动　散步、拳操等形式不限,以安全(不跌倒)、不感觉劳累为原则。避免久坐,对卧床病人,即便是坐起、站立或能在床边走动,对排便都是有益的。

4. 建立正确的排便习惯　培养良好的排便习惯,与老年人共同制定按时排便表,利用生理规律建立排便条件反射,每天定时排便。结肠活动在晨醒、餐后最为活跃,建议老年人在晨起或餐后 2 h 内尝试排便,排便时集中注意力,不看书、不听广播。

5. 规范用药　便秘通过调整改善生活方式后仍得不到缓解,应及时就诊,在医生的指导下使用通便药物。

三、老年人功能性便秘的护理及生活照护

1. 饮食指导　指导老年人采取合适的饮食习惯,平时注意荤素搭配。多进食膳食纤维丰富的食物,促进肠蠕动,从而缓解、预防便秘,如香蕉、火龙果、芹菜、韭菜、麦片、玉

米、茄子等。少食辛辣、刺激性的食物。对体重正常、血脂正常的老年人,可指导其多吃含油性食物,多食黑芝麻、蜂蜜及植物油等食物,以润滑肠道,稀释粪便,促进粪便的排出。多饮水,每天水的摄入量应达到 2 000 ~ 3 000 mL。

2. 运动疗法　指导老年人每天坚持做适量的运动,如散步、慢跑、打太极拳等,可促进肠蠕动和增加肌张力,避免久坐。

3. 养成良好的排便习惯　在早晨起床后或者早餐后如厕。无论有无便意,都应按时如厕。

4. 合理使用药物　老年人要在医生的指导下使用通便药物,切不可自行用药。应尽量避免口服硫酸镁、蓖麻油、番泻叶等强刺激性泻药,以免导致腹泻,造成水电解质紊乱。服用容积性泻药时需饮水 2 500 mL。温和的口服泻药多在服药后 6 ~ 10 h 发挥作用,故宜在睡前 1 h 服用。通便药物对人体有一定的不良反应,不宜长期服用。个体对药物的敏感程度不同,不要因短时间内未排便而追加剂量,容易引起腹泻,危害健康。心脑血管疾病者不能用力排便,发生便秘时应及时给予物理或药物治疗,避免诱发心肌梗死或心力衰竭。

5. 腹部按摩　清晨和晚间排尿后取屈膝仰卧位,放松腹肌,在距脐周 3 cm 处用手在腹部进行顺时针按摩。双手示、中、环指重叠沿结肠走向(自右下腹向上至右上腹,横行至左上腹再向下至左下腹,再回到右下腹)环形按摩推揉,促进肠蠕动,以利排便。每天数次,每次按摩 10 min 左右。

6. 心理护理　对因社会心理因素引起的老年便秘者,可指导其做一些放松运动,如瑜伽等。房间内居住 2 人以上者,可在床单位间设置屏风或隔帘,便于满足老年人的排泄等需要。照顾老年人排泄时,只对其不能独立完成的部分进行协助,不要一直在旁守候,以免老年人紧张而影响排便。老年人排便时不要催促,以免引起并加重其焦虑和紧张的情绪。因此,应有针对性地做好精神疏导和心理护理工作。

四、老年人预防便秘六字诀

1. “水”　当日烧开后自然冷却的温白开水每天至少要喝 8 ~ 10 杯,或饮决明子茶、绿茶。

2. “软”　需摄入熟、软的食物,有利于消化、吸收及肠道排泄。

3. “粗”　常吃富含膳食纤维的食物,如谷类、薯类、丝瓜、菠菜、海带、西红柿、苹果、香蕉等,每天适当选择几种食物搭配食用。

4. “排”　定时(早晨)排便,便后用温水清洗肛门及会阴部,保持清洁。

5. “动”　适度运动,每天早、晚慢跑或散步,促进胃肠道蠕动。另外,早晚各做一次腹式呼吸。

6. “揉”　每天早晚及午睡后,双手相叠揉腹,促进腹腔血液循环,使大便顺畅排泄。

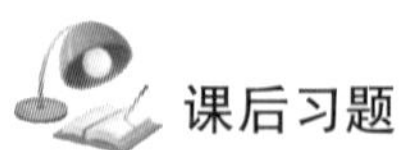
课后习题

[多选题]有关老年人功能性便秘的预防以下描述中,正确的是(　　)。

A. 足够的膳食纤维摄入　　B. 足够的水分摄入

C. 合理的运动　　D. 建立正确的排便习惯

E. 规范用药

参考答案:ABCDE

第六节　老年人尿失禁

尿失禁是指由于膀胱储尿和排尿功能失常,使老年人间断或持续性不自主的尿液经尿道流出的现象。尿失禁可发生于各年龄段,但老年人更为常见,老年人中发生率可高达25%,女性发病率高于男性。老年人因泌尿系统退行性改变、感染、肿瘤、结石,以及糖尿病、盆底肌肉韧带松弛致膀胱尿道括约肌张力减低等原因出现尿失禁。大部分老年人神志清醒,尿失禁让他们感到自卑。尿失禁病程长,可反复出现,护理不当易导致皮肤完整性受损,增大感染机会,进而导致尿路感染、湿疹、抑郁症等并发症。

一、老年人尿失禁的分类及表现

1. 充溢性尿失禁　充溢性尿失禁(假性尿失禁)是下尿路有较严重的机械性(如前列腺增生)或功能性梗阻引起尿潴留,当膀胱内压上升到一定程度并超过尿道阻力时,尿液不断地自尿道中滴出。该类老年人的膀胱呈膨胀状态。

2. 真性尿失禁　真性尿失禁是由完全的上运动神经元病变引起,排尿依靠脊髓反射,导致老年人不自主地间歇性排尿(间歇性尿失禁),排尿没有感觉。

3. 急迫性尿失禁　急迫性尿失禁可由部分性上运动神经元病变或急性膀胱炎等强烈的局部刺激引起,老年人有十分严重的尿频、尿急症状,由于强烈的逼尿肌无抑制性收缩而发生尿失禁。

4. 压力性尿失禁　压力性尿失禁是当腹压增加时(如咳嗽、打喷嚏、上楼梯或跑步时)即有尿液自尿道流出。引起该类尿失禁的病因很复杂,需要做详细检查。

二、老年人尿失禁的护理

1. 监控与观察　每日排尿监控是尿失禁管理中重要的环节,老年人因各器官功能减退,在进行自我监控中可能存在困难,护理员应做好其监控与观察。注意其主诉并观察尿液情况:发现尿液混浊、沉淀、有结晶时,应及时处理。

2. 皮肤护理　保持老年人局部皮肤及床铺清洁干燥,经常用温水清洗会阴部皮肤,勤换衣裤、床单、尿垫等;根据皮肤情况,定时按摩受压部位,防止压疮发生。

3. 用药管理　熟悉尿失禁老年人所用药物的类型、剂量、用药方式、不良反应,若出现不良反应应及时处理。因老年人记忆力减退,应及时提醒和督促老年人正确服药,防止药物意外事件发生。

4. 尿液管理　根据各自的特点采用合适的人工接尿法,如女性老年人可用女式尿壶紧贴外阴部接取尿液;男性老年人可用尿壶接尿。必要时使用接尿装置引流尿液。

(1)应用保鲜袋的男性老年人,要保持会阴皮肤清洁、干燥,预防尿湿疹的发生。排尿后及时更换保鲜袋,每次更换时用温水清洁会阴部皮肤、龟头包皮、阴茎等处的尿液及污垢。

(2)应用接尿器的老年人使用前需洗净会阴,保持局部的清洁干燥。接尿器经常冲洗晾干,在阴凉清洁、通风干燥的室内存放。

(3)使用纸尿裤:更换纸尿裤时,将纸尿裤大腿内、外侧边缘展开,防止侧漏。根据老年人的胖瘦情况选择适宜尺寸的纸尿裤。老年人如使用纸尿裤,每次更换或排便后应使用温湿毛巾擦拭或清洗会阴部,减轻异味,保持局部皮肤清洁干燥。当老年人患有传染性疾病时,纸尿裤应放入医用黄色垃圾袋,作为医疗垃圾集中回收处理。

(4)行留置导尿术:长期尿失禁的老年人可行留置导尿术。①尿袋应定期更换,更换的周期可参照不同类型尿袋的使用说明。②更换时应注意观察尿液的性状、颜色和尿量。③保持导尿管通畅,避免受压、扭曲、返折、阻塞导致引流不畅。④妥善固定尿袋,随时观察尿管有无脱出、漏尿等情况。⑤更换尿袋时应避免污染。⑥注意观察留置导尿管接触部位的皮肤,如发现局部有红肿、破溃等情况应及时请示医护人员。⑦定时夹闭尿管和引流尿液,维持膀胱正常功能,一般每 3 ~ 4 h 引流尿液 1 次。特殊情况,如老年人有便意或下腹部胀痛时,应立即打开尿管引流尿液。

5. 饮食指导

(1)尿失禁老年人应少吃含咖啡因的食物,有助于改善尿失禁的情况,特别是睡前应禁止饮食含咖啡因的食物,以减少夜间小便量;保持大便通畅,多吃蔬菜及粗纤维食物,如谷、麦、豆类等,饮用适量水分;避免刺激膀胱的食物,防止便秘。

(2)为尿失禁老年人提供良好、均衡的饮食,保证足够热量、蛋白质和液体摄入,可增强机体的抵抗力。

6. 重建正常的排尿功能

(1)摄入适量的液体:每日的液体摄入量应该适量,摄入液体量过多如超过 3 000 mL,可导致尿量增加,排尿频繁,增加了发生尿失禁的危险性。晚上 8 点以后尽量不再饮水,以减少夜尿的次数,以免影响老年人休息。

(2)膀胱功能训练:是通过逐渐延长排尿的间隔时间来增加功能性膀胱容量,减少尿失禁的频率。向老年人说明膀胱功能训练的目的、训练方法和需要时间,取得配合。观察排尿反应,合理安排排尿时间,定时使用便器,使老年人建立规律的排尿习惯,促进排尿功能恢复。膀胱功能训练开始时,白天可让老年人每 1 ~ 2 h 使用便器一次,夜间每 4 h 使用便器一次,以后逐渐延长间隔时间,逐渐恢复膀胱功能。使用便器时,指导老年人用手按摩膀胱,促进排尿,注意用力要适度。

(3)盆底肌肉训练:指导老年人进行盆底肌肉的锻炼,以增强控制排尿的能力。具体方法为:老年人取站立位、坐位或卧位,试做排尿动作,先慢慢收缩盆底肌,再缓慢放松,每次 10 s,连续 10 遍,每日练习 5 ~ 10 次,以不感觉疲乏为限。如病情许可,鼓励老年人做抬腿运动或下床走动,以增强腹部肌肉张力。

(4)如厕训练:如厕训练对于认知或活动能力减退的老年人是有效的代偿方法。训练方法:对认知障碍、语言功能障碍或记忆力受损忘记如厕的老年人提醒其按时如厕,可以使用闹钟定时提醒,即每天都按规定的时间去排尿,如餐前 30 min、晨起或睡前;并根据具体情况适当调整;对于一些老年期痴呆老年人,厕所门的颜色与周围环境的颜色对比要明显,建议使用鲜艳颜色,厕所标志要大,尽量不要使用文字,而是使用图片,如画一个大大的坐厕。光线充足,以满足老年人的视觉需要,吸引老年人的注意力,以免老年人因为忘记了厕所的位置,寻找时间延长而导致尿失禁。

7. 心理护理

(1)无论是何种原因引起的尿失禁,都会给老年人造成很大的心理压力,如精神苦闷、忧郁、丧失自尊等。老年人期望得到他人的帮助和理解,护理员应给予其安慰和鼓励,教导老年人使用便器的方法,使其树立恢复健康的信心,积极配合治疗和护理。

(2)教会老年人调节焦虑、抑郁情绪的方法,在老年人出现焦虑、抑郁情绪时,老年人能够做到自如控制全身各肌肉紧张和放松的感觉,有效调节自身情绪。

课后习题

[单选题]以下关于尿失禁表述错误的是(　　)。

A. 规律的排尿习惯有利于促进排尿功能的恢复

B. 尿失禁老年人为了避免外出出现不可控情况,应尽早给其下尿管

C. 晚上 8 点以后尽量不再饮水,以减少夜尿的次数

D. 若发现尿液混浊、沉淀、有结晶时,应及时处理

参考答案:B

第七节　老年人大便失禁

案例

何爷爷,73 岁,大便失禁 6 年,经常将大便排在裤子上,1 d 5 ~ 6 次水样便,无奈只好给他穿上纸尿裤。多年来,老年人精神状态很差,且伴有腹胀、食欲减退,于今日入住养老机构。

请思考:应如何对何爷爷进行护理?

大便失禁是由于肛门括约肌失去控制能力，排便不受人体意志支配而不由自主地排便。老年人由于机体功能衰退，肛门括约肌松弛，易发生大便失禁。轻症失禁者对排气和液体性粪便的控制能力丧失；重症者对固体性粪便也无控制能力，表现为肛门频繁地排出粪便。大便失禁是一种会伤自尊的机体功能减退现象，常使老年人焦虑、恐惧、处于尴尬的境地，严重影响老年人的身心健康。

一、老年人大便失禁的原因

老年人大便失禁一般是疾病引起，常见的如脑梗死等神经系统疾病，疾病引起肛门括约肌失去控制能力，最终导致排便不受意识支配，常伴有老年期痴呆的众多状况。年龄增长、肥胖、白种人、身体残疾、糖尿病、肠易激综合征、炎性肠病、尿失禁、分娩、肛肠手术史、肛交史等均为大便失禁发生的危险因素。

1. 神经、精神因素　排便是在内脏自主神经和大脑神经中枢支配下的反射活动，当内脏自主神经和大脑神经中枢发生功能障碍或损伤，则会引起大便失禁，如瘫痪、脑血管意外、老年期痴呆、精神障碍等。

2. 肌肉功能障碍和受损　肛门收缩和排便功能是由内、外括约肌和肛提肌来维持的。这些肌肉松弛，张力降低，或被切断、切除，或形成大面积瘢痕，都会引起肛门失禁。老年人由于机体生理功能衰退，直肠感觉异常，盆底肌收缩强度弱，肛门内、外括约肌松弛。

3. 大便性状改变　炎性肠病、感染性腹泻、滥用泻剂、放射性肠炎等可使大便性状改变。

二、老年人大便失禁的护理

1. 生活护理　定时开窗通风，保持室内空气清新，老年人大便失禁的屋子常有异味，这对老年人和其居住一个屋子的老年人来说，都是一种困扰，因此，护理员应定期通风，使老年人舒适。

2. 皮肤护理　做好皮肤护理是对排便失禁及卧床的老年人极其重要的。护理时应该注意老年人肛周皮肤的清洁，发现有粪便污染的情况，应该立即用柔软卫生纸擦净后，再用温水清洗局部皮肤，用干净的毛巾擦干，防止老年人发生皮疹或压疮。发现臀部有发红现象时，可涂凡士林油、四环素药膏或氧化锌软膏，夏天可扑些爽身粉，臀红严重的可用灯照局部，每日 2 次，每次 30 min，但要注意勿烫伤老年人。

3. 用药管理　改善粪便性状，减慢肠道蠕动速度。如遵医嘱协助老年人服用蒙脱石散等抗腹泻药物以减缓结肠运输，减少粪便量。

4. 排便护理

(1)准备护理用品：照护排便失禁的老年人，应准备一次性尿垫，它可缩小潮湿污染的范围，降低皮肤的受损程度。大便失禁老年人的床应垫塑料布及布单，然后用旧布等将老年人臀部兜住，以减少折腾老年人的更换及清洗工作。

(2)规律排便训练:掌握老年人排便规律,按时放便盆排便。每隔 2 ~3 h 给老年人使用一次便盆,指导老年人练习自己排便,逐步恢复肛门括约肌的控制能力。

(3)盆底肌训练:对老年人进行控制排便的训练。具体方法为:取站位、坐位或卧位,先慢慢收缩肛门肌肉再慢慢放松,每次收缩时间为 10 s,连续练习 10 次后可稍作休息,然后重复以上练习。每次练习时间为 20 ~30 min,每天数次,以不感到疲劳为宜。

5. 饮食指导　改善饮食结构,为老年人提供高蛋白质、高热量、易消化、含纤维素多的食物,以利于排便通畅。增加膳食中食物纤维的含量,食物纤维不会被机体吸收,但可增加粪便的体积,刺激肠蠕动,有助于恢复肠道功能,加强排便的规律性,有效改善排便失禁状况。避免食用或饮用可导致大便稀溏或频繁排便的食物和饮料,比如奶制品、辛辣食物、多脂肪或油腻的食物。

6. 心理护理　大便失禁的老年人经常有难以启齿、意志消沉、孤僻、害怕被发现等心理,如不及时防治,则会使他们精神萎靡,社会适应能力进一步退化。护理员应充分认识大便失禁的有关问题,应多了解老年人的心理需求,掌握与老年人的沟通技巧,进行有针对性的心理疏导,同时指导他们合理膳食、正确用药,为老年人创造一个温馨、舒适的生活环境,帮助老年人重新获得最佳的生理、心理状态。

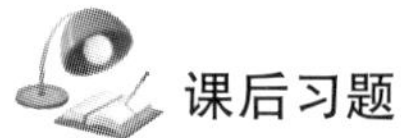
课后习题

1. [单选题]以下关于大便失禁者可以进食的是(　　)。

A. 奶　　B. 炸鸡　　C. 火锅　　D. 蛋白棒

2. [单选题]以下不是大便失禁高危因素的是(　　)。

A. 年龄增长　　B. 肥胖　　C. 糖尿病　　D. 黄种人

参考答案:1. D　2. D

第八节　老年人睡眠障碍

案例

王奶奶,今年 74 岁,失眠 10 余年,自诉入睡困难,需要 2 ~3 h 才能入睡,长期整晚失眠,睡眠浅,时常觉醒(每晚 3 ~4 次),醒后不易入睡,经常感头昏,精神差。

请思考:应该怎么照护王奶奶?需要注意什么?

睡眠障碍是指一段时间内对睡眠的质和量不满意的状况,包括嗜睡、失眠、昼夜睡眠节律紊乱、睡眠呼吸暂停、不宁腿综合征、周期性肢体运动障碍等。随着年龄的增长,

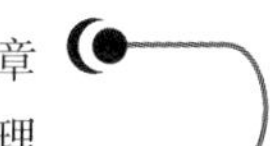

老年人出现昼夜节律改变、睡眠时间前移、睡眠潜伏期延长。表现为睡眠时间缩短、深睡眠时间持续减少。睡眠片段化、夜间觉醒次数增多、醒后难以入睡及早醒等。导致老年人睡眠质量显著下降。

一、老年人睡眠障碍的分类

国际睡眠障碍分类第3版(International Classification of Sleep Disorders edition 3,ICSD-3)将睡眠障碍分为7类:失眠症、睡眠相关呼吸障碍、中枢性嗜睡症、昼夜节律睡眠-觉醒障碍、睡眠异态、睡眠相关运动障碍、其他睡眠障碍。

1.失眠症　失眠症是最常见的睡眠障碍,但并不是所有睡不着觉就称为失眠症。ISCD-3要求诊断失眠症必须包含三大要素:持续的睡眠困难、有充足的睡眠机会、出现相关的日间功能受损。ICSD-3将失眠症分为慢性失眠症、短期失眠症和其他失眠症三类,这种分类与以往或者其他分类系统显著不同。

(1)短期失眠症:又称适应性失眠症、急性失眠症,通常持续数日或者数周,一般由可识别的应急源引发。

(2)慢性失眠症:又称慢性失眠障碍,每周出现至少3次,持续至少3个月。

(3)其他失眠症:老年人存在失眠症状但不符合另外两类失眠症标准。

2.睡眠相关呼吸障碍　睡眠相关呼吸障碍是指睡眠期间的呼吸异常。按ICSD-3的标准,分为4大类:中枢性睡眠呼吸暂停综合征、阻塞性睡眠呼吸暂停(obstructive sleep apnea,OSA)障碍、睡眠相关低通气障碍、睡眠相关低氧血症障碍。

(1)中枢性睡眠呼吸暂停综合征:多导睡眠图显示在睡眠中有≥5次/h的中枢性呼吸暂停和(或)中枢性低通气;老年人自诉嗜睡、因呼吸急促而惊醒、打鼾;没有证据表明白天或夜间通气不足;并且排除其他因素。

(2)阻塞性睡眠呼吸暂停(OSA):成年人发生≥15次/h的以阻塞性为主的呼吸事件,即使不伴症状或共存疾病;对于存在躯体或精神共病的老年人,以阻塞性为主的呼吸事件≥5次/h。

(3)睡眠相关低通气障碍:通过动脉血气分析监测 $PaCO_2$ 水平升高。

(4)睡眠相关低氧血症障碍:动脉血氧饱和度持续降低(<88%,5 min以上)。

3.中枢性嗜睡症　中枢性嗜睡症包括以日间嗜睡为主诉,并且排除了其他睡眠障碍作为原因的疾病,大致包括以下4种。

(1)发作性睡病:一种表现为慢性日间嗜睡、猝倒发作、入睡前幻觉和睡眠瘫痪的临床综合征。

(2)特发性嗜睡:没有原因的主观嗜睡,症状类似发作性睡病,但往往没有猝倒发作。

(3)复发性嗜睡症(Kleine-Levin综合征):表现为反复发作严重嗜睡,伴随认知和行为紊乱,症状发作可以持续数天到数周,发作间期睡眠和行为正常。

(4)慢性睡眠不足:包括睡眠时间的不足和睡眠质量的下降,在现代社会中很常见,可能缘于工作需求、社会责任等压力,而导致的慢性积累性睡眠不足,导致老年人的身心受到损害。

4. 昼夜节律睡眠-觉醒障碍　昼夜节律睡眠-觉醒障碍是由生理节律改变或环境导致的个人睡眠-觉醒周期之间失调的慢性或复发性睡眠障碍。

5. 异态睡眠　异态睡眠是指入睡时、睡眠中或从睡眠中觉醒时出现的不良身体事件(复杂的动作、行为)或体验(情绪、感知、梦境),所表现出的行为比刻板活动更为复杂。

6. 睡眠相关运动障碍　临床上以不宁腿综合征最为常见,除此之外,还有周期性肢体运动障碍、睡眠相关痉挛也相对多见。ICSD-3 关于不宁腿综合征的诊断标准包括:①移动双腿的冲动和(或)存在不适感,主要发生在静息/不活动时。②这些症状在活动后至少有部分缓解。③有昼夜节律特点,即症状主要发生在傍晚或夜间伴随睡眠障碍。④痛苦或功能损害。

7. 其他睡眠障碍　包含了 ICSD-3 中无法归为其他类的睡眠障碍,这类疾病或是与多个类别存在重叠,或是尚未收集到充足的资料将其确定为其他诊断。

二、老年人睡眠障碍的护理

1. 安排舒适的睡眠环境　为老年人创造较为良好的睡眠环境。注意室内温湿度、声光及颜色、通风、居室内设备,对老年人的居住间环境进行清洁,护理员如果需要在老年人睡眠时进入居住间,需要穿软底鞋,在进行各项工作时应当将动作尽可能放轻,并在老年人夜间睡眠前,就将其他所需护理工具准备完好。合理安排护理时间。监护仪报警声尽量调低。

2. 养成良好的睡眠习惯　鼓励老年人白天适当运动,保持良好的精神状态,帮助老年人制定作息时间表,生活要有规律,白天减少小憩时间,以保证夜间睡眠。指导老年人应用良好的睡眠准备方法:按时就寝,睡前放松精神;避免兴奋因素,如刺激性电视剧、书;睡眠卧姿,要求冠心病老年人宜采用头高脚低卧位,可减少回心血量,减轻心脏负荷。睡前洗漱,排空大小便,并养成用温水泡脚习惯。入睡前少饮水,以防夜尿多,影响睡眠。

3. 饮食护理　三餐要有规律,保证营养均衡,合理膳食。控制总热量,满足每日所需,根据老年人具体情况配制合理的膳食。在饮食护理的过程中,食物应营养丰富、清淡,多食易消化食物及新鲜水果、蔬菜,忌油腻、辛辣等刺激性食物,减少诱发失眠的因素,每日晚睡前可喝热牛奶促进睡眠。晚餐应清淡,配汤类,不宜晚上饱餐,影响睡眠,睡前饮水量适中。避免饮茶、酒、咖啡、吸烟。

4. 用药指导　护理员应当对老年人的用药进行严格记录。注意观察药物的不良反应,观察老年人睡眠的改善情况。对于夜尿增多的老年人,应加强对老年人的照护,预防出现跌倒和坠床,保证老年人安全。

5. 运动指导　鼓励老年人规律锻炼,指导其非睡眠时间进行轻度的运动,如打拳、舞剑、骑车、打球、散步、游泳、练气功等。散步一般 1 d 2 次,安排在早餐后 1 h 及午休后 1 h,1 次 30 ~60 min,行走路程 300 ~500 m,由老年人自由决定运动间歇,以感到轻度疲劳为终点。

6. 睡眠行为干预　协助老年人开展利于睡眠的行为训练,包括自我放松训练和刺激控制疗法。

(1)自我放松训练:指导老年人轻轻躺在床上,手轻轻放在身体两侧,用腹式呼吸(深而慢,呼气时腹部凹陷,吸气时腹部隆起)调节呼吸。

(2)刺激控制疗法的主要原理为建立失眠者与睡眠之间的条件反射,从而刺激机体形成正常的睡眠模式。具体操作方法:只有在出现睡意时才上床,上床后不做与睡眠无关的事情,如看电视、想烦心的事情等;如卧床后 20 min 仍不能入睡,则下床去另一房间做些轻微的活动,直至产生睡意才回到床上(如果短期内仍不能入睡,则重复去其他房间做些事情,直至产生睡意)。

7. 心理护理

(1)睡眠障碍的老年人常存在抑郁、焦虑、恐惧、紧张等情绪,并伴有躯体不适感,应耐心开导、安慰老年人,理解老年人的痛苦,稳定老年人的情绪,耐心倾听其诉说,尊重和关心老年人。

(2)鼓励老年人与亲友、家庭成员多交谈。积极参加力所能及的社交活动。关心安慰睡眠障碍的老年人,设身处地考虑每个老年人的特殊需求。认真解释与睡眠有关的知识,稳定情绪,消除顾虑,使其保持平衡的心态,以促进老年人的睡眠。

(3)有些睡眠障碍是因心理冲突与人际关系紧张所致,比如子女、婆媳、夫妻关系不和等,可以指导老年人采用一些改善人际关系的技巧。如用心、平等地与他人交流,改变不良的人际交往方式。同时也要告诉家属,要了解老年人的个性特点、文化程度,尊重老年人,改善人际关系。成功的心理疏导可以使老年人离开药物治疗,达到恢复正常睡眠的状态。

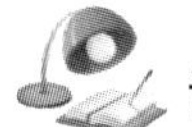

课后习题

1.[判断题]老年人每日需要睡眠时长大约为 10 h。(　　)

2.[判断题]老年人晚餐一定要吃好吃饱。(　　)

3.[判断题]老年人为了更好地助眠,应该提前服用助眠药。(　　)

4.[单选题]最常见的睡眠障碍是(　　)。

A. 失眠症　　B. 睡眠相关呼吸障碍

C. 中枢性嗜睡症　　D. 昼夜节律睡眠-觉醒障碍

5.[单选题]以下说法正确的是(　　)。

A. 睡不着觉即失眠症

B. 睡眠相关呼吸障碍以日间嗜睡为主诉

C. 特发性嗜睡往往没有猝倒发作

D. 复发性嗜睡症主要包括睡眠时间的不足和睡眠质量的下降

参考答案:1. ×　2. ×　3. ×　4. A　5. C

第九节　老年人胃肠胀气

刘爷爷，66岁，有20余年的慢性阻塞性肺疾病病史，平日靠制氧机及家用无创呼吸机生活。从上周开始，出现呼吸困难，并有严重的胃肠胀气。机构医生检查治疗后，刘爷爷呼吸困难的症状短时间内即有所好转，缺氧明显改善，但腹胀一直存在，使用促胃肠动力药及促消化药物后，效果并不佳。

请思考：日常照护刘爷爷应该注意什么？

胃肠胀气是人们对消化不良引起的一系列症状的总称。消化不良多表现为饭后腹部疼痛或不适，常伴有恶心、嗳气、呃逆、腹胀等，女性比男性更常见。除了急性胃炎、细菌性痢疾等胃肠疾病，日常进食过多产气食物或吞入过多空气，产气食物在消化过程中产生大量气体，积存于肠道内，易诱发胃肠胀气。此外，老年人由于身体机能减弱和活动量减少，再加上长期卧床，相对肠蠕动减少，不利于排出体内多余气体，也易引发胃肠胀气。

一、老年人胃肠胀气的表现

1. 食欲减退、恶心　老年人胃肠胀气一般伴随胃部消化功能减弱，导致食欲减退，因此稍微进食就容易产生饱腹感，这主要是因为胃里排不出的气体积聚而产生的饱腹感；同时，食物摄入量少，胃部没有东西可以被消化，胃酸产生过多，引发恶心、呕吐，是胃肠胀气的明显症状之一。

2. 腹胀及胀痛感　如果老年人出现胃肠胀气，可自觉腹部饱胀、压力大，甚至可伴随腹部疼痛、拒按等症状。体检时可发现腹围增加，触诊按压老年人腹部，松手后腹部快速回弹，肠鸣音增强，叩诊时可闻及腹部鼓音。胃肠胀气老年人即便在没有进食的情况下也会有腹胀的感觉，如果再稍微进食，腹部就会明显地出现胀、隆起的情况。胃肠胀气会导致腹部感到胀痛，同时可能伴随不适感。

3. 排气不畅　因为老年人胃肠功能下降，很多时候胃肠胀气老年人会出现排气不畅的现象。

4. 频繁嗳气　有时候胃肠胀气的老年人由于肠道内的气体量增加，排气量也会增加，胃肠胀气会导致胃部积聚过多的气体，有时会出现频繁嗳气的症状，嗳气时会有明显的气味。

二、老年人胃肠胀气的护理

1. 心理护理　向老年人说明引发胃肠胀气的原因及护理方法，以缓解老年人的紧张情绪，保持心情愉快，焦躁、忧虑、悲伤、沮丧、抑郁等不良情绪都可能使消化功能减弱，或刺激胃部产生过多胃酸，其结果是胃气增多，腹胀加剧。

2. 药物治疗　对于胃肠胀气症状比较严重的老年人，可以在医生的指导下服用多潘立酮片等促进胃肠道蠕动的药物进行治疗。对于肠道内细菌过度生长而引起肠胀痛的老年人，可以接受青霉素类、头孢类等抗生素的治疗。此外老年人肠胀气也可以使用益生菌，帮助调整肠道内的微生物群，维护肠道功能，治疗肠胀气。

3. 物理疗法　轻度的胃肠胀气，可以进行局部热敷、按摩等帮助缓解胃肠胀气，对于严重的胃肠胀气，根据病情可采用胃肠减压、肛管排气等措施。

4. 饮食护理

(1)指导改变饮食习惯：进餐时细嚼慢咽，进食速度不宜过快，勿狼吞虎咽；饮食规律、均衡，避免暴饮暴食；在吃饭时应注意尽量不要开口说话，防止进入消化道的空气增加，加剧胃肠胀气的症状；吃完饭不要立即躺下，适当运动如散步或站立一会儿。

(2)饮食宣教：选择易消化的饮食，避免食用产气性食物或饮料，如洋葱、韭菜、生姜、生蒜、薯类、甜食、豆类、面食、牛奶、高蛋白质的食品及碳酸饮料等，以减少肠内气体的产生；可以吃些有养胃和顺气作用的食物，比如山药健脾胃、益肾气，可促进消化吸收。

5. 运动指导　应鼓励并协助老年人进行适当活动，比如步行、太极拳，或适当从事家务劳动等，能够帮助促进老年人胃肠道的蠕动，帮助胃肠道内气体的排出；对卧床老年人，应经常帮助其更换卧位，如病情许可，可适当下床散步。

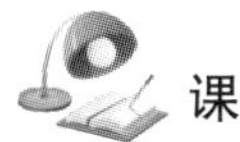

课后习题

1. [单选题]胃肠胀气老年人的建议饮食不包括(　　)。

A. 煮熟的白萝卜　B. 山药　C. 牛奶　D. 山楂

2. [单选题]胃肠胀气的症状不包括(　　)。

A. 食欲减退　B. 饭后缓解　C. 恶心　D. 嗳气

3. [单选题]以下宣教不对的是(　　)。

A. 爷爷，您吃饱了没，我扶您去休息会。

B. 爷爷，吃饭的时候不能说话哦。

C. 爷爷，少喝奶，你最近胃不舒服。

D. 爷爷，吃点蒸山药，会舒服点。

参考答案：1. C　2. B　3. A

拓展资源

微课

(陈玲丽　杨巧菊)

第七章

老年人常见疾病管理

学习目标

◆知识目标：熟悉老年人常见疾病的概念及临床表现，了解老年人常见疾病的治疗方法。

◆技能目标：判断常见疾病的护理诊断，掌握护理措施，有效为老年人进行护理服务。

◆素质目标：培养正确的价值观，帮助老年人建立良好的生活方式。对老年人进行健康宣教，保持积极健康的状态。

第一节　帕金森病

李某，男性，65岁，以“动作缓慢，右上肢不自主震颤3年”入院。3年前出现动作缓慢，右手不自主震颤，呈“搓丸样”动作，静止时出现，主动动作或睡眠时消失，写字、执筷等精细动作不灵活，服用“多巴丝肼”可缓解。查体：面部表情少，瞬目减少，行走时右下肢拖步，步幅小，右上肢无摆臂。

请思考：①对李某进行病情观察的重点有哪些？②李某目前主要的护理问题及护理措施有哪些？

帕金森病又称震颤麻痹，是老年人常见的神经系统变性疾病，以静止性震颤、运动迟缓、肌强直和姿势步态障碍为临床特征。

【病因】

帕金森病的主要病理改变是黑质致密部多巴胺能神经元的变性，由黑质纹状体神经元脱失引起的多巴胺缺乏。年龄和遗传因素是帕金森病不可改变的危险因素。帕金森病发病过程中，锰、铅、铜、镉等重金属含量发生明显变化，提示可能是帕金森病发病的潜在危险因素。长期接触鱼藤酮、百草枯等杀虫剂、除草剂亦是帕金森病的危险因素。外伤、感染、应激、炎症反应、运动、生活方式等因素也与老年人帕金森病的发生、发展密切相关。

【临床表现】

1. 静止性震颤　为多数老年人的首发症状，静止时出现或明显，随意运动时减轻或停止，精神紧张时明显，入睡后消失，表现为典型的“搓丸样”震颤。

2. 肌强直　老年人肢体、颈部或躯干有明显阻力，这种阻力呈现各方向均匀一致的特点，类似弯曲样软铅管的感觉，故称为“铅管样强直”。

3. 运动迟缓　老年人动作变慢，始动困难，主动运动减少。运动幅度减小，尤其是重复运动时。

4. 姿势步态障碍　老年人难以维持身体平衡，易跌倒。行走时常会越走越快，难以停步，称为“慌张步态”。另外，帕金森病会引起老年人的认知、感觉、睡眠、排泄等功能障碍。老年人发生帕金森病时往往会出现日常运动功能明显受限。同时，由于姿势不稳、肌肉僵直等，跌倒风险增加，加之老年人多伴有骨质疏松症等，故易发生骨折等不良事件。

随着病程的延长和病情加重，患病老年人逐渐失去自理能力，加之部分老年帕金森病病人与子女及外界交流减少，导致抑郁症在老年帕金森病病人中的发病率逐年增高。同时，疾病所致的身体运动功能的异常，亦会导致老年人出现自卑、无用、无助及恐惧心理。

【健康照护措施】

1. 安全照护　老年帕金森病病人因运动功能的改变，导致生活自理能力逐渐下降。因此，应对老年人的日常生活环境进行改造。尽量移开活动范围内的障碍物，家具集中放置；地面进行防滑处理，铺防滑垫；保持地面清洁干燥，避免跌倒；指导老年人使用辅助器具如扶手、拐杖等；坐便、桌椅高度合适。

2. 饮食照护　老年帕金森病病人由于嘴巴的不自主震颤，咀嚼、吞咽功能下降或者消失，从而影响到正常进食。同时，由于肌肉逐渐僵硬、运动迟缓导致老年帕金森病病人的胃蠕动能力降低，影响其正常消化，进而导致便秘等问题。护理员应根据老年人的具体需求和病情程度有针对性地进行饮食照护。对于早期存在异动症的老年人，其每日所需能量要高于正常人；而进入晚期后，异动症症状减轻或者消失时，其所需能量又低于正常人，故护理员应根据病情发展指导其调整摄入总能量。指导老年人多食用含纤维素丰富、低脂、低盐、易消化食物及促进排便的水果。对于上肢震颤明显的老年帕金森病病人，避免其碰热汤、热水；对持筷和端碗有困难者，应选用不易打碎及带有大把手的餐具。

高蛋白饮食可降低治疗常用药物左旋多巴类的疗效，故不宜盲目增加蛋白质的摄入量；槟榔为拟胆碱能类食物，可降低抗胆碱能药物的作用，也应避免食用。

3. 帕金森病患者的特殊饮食

（1）生酮饮食：生酮饮食是指蛋白质含量仅满足生长所需且限制碳水化合物摄入的高脂肪饮食，已被广泛应用于控制儿童顽固性癫痫等疾病。这种饮食可影响神经元能量代谢，改善线粒体供能，且在抗氧化应激和神经保护方面也有重要作用。目前已有研究证实生酮饮食对于帕金森病有一定疗效。

（2）多不饱和脂肪酸食物：多不饱和脂肪酸食物有抗氧化、神经保护、抗炎作用，且方便、易食用。研究显示多不饱和脂肪酸可预防或减轻帕金森病症状。因此，应鼓励帕金森病老年人多食坚果、橄榄、深海鱼等富含多不饱和脂肪酸的食物。

（3）富含硒的饮食：研究表明，多食用富含硒的食物，能减低帕金森病的发病率。含硒量较高的食物有鱼、虾、动物心肝肾，蔬菜有荠菜、大蒜、蘑菇等。

4. 康复照护　帕金森病目前尚无特效的治疗方法，在规范药物治疗的同时，坚持康复训练可大大提升老年帕金森病病人的生活质量。

（1）语言康复：护理员可鼓励老年人每天进行发音练习，发音时从发简单的数字、字母到唱歌、放声朗读等，并营造温馨的练习氛围。

（2）运动康复：运动训练可延缓和防止老年帕金森病病人关节强直及肢体挛缩。老年帕金森病病人运动障碍的一大特点是易疲劳，难以持久性活动，故进行运动训练应循序渐进。

1）疾病早期：鼓励老年人从事力所能及的活动、坚持适量的运动锻炼。

2）疾病中期：根据老年帕金森病病人已出现的运动障碍，有针对性地给予指导。如起步困难者可在脚前方放置一个小的障碍物作为视觉提示，或使用节奏性强的音乐进行听觉提醒，以帮助起步和练习走路。对于步态异常者，护理员应鼓励老年人行走时双臂摆动，两腿间尽量保持一定距离，以增加平衡；尽量不要在原地转弯，转弯时以弧线方式前移；行走时要注意力集中，勿边走路边讲话；穿舒适的鞋子行走，裙摆或裤子不宜太长，以免发生意外。

3）疾病晚期：老年人因显著的运动障碍常卧床不起，应帮助其采取舒适体位，保持各关节的功能位，定时进行被动关节活动、按摩四肢肌肉，注意动作轻柔。

5. 用药照护　老年帕金森病病人需长期服用多种药物，护理员应加强对其进行用药指导。复方左旋多巴是目前治疗帕金森病最有效、最基本的药物，但约有 60% 的老年帕金森病病人在使用此类药物治疗 5 年后会出现一系列不良反应，主要包括以下内容。

（1）开关现象：指疾病症状在突然缓解（开期）与加重（关期）之间波动。

（2）剂末恶化：又称疗效减退，指疾病症状随血药浓度发生规律性波动。

（3）异动症：表现为手足徐动样不自主运动、舞蹈症、肌强直或肌阵挛。

因此，服用该药前，应详细告知老年人及其家属药物的疗效和不良反应。此类药物需要吞服，避免嚼碎服用；避免与高蛋白质食物一起服用，蛋白质会影响此药吸收，推荐在摄入高蛋白质食物前 30 ~ 60 min 服用。避免擅自忽然停药，忽然停药易出现肌强直、发热、精神错乱及意识模糊等表现。金刚烷胺是目前已知的唯一有效治疗异动症的药物，但老年人不易耐受，易出现精神错乱、幻觉等精神方面的不良反应。为避免失眠，建议在黄昏前服用，有肾衰竭、心脏病的老年人禁用。

老年帕金森病病人多合并糖尿病、高血压、心脑血管疾病、呼吸系统疾病等多种慢性疾病，因此，在以上帕金森病药物治疗的基础上多联合使用其他药物。护理员需熟知各种药物的治疗及安全剂量、服药方法、不良反应和配伍禁忌，协助老年人按时、准确服药。尤其关注高血压、糖尿病、心律失常、胃溃疡、胃部手术、前列腺增生、甲状腺功能减退、癫痫、精神分裂症等疾病的合并用药，这些疾病的治疗药物与老年帕金森病的治疗药物存在相互影响，如老年人出现不适症状应及时就医。

6. 心理照护　针对老年帕金森病病人的不同文化层次及社会背景进行评估，向老年人及家属讲解疾病知识以获取老年人的配合及家属的支持，鼓励老年人建立控制疾病的信心。鼓励老年帕金森病病人向家属及护理员倾诉内心的想法，从而发现老年人的心理问题，针对性地进行照护。养老护理员可帮助老年帕金森病病人培养自身的兴趣爱好，对老年人的进步给予充分的鼓励和赞扬以增强其自信心，有助于积极情绪的出现。

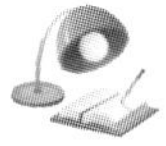

课后习题

1. [判断题]药物治疗是帕金森病人的首选治疗方法。(　　)

2. [单选题]有关帕金森病老年人用药原则的表述中，错误的是(　　)。

A. 提倡早诊断、早治疗　　B. 遵循一般原则，强调个体化特点

C. 症状缓解可减量或停药　　D. 应根据老年人具体情况进行选择

3. [单选题]不属于帕金森病老年人的护理措施的是(　　)。

A. 尽量不让老年人做家务

B. 护理员应认真查对老年人是否按时服药，每次送服到口

C. 卧床老年人协助按摩肢体，预防关节僵硬和肢体挛缩

D. 佩戴手腕识别牌，以防走失

参考答案：1. √　2. C　3. A

第二节　糖尿病

刘某，男性，68 岁。3 个月前无明显诱因出现口渴、多饮、多尿，伴食欲减退、泡沫尿，未予重视。2 d 前因急性上呼吸道感染后出现恶心、呕吐，口渴、食欲减退加重，伴头痛、四肢乏力，呼吸加快，呼气有烂苹果味，皮肤干燥。随机血糖 18.7 mmol/L，BMI 26.7 kg/m^2。既往体健。

请思考：①刘某可能的疾病诊断是什么？②刘某目前的主要护理问题

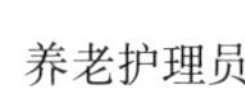

是什么？相应的护理措施有哪些？

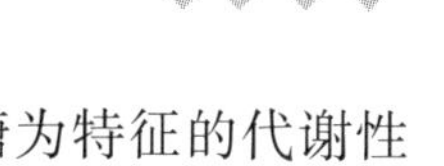

糖尿病是由遗传和环境因素共同作用而引起的一组以慢性高血糖为特征的代谢性疾病。老年人糖尿病是指年龄在60岁以上的老年人，体内胰岛素分泌不足或胰岛素作用障碍，引起碳水化合物、蛋白质、脂肪、水和电解质等一系列物质代谢紊乱的疾病。随着病程延长，可出现眼、肾、神经、心脏、血管等多系统损害。重症或应激时还可发生酮症酸中毒、高血糖高渗状态等急性代谢紊乱。

【病因】

根据病因学证据将糖尿病分为以下4种类型。

1.1型糖尿病　绝大多数1型糖尿病是自身免疫病，遗传和环境因素共同参与其发病过程。

2.2型糖尿病　2型糖尿病也是由遗传因素及环境因素共同作用而形成，目前对病因和发病机制认识不足，是一组异质性疾病。

3.其他特殊类型糖尿病。

4.妊娠糖尿病。

【临床表现】

1.起病隐匿且症状不典型　一般糖尿病患者出现三多一少症状，即多尿、多饮、多食和消瘦。但老年人糖尿病起病隐匿，仅1/4或1/5老年糖尿病患者有多饮、多尿、多食及体重减轻，多数老年人是在健康体检或治疗其他疾病时被发现有糖尿病。老年人糖尿病常有疲乏、无力、轻度口渴、尿频、多汗、皮肤瘙痒等非特异性表现；而糖尿病的典型症状如烦渴、多饮、多尿、消瘦等症状多数老年人不明显，部分老年人常在健康体检时发现血糖增高；临床上若出现2种以上上述症状，应密切关注病人血糖变化，以防漏诊。

2.多伴有神经精神症状　老年人糖尿病的认知能力相对较差，抑郁症的发病率较高，容易出现嗜睡、晕厥、昏迷、躁动或精神错乱等表现。

3.以并发症为首发症状　老年人糖尿病急、慢性并发症多，死亡率高。常以呼吸、泌尿、皮肤等多系统感染为首发症状。其周围神经病变和自主神经病变均随年龄增长而增加，白内障、视网膜病变和青光眼的发病率明显增多。慢性并发症多见于大小血管动脉粥样硬化病变，如高血压、冠心病、脑卒中、肾动脉硬化和肢体动脉硬化等。急性并发症多见于糖尿病酮症酸中毒、高血糖高渗状态和低血糖等。

4.易发生低血糖　老年人糖尿病因自身生理变化致餐后胰岛素分泌延迟，加之自我保健能力和遵医依从性不强，可因血糖控制不良或用药不当引发低血糖，当血糖低于3.9 mmol/L就属于低血糖范畴。具体可分为以下2类。

（1）交感神经兴奋：如饥饿感、流汗、面色苍白、心率加快。

（2）中枢神经症状：初期为精神不集中、思维和语言迟钝、头晕、嗜睡，后可有幻觉、躁动、易怒、认知障碍，严重时发生抽搐、昏迷。

【治疗要点】

强调早期、长期、综合、全面达标及治疗方法个体化的原则。综合治疗包括两个含义:糖尿病健康教育、医学营养治疗、运动治疗、病情监测、药物治疗和心理治疗、对症治疗等方面,以及降糖、降压、调脂和改变不良生活习惯等措施。

【健康照护措施】

1. 饮食照护　饮食疗法是老年人糖尿病最根本的治疗措施。其目的是控制血糖、维持理想体重,最大限度减少或延缓各种并发症的发生。

(1)饮食照护原则:少量多餐,蔬菜为主,鱼肉适当;品种多样,搭配合理。合理的饮食有利于减轻体重,控制高血糖和防止低血糖。

(2)控制每日总热量:标准体重(kg)= 身高(cm)-105;根据标准体重和活动情况计算每日所需的总热量。休息状态下每日每千克理想体重给予热量 25 ~ 30 kcal(105 ~ 126 kJ);轻体力劳动者 30 ~ 35 kcal(126 ~ 146 kJ);中体力劳动者 35 ~ 40 kcal(146 ~ 166 kJ);重体力劳动者 40 kcal(166 kJ)以上。对营养不良或伴有消耗性疾病的老年人应酌情增加,肥胖者酌情减少,使机体逐渐恢复至理想体重。老年人糖尿病运动量较少,应根据自己的活动强度参照以上标准,控制热量的摄入。

(3)碳水化合物、蛋白质和脂肪:①碳水化合物占总热量的 55% ~65%,建议用粗制米、面和杂粮。②蛋白质占 15% ~20%,老年人糖尿病的蛋白质摄入量为每日每千克理想体重 0.6 ~1.0 g,营养不良或伴有肾功能减退者适当增减摄入量。③脂肪占 20% ~25%,以植物性脂肪为主。

(4)热量分配:根据老年人的生活习惯、病情和药物治疗的需要进行安排,每日 3 餐分配为 1/3、1/3、1/3 或 1/5、2/5、2/5,或每日四餐分配为 1/7、2/7、2/7、2/7。

(5)饮食疗法的注意事项。①按时进食:对于使用降糖药物的老年人应特别注意。②控制总热量:在保持总热量不变的情况下,可调整或交换食物,注意维生素和微量元素的供给,以保证饮食均衡。③严格限制各种甜食:如糖果、甜点心、饮料等,老年人需吃甜食时,可食用糖精、糖醇或其他代糖品。④保持大便通畅:多食含纤维素高的食物,如豆类、蔬菜、谷类、含糖分低的水果等,纤维素可加速食物在肠道的推进速度,有利于大便通畅,还可延迟和减少碳水化合物的吸收。⑤注意定期监测体重和血糖变化,注意防止低血糖反应的发生。

2. 运动照护　适当的运动可以提高胰岛素的敏感性,降低血糖、血脂,有利于减轻体重,增强体质,还可减轻老年人压力和紧张情绪。

(1)运动方法:①每周锻炼 3 ~5 次,每次运动以持续 30 ~60 min 为宜;②运动强度可根据老年人具体情况决定,一般活动时老年人的心率以不超过“170-年龄”为宜;③老年人最好选择有氧运动,如散步、打太极拳、慢跑等,其中步行活动安全,容易坚持,可作为首选的锻炼方式。

(2)运动注意事项:①运动前评估老年糖尿病病人的身体状况,根据具体情况选择合适运动方式、时间及运动量;②运动前先做热身运动,运动中注意心率变化,若出现乏力、

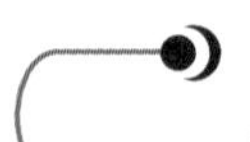

头晕、心慌、胸闷、憋气、出虚汗、腿痛等不适，应立即停止运动；③随身携带糖果，当血糖较低时及时服下并暂停运动；④随身携带糖尿病识别卡，写明姓名、年龄、住址、电话及病情，以备急需；⑤运动后仔细检查双脚，发现红肿、青紫、水疱、血疱、感染等应及时到医院处理；⑥做好运动日记，以便观察疗效和不良反应。

3. 用药照护

(1)口服降糖药物：主要包括磺脲类、双胍类、噻唑烷二酮类、α-糖苷酶抑制剂等，磺脲类药物主要不良反应为低血糖；双胍类药物可诱发乳酸性酸中毒；噻唑烷二酮类药物不良反应为外周性水肿，并可诱发或加重心力衰竭和肺水肿；α-糖苷酶抑制剂主要不良反应为肠胀气、腹痛、腹泻等，伴有肠道感染者不宜使用。用药过程中，要注意评估老年人的血糖控制情况和药物不良反应，并及时给其提供用药指导和不良反应的照护措施。

(2)胰岛素：对于通过饮食和运动疗法或口服降糖药物，血糖控制不佳的老年糖尿病病人，主张积极、尽早启用胰岛素治疗，适时优化胰岛素治疗。使用胰岛素应注意以下事项。

1)胰岛素的保存：未开封的胰岛素放于冰箱冷藏保存，正在使用的胰岛素在常温下(不超过 25 ~ 30 ℃)可使用 28 ~ 30 d，无须放入冰箱，但应避免过冷、过热、太阳直晒、剧烈晃动等，否则可因蛋白质凝固变性而失效。

2)注射部位的选择与轮换：胰岛素采用皮下注射时，宜选择皮下脂肪丰富部位，如上臂外侧、臀部外上侧、大腿外侧、腹部等。腹部吸收胰岛素最快，其次分别为上臂、大腿和臀部。如老年人参加运动锻炼，不要选择在大腿、上臂等活动的部位注射胰岛素。注射部位要经常轮换，避免局部皮下脂肪萎缩、局部硬结。因老年人记忆力较差，可选用固定的次轮换或日轮换，腹部注射时需避开脐周 5 cm 的范围。

3)监测血糖：注射胰岛素的老年人一般常规监测血糖每天 2 ~ 4 次，如发现血糖波动过大或持续高血糖，应及时通知医生。

4)防止感染：注射胰岛素时应严格无菌操作，针头一次性使用。

5)老年人使用胰岛素治疗适合选择单一剂型，从小剂量开始逐渐增加。

6)严格遵医嘱应用，做到剂型、剂量、注射时间准确无误，不可随意停药。

7)血糖控制不可过分严格，空腹血糖控制在 9 mmol/L，餐后 2 h 血糖控制在 12.2 mmol/L 以下即可。

4. 常见并发症的照护

(1)低血糖

1)老年人糖尿病血糖低于 3.9 mmol/L 时，可出现交感神经兴奋症状(如心悸、焦虑、出汗、饥饿感等)和中枢神经症状(如神志改变、认知障碍、抽搐和昏迷)。

2)诱发因素与胰岛素剂量过大、饮食失调、运动量增加、饮酒等有关。

3)当发生低血糖时，应及时检测血糖，根据病情进食糖果或静脉注射 50% 葡萄糖，神志不清的老年人，切忌喂食，以免发生窒息。

4)加强合理用药教育，提倡饮食规律、适量运动及少饮酒，预防低血糖发生。

(2)心、脑、肾及血管病变：因老年糖尿病病人糖代谢和脂质代谢异常，易伴发动脉粥样硬化，导致缺血性心脏病、脑动脉硬化、肾病、视网膜病、周围神经病变等。评估老年人有无头晕、困倦；有无心慌、胸闷及心前区不适；有无颜面水肿及高血压；有无肢端感觉异常、麻木、疼痛和间歇性跛行；有无白内障、青光眼、视力减退等表现。指导老年人提高自我监测和自我照护能力，延缓并发症的发生。

（3）足部照护：糖尿病足指下肢远端神经异常和不同程度周围血管病变导致足部溃疡、感染和（或）深层组织破坏。

1）足部检查：每天检查双足，观察皮肤颜色、温度改变，注意检查趾甲、趾尖、足背、足底部皮肤有无干燥、皲裂、鸡眼、甲沟炎、脚癣、红肿、水疱、溃疡及坏死等，评估足部有无感觉减退、麻木、刺痛、足背动脉搏动减弱等情况。

2）促进足部的血液循环：①冬天注意足部保暖，避免长期暴露于寒冷或潮湿的环境中，尽量不用热水袋取暖，以免烫伤皮肤。②经常按摩足部，按摩方向由足端往上，手法要轻柔。③每天进行适量活动，避免同姿势站立过久，坐位时，不要盘腿或两腿交叉。④积极戒烟、戒酒。

3）保持足部清洁：勤换鞋袜，每天用温水清洗足部，擦拭毛巾应柔软；若足部皮肤干燥，用羊毛脂涂擦；修剪趾甲应与脚趾平齐，避免过短；夏季不光脚走路，不穿露脚趾的鞋子；局部若有红、肿、热、痛，应立即到医院处理。

4）选择合适的鞋袜：老年糖尿病病人选择弹性好、散热好的棉袜为宜；鞋子选择宽松、柔软、透气性好的平跟厚底鞋，并经常清洗和晒太阳。

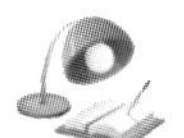

课后习题

1.［判断题］药物治疗的糖尿病病人血糖低于3.9 mmol/L属于低血糖。（　　）

2.［单选题］有关糖尿病病人治疗说法错误的是（　　）。

A. 治疗方法遵循个体化的原则

B. 健康教育是重要的糖尿病基础管理措施

C. 运动治疗的原则是适量、持续性和个体化

D. 注射部位不用经常更换

3.［单选题］不属于糖尿病老年人的护理措施的是（　　）。

A. 预防尿路感染

B. 活动量增加时，要减少胰岛素的用量并及时加餐

C. 最佳运动时间是餐前1 h

D. 加强血糖监测

参考答案：1. √　2. D　3. C

第三节　颈、腰椎病

颈、腰椎病是指颈、腰椎间盘退行性变性及其继发性椎间关节退行性变性所致脊髓、神经及血管损害而表现出的相应症状和体征，是老年人常见病之一，好发部位依次为颈

5～6、颈4～5、颈6～7、腰4～5及腰5～骶1。

【病因与临床表现】

1. 病因　颈、腰椎间盘退行性变性是本病的基本原因。颈、腰椎多且活动度大，老年人椎间盘逐渐发生退行性变性，使关节囊、韧带松弛，脊柱活动时稳定性下降。进一步发展可引起椎体、椎间关节及其周围韧带发生变性、增生和钙化，最后致相邻的脊髓、神经和血管受到刺激或压迫。

2. 临床表现　颈椎病的临床表现呈多样化，根据脊髓、神经及血管损害而出现的相应症状和体征分为4种基本类型：神经根型、脊髓型、椎动脉型及交感神经型。其主要症状是头、颈、肩、背、手臂酸痛，颈部僵硬，活动受限。

腰椎病则出现腰椎间盘突出症和腰椎管狭窄症：主要表现为腰痛，轻的久坐后才产生症状；重者痛不可忍，卧床不起，稍动就痛，翻身极为困难。

【治疗原则】

治疗方法有非手术治疗和手术治疗。非手术治疗包括卧床休息、持续牵引、推拿按摩、针灸理疗及硬膜外注射皮质激素等。手术治疗适用于诊断明确、经非手术治疗、微创治疗无效、反复发作或脊髓压迫症状进行性加重者。

颈、腰椎病老年人可以通过改善生活方式、积极进行锻炼、端正体态姿势，达到缓解临床症状的目的。

【护理措施】

1. 纠正和改善睡眠及工作中的不良体位，端正坐姿，定时休息，做颈肩部肌肉锻炼。建议在护理员指导下开展运动，如游泳、打太极拳或八段锦等，需循序渐进，并长期坚持以免复发。

2. 进行心理护理，护理员向老年人解释病情，让老年人做好思想准备，对老年人焦虑的心情表示理解，使其产生安全感。尤其是亲人的关怀与鼓励。

3. 避免摔倒，避免让没有相关资质的人员进行颈部按摩。摔伤或者颈部按摩后出现肢体感觉或者运动异常应该立即就诊，必要时急诊手术。

4. 日常积极做颈椎操、打羽毛球、放风筝和游泳锻炼，加强颈部肌肉力量，从而更好地保护颈椎，以有效预防颈椎病的发生。

5. 必要时待腰围或颈托，增加颈、腰椎稳定性，对颈、腰椎起到保护和制动作用。

6. 牵引期间要注意观察老年人体位、牵引线及重量是否正确，检查牵引压迫部位的皮肤有无疼痛、红肿、破损、压疮等。

【健康教育】

平时需要注意保暖，不可以让颈、腰部受冷风或是吹空调。纠正不良姿势，避免长时间低头工作、学习，使颈部肌肉处于放松的状态。加强营养，卧硬板床且低枕，避免颈腰部外伤。

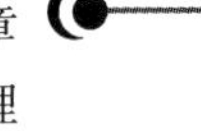

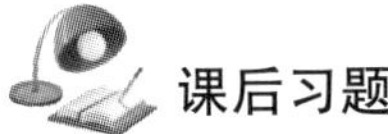
课后习题

1.［判断题］颈、腰椎间盘退行性变性是颈、腰椎病的基本原因。（　　）

2.［单选题］有关颈、腰椎病说法错误的是（　　）。

A. 运动需循序渐进，长期坚持

B. 疼痛难忍可到按摩店按摩缓解

C. 牵引期间要注意观察老年人体位、牵引线及重量是否正确

D. 首选非手术治疗

参考答案：1. √　2. B

第四节　退行性骨关节病

退行性骨关节病又称骨关节炎，指由多种因素引起关节软骨纤维化、皲裂、溃疡、脱失而导致的以关节疼痛为主要症状的退行性疾病。

【病因与临床表现】

病因尚不明确，其发生与年龄、肥胖、炎症、创伤及遗传因素等有关。

骨关节炎分原发性（特发性）和继发性（继发于某些特定因素）。原发性多发生于中老年人群，无明确的全身或局部诱因，与遗传和体质因素有一定的关系。继发性可发生于青壮年。

临床表现：①关节疼痛及压痛。②关节活动受限。③关节肿大。④关节摩擦音。⑤肌肉萎缩。

【治疗原则】

治疗方案应个体化，充分考虑老年人的危险因素、受累关节的部位、关节结构的改变、疼痛程度、伴发病等具体情况及病情。治疗原则应以非药物治疗联合药物治疗为主，必要时手术治疗。

1. 基础治疗　是病变程度不重、症状较轻老年人首选的治疗方式。在医生的指导下选择正确的运动方式，如低强度有氧运动，制定个体化的运动方案。

2. 康复治疗　主要是通过促进局部血液循环、减轻炎症反应，达到减轻关节疼痛的目的。常用方法包括水疗、冷疗、热疗、按摩、针灸等。

3. 药物治疗　应根据老年人病变的部位及病变程度，进行个体化、阶梯化的药物治疗。

4. 外科治疗　对于内科保守治疗无效的严重老年人，可按需要行手术治疗。

【护理措施】

1. 心理护理　老年人因长期关节疼痛及运动功能障碍常产生抑郁、焦虑等不良情

绪,家属应及时与其进行交流、沟通,耐心听取老年人倾诉,给予安慰和鼓励,护理员积极给予必要的心理干预。

2. 生活管理　注意对关节部位的保护,避免长时间站立或蹲位等。日常活动中用力得当,以免加重关节负担。活动时穿防滑鞋,做好膝关节的保护。夏天避免长时间吹空调或风扇。

3. 遵医嘱　定期进行复诊,评估疾病控制效果,不适随诊。

4. 饮食调理　饮食规律,饮食要均衡,多摄取粗纤维、高蛋白质等食物。适当增加含钙和维生素类食物,多饮水。

5. 病因及危险因素的预防　需积极治疗原发病,生活中注意防护,避免关节损伤。

6. 适当体育锻炼　从早年开始坚持与年龄相适应的体育锻炼,可以预防或延缓这种改变,也可起到预防或延缓退行性变性的发生。

【健康教育】

平时应注意卫生,保持居室通风和空气良好,防潮、保暖,加强体格锻炼,提高抗病能力。功能锻炼均需从小量开始,循序渐进,以运动后不引起关节疼痛为准。此外,老年人应注意生活方式的调整,多睡硬板床,保持仰卧位避免屈曲挛缩,枕头要低,戒烟,保持乐观、稳定的心态,消除抑郁状态,以积极的态度与疾病作斗争。

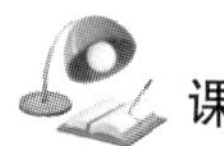

课后习题

1. [判断题]对于内科保守治疗无效的严重退行性骨关节病老年人,可行手术治疗。(　　)

2. [单选题]不属于退行性骨关节病表现的是(　　)。

A. 关节疼痛及压痛　B. 关节活动正常　C. 肌肉萎缩　D. 关节摩擦音

参考答案:1. √　2. B

第五节　慢性阻塞性肺疾病

案例

朱某,女性,68 岁。因“咳嗽、咳痰、气短,加重 1 周”入院。病人反复咳嗽、咳痰 20 余年,每天晨起时有咳嗽,以白色黏痰为主。近 5 年来出现活动后胸闷、气促,休息后缓解。年轻时有吸烟嗜好,已戒烟 10 年。1 周前着凉后出现咳嗽、咳痰。查体:体温 37.6 ℃,脉搏 96 次/min,呼吸 28 次/min,血压 120/78 mmHg,口唇发绀,双肺呼吸音弱,可闻及散在的湿啰音。胸部 CT 显示双肺肺气肿改变。

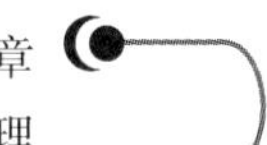

请思考：①对朱某进行病情观察的重点有哪些？②该病人目前主要的护理诊断/问题及护理措施有哪些？

慢性阻塞性肺疾病（COPD），简称慢阻肺，是一种持续存在的不完全可逆的气流受限，并呈进行性发展的慢性肺部疾病。它与慢性支气管炎和肺气肿密切相关。COPD 主要累及肺部，并因呼吸功能不全而导致肺动脉高压，最终发展为慢性肺源性心脏病。

【病因】

COPD 的病因包括以下内容。①内在病因：包括老年人支气管和肺组织功能减退、自主神经功能失调、肾上腺皮质功能减退、性腺功能减退、免疫球蛋白减少、单核巨噬细胞功能低下等。②外在病因：包括吸烟、感染、空气污染等，其中，吸烟是目前导致 COPD 最常见的病因，呼吸道感染是诱发和加重 COPD 的重要因素。③其他：如年龄和性别，随年龄增长 COPD 的患病率和死亡率不断上升，且男性患病风险显著高于女性。

【临床表现】

老年人 COPD 的临床表现主要有：①慢性咳嗽、咳痰逐渐加重。②老年人随着气道阻力的增加，呼吸困难更加突出，轻度活动即有胸闷和气促。③因老年人气道屏障功能和免疫功能减退，在急性感染时常表现为体温不升、皮肤黏膜发绀、食欲减退、尿少、精神萎靡等。④常并发肺源性心脏病、肺性脑病、呼吸性酸中毒、休克、电解质紊乱等。⑤体格检查精神萎靡，两肺呼吸音减弱，呼气时间延长，部分老年人可闻及干啰音和（或）湿啰音。

【健康照护】

对老年人 COPD 进行健康照护的目的是改善老年人的呼吸功能；提高其生活自理能力；缓解或阻止肺功能进一步下降；减少急性发作和并发症的发生。COPD 的治疗在急性期为控制感染、改善症状；稳定期则以改善肺功能和预防感染为主。

1. 一般照护

（1）休息与活动：环境安静，温、湿度适宜；避免光线刺激，居室要经常通风换气。中度以上老年人 COPD 急性加重期应以卧床休息为主，协助其采取舒适体位，呼吸困难严重者，取半坐卧位或端坐位。稳定期老年人活动量以不引起疲劳、不加重症状为宜。

（2）饮食：给予高热量、高蛋白质、高维生素、清淡易消化饮食；忌食辛辣刺激、腌制食物，少食产气食物如汽水、啤酒、豆类、马铃薯和萝卜等。腹胀者应进软食，少食多餐，细嚼慢咽；对食欲减退者可遵医嘱服用助消化的药物。

2. 呼吸功能锻炼

（1）长期家庭氧疗：对老年人 COPD 并发呼吸衰竭，长期家庭氧疗可提高生活质量和生存率。一般采用鼻导管吸氧，氧流量 1 ~2 L/min，吸氧时间 10 ~15 h/d；避免吸入高浓度的氧气，以防呼吸中枢受到抑制，导致二氧化碳潴留。氧疗有效的指征为老年人呼吸困难减轻、呼吸频率减慢、发绀减轻、心率减慢、活动耐力增加。

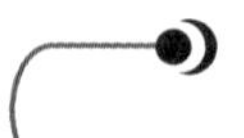

（2）呼吸训练：指导老年人掌握缩唇呼吸和腹式呼吸，加强膈式呼吸运动，降低呼吸频率，协调呼吸运动，提高肺通气量，改善呼吸功能。

（3）保持呼吸道通畅：对于痰多黏稠、咳嗽无力的老年人，可酌情采用气道湿化、指导有效咳嗽、胸部叩击等方法，促进呼吸道分泌物排出。

3. 用药照护　遵医嘱给予解痉、镇咳、祛痰及抗感染药物。用药时应注意以下内容。①支气管扩张剂：首选 β 受体激动药，大剂量可引起心动过速、心律失常、肌肉震颤等。②糖皮质激素：对于重症老年人 COPD，遵医嘱吸入糖皮质激素与长效 β 受体激动药的联合制剂，可增加老年人的运动耐量，减少急性发作频率，提高生活质量；但长期使用可引起老年高血压、白内障、糖尿病、骨质疏松症等，故应慎用。③镇静剂、麻醉剂：重症呼吸衰竭老年人应避免使用，以免抑制呼吸中枢。④呼吸兴奋剂：用量过大可引起恶心、呕吐、烦躁、面部潮红、皮肤瘙痒及肌肉震颤等不良反应。⑤祛痰药：盐酸氨溴索为润滑性祛痰药，不良反应轻。

4. 并发症照护

（1）慢性呼吸衰竭：老年人 COPD，晚期常伴发慢性呼吸衰竭，以Ⅱ型呼吸衰竭多见。

1）合理用氧：对Ⅱ型呼吸衰竭老年人应给予低浓度（25% ~29%）、低流量（1 ~2 L/min）鼻导管持续吸氧，以免缺氧纠正过快引起呼吸中枢抑制；若配合使用呼吸机和呼吸中枢兴奋剂时可稍提高给氧浓度。给氧过程中若老年人呼吸困难缓解、心率减慢、发绀减轻，表示氧疗有效；若出现呼吸过缓或意识障碍加深，应警惕二氧化碳潴留。

2）病情观察：密切观察老年人有无生命体征及神志改变。皮肤潮红、多汗和浅静脉充盈，提示二氧化碳潴留；皮肤苍白、四肢末梢湿冷，可能是低血压，需及时通知医生处理；体温升高常是感染的表现；尿量代表心功能状态。

（2）慢性肺源性心脏病：由于 COPD 引起缺氧及肺血管床减少，导致肺动脉痉挛、血管重塑，引起肺动脉高压、右心室肥大，最终导致右心衰竭。照护措施包括：①持续低流量吸氧。②老年人取半坐卧位，可减轻心脏负荷和减少肺灌注量。③根据病情限制输液量，控制输液速度，一般老年慢性肺源性心脏病病人滴速为 30 ~40 滴/min，严重心力衰竭者滴速控制在 20 滴/min 以下，以免加重心脏负担。④排钾利尿药可引起低钾、低氯性碱中毒而加重缺氧，使用时注意补钾。⑤老年人 COPD 由于慢性缺氧，对洋地黄耐受性差，易发生中毒。其他照护措施同慢性呼吸衰竭。

（3）自发性气胸：若老年人 COPD 呼吸困难突然加重，并伴有明显的发绀、胸痛，患侧肺部叩诊为鼓音，听诊呼吸音减弱或消失，多提示自发性气胸。照护措施：①应立即安置老年人卧床休息，血压平稳者取半坐卧位。②协助老年人吸氧，维持其动脉血氧饱和度 90% 以上。③尽量避免咳嗽，协助医护人员给镇咳药。④减少活动，保持排便通畅，避免用力屏气，必要时采取通便措施。同时立即报告专业医护人员进行应急处理。

课后习题

1. [判断题]COPD 高危人群应定期进行肺功能监测，早发现、早干预。（　　）

2. [单选题]有关老年人 COPD 治疗说法错误的是（　　）。

A. 对 COPD 伴有慢性呼吸衰竭的病人，提倡长期家庭氧疗
B. 冬季注意保暖，避免直接吸入冷空气
C. 老年人 COPD 应常规氧疗
D. 中度以上 COPD 急性加重期老年人应卧床休息

参考答案：1. √　2. C

第六节　阿尔茨海默病

刘某，女性，74 岁，以“头晕 2 年”入院，当问及头晕的具体表现和发作频率时，刘某不能够回答具体发作频率及最近一次发作时间。刘某家属反映其记忆力下降已有 2 年，做事经常重复，有明确的物品置放障碍，做饭不是忘记放盐就是放得过多。近来购物时经常付钱后忘记拿菜，既往无高血压、糖尿病、高脂血症。无特殊用药史和家属史。

请思考：①如何识别老年期痴呆？②刘某目前主要的护理问题及护理措施有哪些？

阿尔茨海默病（AD）即发生于老年人、以进行性认知功能障碍和行为损害为特征的中枢神经系统退行性病变。

【病因与临床表现】

阿尔茨海默病常在 50 岁以后发生，开始不容易被发现，发展缓慢，最早期往往是以逐渐加重的健忘开始，最终导致无力进行日常生活和人格的持续变化。

1. 病因　病因迄今不明，一般认为 AD 是复杂的异质性疾病，多种因素可能参与致病，如遗传因素、神经递质、免疫因素和环境因素等。

2. 临床表现　该病起病缓慢或隐匿，多见于 70 岁以上老年人，女性较男性多。主要表现为记忆障碍、失语、失用、失认、视空间能力损害、抽象思维和计算损害、人格和行为改变等。

【治疗原则】

1. 一般疗法　注意老年人饮食，保证各种营养及水和电解质平衡。改善睡眠，鼓励适当活动和锻炼，预防感染，尤其是呼吸道及尿路感染。

2. 对症治疗　积极治疗各种躯体病。对失眠、焦虑、妄想等症状对症治疗。

3. 改善认知功能的药物　血管扩张药、促大脑代谢药。

4. 神经肽类　如精氨酸加压素、促肾上腺皮质激素、促甲状腺激素释放激素。

5. 影响神经递质的药物　可改善老年人认知障碍，提高记忆力。

【护理措施】

1. 记忆受损　与记忆进行性减退有关。

所有口服药必须由护理员看服到口，护理员要细心观察老年人服药后的反应，及时反馈给医生。

2. 自理缺陷　与认知行为障碍有关。

(1)对于阿尔茨海默病老年人，要选择营养丰富、清淡可口的食品，荤素搭配，食物要温度适中，易于消化。应指导缓慢进食，不可催促，以防噎食及呛咳。尽量保持老年人平时的饮食习惯。

(2)饮食种类方面，应品种多样化以清淡、低糖、低脂、低盐、高蛋白质、高纤维素的食物为主，避免刺激性食物，忌烟酒、咖啡、浓茶、油炸食物。

(3)起居应有规律，保证充足、高质量的睡眠，白天多给老年人一些刺激，鼓励老年人做些有趣的活动，为老年人创造良好的入睡条件。

(4)对卧床不起老年人，做好生活护理，保持皮肤的清洁干燥，以防感染。注意观察皮肤，保持皮肤清洁防止压力性损伤形成。

(5)专人看护，让老年人按时起床、睡觉、进餐，使之生活正常，保证足够的休息和睡眠时间。做好心理抚慰，随时了解老年人的要求。

(6)指导老年人适当的用脑锻炼和体力活动，从早期药物治疗开始，就应该辅以认知功能训练。

3. 思维过程紊乱　与思维障碍有关。

对于经常出现焦虑的老年人，要给老年人足够的照顾，保证居室安静，安排有趣的活动；不强迫老年人做不情愿的事情，对老年人多说一些关爱的语言，尽量避免一切应激原，居室环境应尽量按老年人原有的生活习惯设置。

4. 语言沟通障碍　与思维障碍有关。

主动与老年人交流，鼓励老年人读书、看电视，指导老年人进行语言功能训练。

5. 护理员角色紧张　与老年人病情严重及护理员照料知识欠缺、身心疲惫有关。

向家属介绍疾病相关知识，消除紧张心理。用诚恳的态度对待老年人家属，耐心倾听老年人家属的诉说，尽量满足其合理要求。

6. 有走失的危险　与认知行为障碍有关。

应避免老年人单独外出，同时家属要在老年人衣兜内放置“名片”，一旦老年人迷路，容易被人发现送回。

7. 有受伤的危险　与思维障碍、认知行为障碍有关。

(1)保持居室内、浴池、厕所地面要干燥、无积水，老年人上、下床及变换体位时动作宜缓，床边要设护栏；上、下楼梯及外出散步一定要有人陪伴和扶持。

(2)护理员及家属要进行全面照顾，严密观察，随时发现可疑动向，及时排除老年人可能自伤、自杀的危险因素，保管好利器、药物等。

【健康指导】

1. 嘱老年人积极参加有益的社会活动，保持良好的人际交往；保持规律生活，运动适度，避免过于疲劳。

2. 加强安全护理和基础生活支持，防止走失和伤害事件。

3. 重视营养，合理膳食，粗细搭配，要节制饮食，不可过饱；禁烟酒，控制肥胖，努力预防或控制高血压、糖尿病，减少盐、糖的摄入。

4. 定期到医院复查。

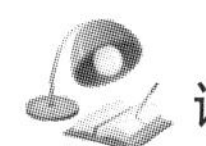 课后习题

1. [判断题]阿尔茨海默病老年人所有口服药必须由护理员看服到口。（　　）

2. [单选题]有关阿尔茨海默病老年人护理说法错误的是（　　）。

A. 护理员要细心观察老年人服药后的反应　　B. 尽量保持老年人平时的饮食习惯

C. 指导老年人适当的用脑锻炼和体力活动　　D. 减少参加社会活动

参考答案：1. √　2. D

第七节　老年人高血压

高血压是以体循环动脉压增高为主要表现的临床综合征。老年性高血压是指年龄在 60 岁以上的老年人，在未使用降压药的情况下，血压持续或非同日 3 次以上收缩压≥140 mmHg 或（和）舒张压≥90 mmHg 者；若收缩压≥140 mmHg，舒张压<90 mmHg 者，则定义为单纯收缩期高血压。

【病因】

动脉粥样硬化是老年人高血压发病机制中最主要的病因。

1. 内在病因　包括遗传因素、动脉粥样硬化、糖尿病、高脂血症、冠心病、脑卒中或肾脏疾病等病史。

2. 外在病因　包括高脂肪饮食、高盐饮食、服用引起血压升高的药物等。

3. 其他　有高血压家族史；有摄盐过多、摄钙和摄钾过少，摄入高蛋白质和过多饱和脂肪酸饮食的习惯；精神紧张、激素反应性减低、压力感受器敏感性降低、超重、吸烟、体力活动缺乏等。

【临床表现】

1. 收缩压升高　60 岁以上高血压老年人中，单纯收缩压升高为混合型的 2 倍。

2. 脉压增大　脉压是反映动脉血管弹性和损害程度的重要指标。脉压>40 mmHg 为脉压增大，它与脑卒中复发密切相关。

3. 血压波动大　主要是收缩压波动性较大，24 h 内波动可达 40 mmHg。

4. 易发生直立性低血压　所谓直立性低血压是指从卧位改变为直立体位时，收缩压下降≥20 mmHg或舒张压下降≥10 mmHg，同时伴有站立不稳、视物模糊、头晕目眩、软弱无力、大小便失禁等，严重时会发生晕厥。

5. 并发症多　老年人高血压常伴有冠心病、脑血管疾病、外周血管疾病、缺血性肾病、糖尿病、高脂血症、阿尔茨海默病等，其中冠心病、脑卒中为常见且严重的并发症，是老年人高血压死亡的主要原因。

6. 昼夜节律异常　表现为夜间血压下降幅度<10%或>20%，甚至表现为夜间血压比白天高，使心、脑、肾等重要器官损害的危险性显著增加。

【健康照护】

1. 饮食照护　合理的饮食有利于控制或减少心血管疾病危险因素，是防治心血管疾病安全、有效的措施。鼓励老年人多食新鲜蔬菜；减少钠盐摄入，每日钠盐应以6 g以下为宜；多食含钾、钙的食物；减少脂肪的摄入，控制体重；此外，大量饮酒、吸烟可使血压进一步升高，促进动脉粥样硬化形成，降低药物疗效。

2. 运动照护　体育锻炼作为有效控制血压的一项措施，具有自然、易行、费用低等特点。老年人高血压应选择运动量适宜的有氧运动如快走、慢跑、打太极拳等；不宜参加剧烈活动如登高、提重物等。对血压较高、症状明显或伴有脏器功能损害的老年人应以休息为主。

总之，老年人高血压要坚持有度、有恒、有序的运动原则，采取个体化的运动方案，才能达到最佳疗效。

3. 用药照护　老年高血压病人的肝、肾功能均有不同程度的减退，药物治疗应从小剂量开始。利尿药是预防心血管疾病并发症与降低病死率的一线降压药，无并发症的单纯收缩期高血压的老年人，常选用噻嗪类利尿药与保钾利尿药，疗效明显；β受体阻滞剂适用于高血压合并心绞痛且心率较快的老年人，不适用于伴有糖耐量异常、传导阻滞、哮喘、慢性阻塞性肺气肿的老年人；钙通道阻滞剂，可明显降低老年人高血压脑卒中的发生，主要不良反应为头痛、面部潮红、踝部水肿、心动过速等；血管紧张素转换酶抑制药可降低老年人高血压心脏的前、后负荷，不增加心率，作用平稳，常见不良反应为咳嗽、皮疹、味觉异常等，肾动脉狭窄者禁用；血管紧张素Ⅱ受体阻滞剂具有强效、长效、平稳降压的特点，不良反应少，极少发生咳嗽。

4. 并发症的照护

（1）直立性低血压：老年人高血压较易出现直立性低血压，其中药物引起的直立性低血压较常见，主要表现为头晕目眩、站立不稳、视物模糊、软弱无力等，严重时会发生大小便失禁、出汗甚至晕厥。

照护措施：①药物从小剂量开始，逐渐增加，不宜骤然降压。②服药后应卧床0.5～1.0 h，以防发生直立性低血压。③离床时体位改变应缓慢，尤其是夜间，以防血压突然下降引起昏厥而发生意外。④老年人高血压应避免长时间站立、沐浴时水温过高、饮浓茶或饮酒、过度用力增加腹腔内压力等。⑤当直立性低血压发生时，指导老年人立刻平卧，取头低脚高位（下肢抬高30°），给予吸氧、保暖，监测生命体征变化，若出现异常情

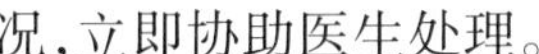

况，立即协助医生处理。

（2）高血压心脏病：由于血压长期升高，使左心室后负荷加重，导致高血压心脏病。早期老年人仅在劳累时出现心悸、气急等症状；晚期除出现上述症状外，还可出现水肿、呼吸困难等表现。

照护措施：对轻度心力衰竭老年人，适当休息，饮食与药物治疗同老年人高血压；对严重心力衰竭老年人，密切观察病情变化，出现异常情况，立即送医院处理。

（3）脑出血和脑血栓形成：老年人高血压突然出现剧烈头痛、头晕、偏瘫失语、意识障碍等表现时，应立即送医院进行抢救，病情稳定后，尽早进行康复训练，以促进老年人肢体功能恢复。

（4）高血压肾病：早期无症状；晚期可出现夜尿增多、水肿、蛋白尿等，最终可导致肾功能衰竭。

照护措施：①遵医嘱应用降压药，将血压控制在130/80mmHg以下；水肿老年人应用利尿药，并准确记录出入量。②饮食宜清淡，注意钙和维生素D的补充；严格限制钠盐、动物脂肪的摄入；适量摄入蛋白质和糖。③戒烟酒、控制体重、保证睡眠、保持大便通畅、进行有规律的有氧活动、减轻精神压力、保持心理平衡等。非药物治疗有助于降压、增强老年人对降压药物的敏感性及减少降压药物的用量，以减轻靶器官的损害。

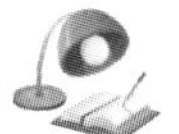

课后习题

1.［判断题］老年人高血压的治疗要从小剂量开始，目标血压值不可太低。（　　）

2.［单选题］有关高血压用药原则的表述中，错误的是（　　）。

A. 初始治疗时通常采用较小的有效治疗剂量

B. 尽可能使用24 h持续降压作用的长效药物

C. 衰弱老年人和80岁高龄老年人初始可联合治疗

D. 应根据老年人具体情况进行选择合适的药物

3.［单选题］不属于老年人高血压护理措施的是（　　）。

A. 应避免劳累、情绪激动

B. 护理员应认真查对老年人是否按时服药，每次送服到口

C. 改变姿势，特别是从卧位、坐位起立时动作宜缓慢

D. 一旦发生直立性低血压，应取侧卧位

参考答案：1. √　2. C　3. D

第八节　老年人冠心病

冠状动脉粥样硬化性心脏病，是指冠状动脉发生粥样硬化，引起血管腔狭窄或闭塞，造成心肌缺血、缺氧或坏死而导致的心脏病，简称冠心病，也称缺血性心脏病。

【病因】

1. 内在病因　糖尿病和糖耐量异常是冠心病发展和再发的重要病因之一。长期高血压可造成血管痉挛、损伤、脂质物质沉积、微血栓的形成等，加速动脉粥样硬化的形成。血脂异常如总胆固醇（TC）、甘油三酯（TG）、低密度脂蛋白（LDL）或极低密度脂蛋白（VLDL）增高、高密度脂蛋白减低等造成冠状动脉狭窄，弹性降低。

2. 外在病因　吸烟、肥胖、饮酒、高热量、高胆固醇、高糖及高盐饮食、缺少体力活动、易激动、A 型性格等，均可导致动脉粥样硬化。

【临床表现】

心绞痛是冠心病最常见的临床类型，老年人心肌梗死的发生率较高，且高龄者病死率亦较高，故本节重点介绍这两种类型的老年人冠心病的临床表现。

1. 心绞痛　以发作性胸痛为主要表现并具有以下特点。

（1）疼痛部位：疼痛位于胸骨体中上段之后波及心前区，呈片状（手掌大小范围）而不是点状，常向左肩、左上肢内侧放射，也可放射至颈部、咽部和下颌部，表现为颈部疼痛和牙痛。

（2）疼痛性质：疼痛呈压迫、发闷或紧缩性，也可有烧灼感。

（3）疼痛发作的诱因：疼痛常由体力劳累、情绪激动、饱餐、便秘、吸烟和寒冷等诱发。

（4）疼痛持续时间：疼痛出现后逐步加重，在 3 ~ 5 min 内逐渐缓解。

（5）疼痛缓解的方法：疼痛发作时立即停止当时的活动并原地休息，或舌下含服硝酸甘油，可在数分钟内缓解。

除上述典型心绞痛表现外，应注意老年人心绞痛的不典型表现。①疼痛部位不典型：疼痛可以在上颌部与上腹部之间的任何部位。②疼痛性质不典型：由于老年人痛觉功能减退，其疼痛程度往往较轻，而气促、疲倦、喉部发紧、左上肢酸胀、烧心等表现较多见。

2. 心肌梗死　部分老年人在发生心肌梗死前数日出现乏力、胸部不适、活动时气急，也可出现新发生的心绞痛，或原有心绞痛加重。疼痛是发生心肌梗死后最早出现的症状，且疼痛的部位和性质与心绞痛相同，但疼痛程度、疼痛持续时间和用药效果与心绞痛不同。

（1）疼痛程度更重：胸痛时常伴有烦躁不安、出汗、胸闷、恐惧或濒死感。

（2）疼痛持续时间更长：胸痛持续时间可达数小时。

（3）休息或含服硝酸甘油疼痛不能缓解：胸痛发作时，立即休息和舌下含服硝酸甘油多片疼痛不能缓解。

此外，因生理性老化、高血压和糖尿病的影响，老年人患心肌梗死后有以下特点。①症状不典型：老年人患心肌梗死后，有典型胸痛症状者不足发病人数的 1/3，高龄老年人则更少，与生理性老化和糖尿病等导致老年人感觉功能减退有关。有的老年人则表现为牙痛、肩腹部疼痛或胸闷、恶心、休克、心力衰竭、心律失常和意识障碍。心肌梗死首发症状中，胸痛随增龄而减少，气促、意识障碍随增龄而增多。②并发症多：老年人患心肌梗死后，室壁瘤、心脏破裂、院内感染等各种并发症的发生率明显高于中青年。

【健康照护措施】

1. 心绞痛

（1）发作时照护：老年人心绞痛发作时，护理员应指导其立即停止正在进行的活动，协助老年人原地采取舒适体位休息。舌下含服硝酸甘油0.5 mg，必要时间隔5 min再次含服，并立即报告医护人员。有条件者及时给予氧气吸入，吸入氧流量为每分钟4～6 L。

（2）生活照护如下。①饮食：指导老年人摄入低热量、低脂肪、低胆固醇、低盐饮食，多食蔬菜、水果和粗纤维食物，如芹菜、糙米等，注意少量多餐，避免暴饮暴食，尤其要注意晚饭不宜吃得过饱，以免增加心脏负担，使血脂、血液黏度突然增高而诱发心绞痛或心肌梗死。②活动与睡眠：鼓励老年人每天进行适量的活动，保证充足的睡眠。对于心绞痛呈规律性发作的老年人，指导其在活动、进餐、排便之前，含服硝酸甘油进行预防。③保暖：保持老年人居室的温暖，避免因寒冷刺激导致冠状动脉痉挛而诱发疾病的发生。

（3）心理照护：告诉老年人调整心态，改变遇事急躁易怒的性格，保持心理平衡。指导老年人通过听音乐、看报纸、聊天等方式，缓解精神压力。使老年人了解并避免导致心绞痛发作的心理因素如紧张、焦虑、情绪激动等。

（4）用药照护：老年人身边应常备硝酸甘油、速效救心丸等缓解心绞痛的急救药物，护理员应熟悉药物放置位置，了解用药方法、药物的常见不良反应和应注意问题。心绞痛发作时，将硝酸甘油1片碾碎后均匀地撒在老年人舌下，并告诉老年人可能会出现面部潮红、头部胀痛、心前区不适等，是药物导致血管扩张所引起，会自行缓解，不要紧张。如服药后3～5 min疼痛还未缓解可再次含服，连续3次含服药物仍未缓解，或心绞痛发作比以往频繁、疼痛的程度加重且时间延长，应考虑心肌梗死，及时报告医护人员进行救治。此外，硝酸甘油见光易分解，应叮嘱老年人将药物存放于棕色瓶内并保持干燥，药瓶打开后应每6个月更换一次药物。部分老年人心绞痛发作时表现为牙痛、肩周痛、上腹痛等，可先按心绞痛发作处理并及时就医。

2. 心肌梗死

（1）心肌梗死发生前的预兆：护理员应熟悉老年人发生心肌梗死前的预兆，以便及时送往医院，使老年人得到及时的救护。心肌梗死发生前的预兆包括：①心绞痛由原来的偶尔或间断发作转变为短期内频繁发作。②疼痛持续时间延长。③轻微活动或休息状态下心绞痛发作并伴恶心、呕吐、胸闷、心悸、呼吸困难等。④连续含服硝酸甘油疼痛未能缓解。

（2）心肌梗死的急救：护理员熟练掌握正确的救助方法，及时对发生心肌梗死的老年人进行基本的现场急救，是挽救老年人生命的关键。心肌梗死现场的急救措施包括：①立即协助老年人就地平卧或靠半卧位休息，避免不必要的搬动，保持环境安静和空气流通。②立即将硝酸甘油碾碎置于老年人舌下，有条件者为老年人吸氧。③立即拨打急救电话“120”。④为老年人测量脉搏、血压和呼吸，如发现老年人心脏停搏，立即实施胸外按压和口对口人工呼吸，为医护人员到达现场的抢救争取时间。

3. 心肌梗死恢复期的照护　患心肌梗死的老年人在医院治疗病情稳定后，进入恢复期。护理员应了解心肌梗死恢复期的照护措施，以对老年人进行良好的照护，促进老年人尽快恢复并防止发生再梗死。恢复期心肌梗死老年人的照护措施如下。

(1)指导老年人低盐、低脂肪、低胆固醇饮食，少量多餐，避免浓茶、咖啡、过热和过冷及辛辣刺激性食物，禁烟酒，多摄入蔬菜、水果和富含纤维素的食物。无糖尿病者每天清晨饮蜂蜜水，按顺时针方向进行腹部按摩等，促进肠蠕动，防止发生便秘。心肌梗死老年人起病 12 h 内给予流质饮食，以减轻胃扩张；之后逐渐过渡到正常饮食。饮食要规律，少食多餐，多食新鲜水果、蔬菜、豆制品等，食用瘦肉、鱼肉和蛋类等补充蛋白质。保持大便通畅，避免刺激性饮食。

(2)告诉老年人保持情绪稳定，以乐观、平和的心态对待周围和自己生活中发生的事情，为老年人营造良好的身心休息环境，避免老年人精神过度紧张。当老年人出现焦虑、抑郁等不良情绪时，护理员应多与老人沟通，了解原因并进行相应的疏导。向老年病人解释疾病过程，说明不良情绪会增加心肌耗氧量，不利于疾病控制。

(3)指导老人按医嘱服药，列举不遵医嘱用药导致严重后果的案例，让老年人认识到遵医嘱用药的重要性。告知老年人药物的用法、作用和用药后可能出现的不良反应，向老年人强调不可随意停药或换药，也不可自行更改药物剂量。

(4)指导老年人根据自身条件，进行有序、有恒、有度的有氧运动，如步行、慢跑、打太极拳等。老年人进行运动时一定要有护理人员陪伴，如果老年人在运动中出现胸痛、气喘、心前区不适、头晕及恶心、呕吐等，应告知老年人停止运动。告诉老年人寒冷季节减少室外运动，外出时随身携带急救药物和写有自己姓名、所患疾病、药品放置位置和居住地址的信息卡，以便老年人心绞痛发作时他人帮助服药和得到及时救治。

【心理照护】

老年人冠心病发作时应有专人陪伴，鼓励老年人表达内心感受，并给予心理支持。

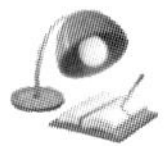

课后习题

1. [判断题]冠状动脉粥样硬化是老年人冠心病的基本病因。(　　)

2. [单选题]有关稳定型心绞痛的表述中，错误的是(　　)。

A. 以发作性胸痛为主要临床表现

B. 疼痛一般持续数分钟至十余分钟，多为 3 ~ 5 min

C. 主要在胸骨体之后，可波及心前区

D. 心绞痛发作时可继续正在进行的活动

3. [单选题]有关冠心病的表述中，错误的是(　　)。

A. 典型临床症状表现为胸骨后压榨性疼痛

B. 无禁忌证，所有病人均应长期口服阿司匹林

C. 有恶心、呕吐等胃肠道症状者应给予少量流食

D. 发病 12 h 内应绝对卧床休息

参考答案：1. √　2. D　3. C

拓展资源

微课

（肖　潇　夏　露）

第八章

老年人康复训练

学习目标

◆知识目标：分析为老年人提供康复训练技术的方法。

◆技能目标：有效使用各种康复技术帮助老年人进行功能康复锻炼。

◆素质目标：培养正确的康复训练观，对功能障碍的老年人保持积极健康的心理状态。

案例

谢某，男性，78岁，有“脑梗死”病史。早晨起床后在无明显诱因的情况下忽然出现神志不清，失语，右侧肢体偏瘫，无法自行站立，伴有头晕、恶心。经住院积极治疗后，现神志清楚，生命体征稳定，但言语仍不清楚，右侧肢体肌力下降明显。

请思考：①该老年人现在的主要护理问题是什么？②针对该老年人的症状，养老护理员应该给予什么样的照护措施？

第一节　老年人康复指导的目的及方法

一、目的

康复是指综合、协调应用医学、教育、社会、职业的各种方法，使病、伤、残者（包括先天性残）已经丧失的功能尽快地、最大可能地得到恢复和重建。康复指导的目的在于使病、伤、残者在生理、心理、社会、职业和经济能力等各方面达到最佳功能状态，以提高生存质量,重返社会。老年人的康复指导的主要目的是改善老年人各种功能障碍,最大限度地恢复其生活自理能力。

二、康复常用内容与方法

1. 日常生活活动能力训练　通过日常生活功能评定,指导日常生活活动能力障碍的老年人进行床上活动、就餐、洗漱、更衣、移动体位等训练,建立规律的生活习惯,帮助其恢复日常生活活动能力。常用的训练方法如下。

(1)饮食动作训练:老年人常因进食不能自理而直接影响营养的补充,对意识清楚、全身状况稳定的老年人进行饮食动作训练,对促进其身体康复、提高生活活动能力具有重要意义。包括进食动作训练、饮水训练、咀嚼和吞咽训练等。

(2)穿脱衣服训练:衣服穿脱是日常生活活动中不可缺少的活动。部分老年人出现衣服穿脱困难,只要能保持坐位平衡,有一定的协调性和准确性,通过进行穿脱衣服功能训练,大多数老年人最终可独立完成穿脱衣服的行为。

(3)清洁卫生训练:老年人生活不能自理,大多表现为不能解决个人卫生问题,当老年人能保持坐位 30 min 以上时,尽快进行个人卫生训练,可达到良好效果。

(4)体位转移训练:体位转移也称体位转换,是指通过一定方式改变身体的姿势或位置的过程。定时体位转换可以促进血液循环,预防压疮、肌肉萎缩、坠积性肺炎、关节变形等并发症的发生。老年人因某种功能减退引起移动障碍时,尽早、尽快地通过借助手杖、拐杖等学会独立完成日常生活的活动,可达到防止废用,恢复患肢功能的目的。

(5)心理支持:通过与老年人及家属的交谈和观察,掌握老年人的心理状态,对已发生或可能发生的心理障碍和异常行为,及时给予心理支持,消除老年人顾虑,适时鼓励老年人主动参与康复治疗。

2. 常用康复治疗技术

(1)物理疗法(physiotherapy,PT):是指应用天然或人工物理因子作用于人体,通过人体神经、体液、内分泌和免疫等生理调节机制,达到保健、预防、治疗和康复目的的一种方法。该方法操作简单、无创伤、无痛苦、老年人易接受,是康复治疗的一种最基本和最重要的手段。包括根据疾病特点和老年人的功能状况,运用生物力学原理,借助治疗器械或护理员的手法操作,以及老年人自身的参与,通过主动或被动的方式来改善人体局部或全身功能的运动疗法;利用电、光、声、磁、水和温度等物理因子治疗,以缓解疼痛等症状的物理因子治疗。

(2)作业疗法(occupational therapy,OT):是指应用有目的的、经过选择的作业活动,对由于身体上、精神上、发育上有功能障碍或残疾,以致不同程度地丧失生活自理和劳动能力的老年人,进行评价、治疗和训练的一种康复治疗方法。主要方法是为恢复老年人的生活、工作能力,有目的、有选择性地从日常生活活动,职业劳动和认知活动中选择一些作业形式对老年人进行训练,以缓解症状,改善或增强其躯体、心理和社会功能,使老年人达到最大的生活自理,提高其生活质量,帮助其重返社会。常用的作业疗法有功能性作业疗法、日常生活能力训练、感知和认知障碍的训练、假肢、矫形器及特殊轮椅的操纵和使用训练、自助具的制作等。

(3)言语治疗(speech therapy,ST):是针对因脑外伤、脑卒中等引起的语言交流障碍的老年人进行语言功能评定和矫治的方法。通过评定老年人语言障碍的原因如听觉障碍、各种失语症、言语失用、构音障碍等,给予针对性的练习包括发音器官和构音结构练习、单音刺激、物品命名练习等方法,以期恢复和改善老年人言语交流能力。

(4)中国传统治疗(traditional chinese medicine,TCM):是在中医学理论指导下对老年人进行康复治疗的方法,通过中药、针灸、针刀、推拿按摩、气功、武术等手段,调整机体整体功能,对机体的疼痛处理与控制、身体平衡和协调功能改善、运动养生和饮食养生等方面具有独特的作用。

第二节　认知功能训练

正确评估老年人认知障碍类型,选择适用训练方法,注意安全并注意与老年人沟通,密切观察其病情及心理变化。

一、注意力训练

注意力是指老年人为促进理解并作出适当反应集中足够时间长度的能力。老年人往往不能注意或集中足够的时间去处理一项活动任务,容易受到外界环境因素的干扰而精力涣散。常采用的处理方法包括:简化某项活动程序,将活动分解为若干个小步骤;给予老年人充裕的时间完成活动;对提供的新信息不断重复;鼓励老年人参与简单的娱乐活动,如下跳棋和猜谜语;避免身体疲劳;提供频繁的词语、视觉及触觉暗示。例如,安排老年人看一段录像或电影、听一段录音或学习一项简单技能,通过逐渐调整时间长度和内容提高注意力,注意选择内容多样以吸引其注意力。还可应用猜测游戏、删除作业、时间感训练、数目顺序、代币法等。

二、记忆力训练

常采用的处理方法包括鼓励老年人使用记忆助具,如卡片、杂志、书籍或录音带,反复地朗诵需要记住的信息;提供钟表、日历、电视及收音机等提醒物;设计安排好日常活动表;把时间表或日常安排贴在高一些的醒目之处;提供新的信息;用不断重复的方式来增进记忆;为过后回忆(复习)而记录或写下新的信息。主要包括即刻记忆训练、短时记忆训练、长时记忆训练。

1. 即刻记忆训练　养老护理员读出一串随机动物或者植物的名称,让老年人复述,从少到多,若能正确复述,就逐渐增加动物或者植物的名称,训练时间不宜太长,以免老年人出现烦躁情绪,不配合训练。

2. 短时记忆训练　让老年人看几件物品或图片,记忆后回忆,可以用积木摆一些图案给老年人看，弄乱后让老年人按原样摆好。

3. 长时记忆训练　养老护理员通过缅怀活动，鼓励老年人回忆过去的生活经历，帮助老年人认识目前生活中的真实人物和时间，以恢复记忆并减少错误判断。应让老年人养成避免出错的习惯，在训练初期可予以提示，但逐渐取消，这种方法可以唤醒老年人尚保存的内隐性记忆。空间性再现技术则是利用残存记忆力，反复训练，逐渐增加时间间隔，如在老年人面前放置3～5件日常生活中熟悉的物品，让老年人分辨一遍，并记住它们的名称，然后撤除所有物品，让老年人回忆刚才面前的物品，反复数次后完全记住，这种方法强调反复训练，以及记忆的有效性和正确性。

(4)记忆力训练技巧内容如下。①联想法：利用视觉想象，老年人将要记住的信息在脑中形成有关的视觉形象。②背诵法：反复大声或无声地背诵要记住的信息。③分解-联合法：从简单到复杂，先一步一步练习，再逐步联合。④提示法：提供言语或视觉提示。⑤记忆技巧法：首词记忆法，将要记住信息的第一个词编成熟悉好记的一个短语或句子；编故事法，将要记住的信息编成一个自己熟悉的或形象化的故事来记。⑥常规化：建立恒定的日常生活活动程序，如定时吃饭、定时睡觉，固定穿衣顺序、固定散步路径等。⑦记忆辅助物的应用：记日记，建立时间，利用地图、闹钟、电子表等，以及应用清单、标签、记号、提示等记忆提示工具。

三、定向能力训练

1. 空间障碍的训练　适当的分级活动可帮助老年人恢复掌握空间关系的能力，先从包含2项内容的绘画中选择一项适当的内容，再从包含3项内容的绘画中选择一项适当的内容，最后从一整幅绘画中选择一项适当的内容。逐渐升级到较为正常的刺激水平。

2. 顺序排列困难的训练　大多数颅脑损伤老年人不能说出完成一项活动各步骤的适当时序。常用处理方法包括把活动分解成简单的步骤；对活动的每一步都提供暗示；在提供下一步的暗示前，允许老年人尽已所能完成每一步的活动。

3. 判断力障碍的训练　判断力是老年人理解确定采取行为后果的能力及以安全恰当的方式采取行动的能力。常用的处理方法包括让老年人做简单的选择，如下跳棋和猜谜语；让老年人参与做决定的过程；提供多项活动选择的机会；提供频繁的反馈；降低/减少注意力涣散（精力涣散）并提供安静的环境提供充裕的时间。养老护理员可以在与老年人接触时反复讲解一些生活的基本知识，并要求老年人讲述日期、时间上下午、地点、天气等，使老年人逐渐形成时间概念；帮助老年人认识目前生活中真实人物（如记忆亲人、护士、朋友）和事件；在卧室或厕所设置醒目易懂的标志，便于识别卧室、厕所位置。予以实际定向疗法，即利用真实定向训练板，每天记录相关信息，反复做环境的定向练习，核心是用正确的方法反复提醒，在训练过程中鼓励老年人尽量多谈论熟悉的人或事，并鼓励尽量自己完成饮食起居等日常活动，以保持同现实生活的接触和日常生活能力。

课后习题

1.[判断题]对患有步行失用症的老年人可以设置障碍使老年人左右走或后退。(　　)
2.[判断题]空间性再现技术则是利用残存记忆力,反复训练,逐渐增加时间间隔。(　　)
3.[判断题]物品失认训练可用各种图形的拼板拼出图案,让老年人模仿复制。(　　)

参考答案:1.× 2.√ 3.×

第三节 语言功能训练

失语症分为运动性失语症、感觉性失语症、传导性失语症、命名性失语症和完全性失语症(混合性失语症)。早期言语功能康复训练对病情稳定后的失语症、老年人的语言康复有着积极作用。语言康复训练的作用原理主要是通过运动发声器官、发音训练、视听训练等刺激大脑皮层和语言中枢神经,促进语言功能的恢复。主要包括口腔发音器官训练、发音训练和视听训练。

一、方法

训练时提供安静的环境,可适当应用录音机、呼吸训练器、镜子、秒表、压舌板、识字卡、图片,以及与文字配套的物品等器材提高训练效果。

1.口腔发音器官(下颌、舌、唇)训练　指导老年人做咀嚼动作进行下颌功能训练;鼓励老年人伸、缩、弯曲舌头,将舌头上下左右移动;指导运动腮部和口腔肌力,如鼓励老年人张大嘴巴,运动嘴唇,对照图片用力做发简单音节、字母或闭口、吹气、深呼吸等口型训练前需正确评估老年人语言障碍类型,选择适用的训练方法,注意安全。同时注意与老年人沟通,密切观察其病情及心理变化。

2.常用的语言功能训练操作方法

(1)听理解刺激训练:①听语指物。②执行指令,一次一个动作或同时多个动作。③复述语句、短语成词。④回答熟悉的问题。⑤短句理解。

在语言训练的同时,可以通过电视节目、音乐、报纸等方式为老年人提供学习机会,可以采用图片结合语言的训练方法,也可以结合动作训练,如给老年人做蹲下、吃饭、喝水等动作示范配合练习。

(2)发音器官训练:①伸舌-缩舌练习,由慢到快。②顶舌练习,舌尖交替顶上下前牙内侧。③弹舌练习,用舌尖顶弹硬腭前部,发出“de、de”的声音。④唇运动训练,指导患者鼓腮、抿嘴、吹蜡烛,反复练习“ba、pa、pai”音。

对轻、中度失语症老年人,在掌握词语的基础上,从句子和复杂词语开始训练,告诉老年人正确的发音,让其跟读、复述。可以用小卡片写出、播放器重复播放等加深记忆。鼓励老年人的准确表达以增强信心,对错误表达及时纠正;对重度失语者训练时,养老护理员应有足够的耐心,训练时从单个简单的字开始,然后到词,最后到句子,让老年人逐个掌握,不断重复强化记忆。如先教老年人学“a、o、e”到“ang、eng、ing”、“1、2、3”到“98、99、100”等。在发音的基础上,对老年人进行构音训练,对容易混淆的词语进行区分。与老年人交流时,注意语言速度要与其相仿。如老年人喜欢使用计算机,可安装语言训练软件进行练习。

(3)言语表达训练:①先教韵母。②后教声母。③先学喉音如“he、ha、ke”。④后学唇音,如学吹气球转换为“p、b”音。⑤手势训练。⑥词语表达训练。⑦语句表达训练。

训练时,指导老年人依次复述字、词、短语和句子等,由简到难练习。

(4)语音清晰度训练

1)用录音机录下老年人异常发音,再播放正确的发音,指导老年人跟随正确的读音练习。

2)练习时指导老年人对着镜子模仿护理员的唇、齿、舌的运动,纠正自己的发音。

以口头和文字称呼为主。鼓励老年人大声说出自己的想法,采取手势、表情、图片等多种形式进行指导。

(5)语言节奏训练:①由易到难。②由慢到快。③按单个词→词组→单句顺序逐渐增加。

二、语言训练时的注意事项

1. 康复训练开始得越早,效果越好。一般在老年人意识清楚,病情稳定,能够耐受集中训练 30 min 时就可以开始进行。

2. 训练前、中、后均应对老年人进行全面的言语功能评估,了解治疗效果,及时制定出有针对性训练方案,必要时调整。

3. 言语训练过程应遵循由简单到复杂循序渐进的原则。

4. 训练内容及时间的安排应恰当,要根据老年人反应及时调整。一般白天练习,开始每天 1 ~2 次,上、下午分别进行,以后逐渐增加 4 ~6 次/d。

5. 训练时应由“一对一”训练到老年人自主训练,逐渐过渡到集体训练或家庭训练。

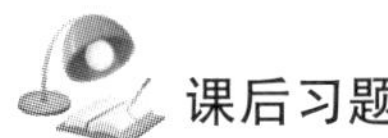

课后习题

1. [判断题]在训练的过程中密切观察老年人的状态,一旦有疲劳迹象应及时调整时间和变换训练项目或缩短训练时间。(　　)

2. [多选题]语言训练常用方法有(　　)。

A. 听理解刺激训练　　B. 言语表达训练

C. 发音器官训练　　D. 语言节奏训练

参考答案:1. √　2. ABCD

第四节　呼吸功能训练

一、呼吸训练

1. 缩唇式呼吸法　缩唇呼吸也称吹笛式呼吸，可降低呼吸频率，增加潮气量及增强运动耐力。进行缩唇呼吸训练时，老年人闭嘴经鼻吸气后，将口唇收拢为吹口哨状，让气体缓慢地通过缩窄的口形，使气体经过缩窄的双唇之间缓慢呼出。一般吸气 2 s，呼气 4 ~ 6 s，呼吸频率<20 次/min。训练时老年人应避免用力呼气使小气道过早闭合。呼气的时间不必过长，否则会导致过度换气。指导老年人 1、2、3 吸气，4、5、6 屏气，7、8、9、10 呼气，快吸慢呼。

2. 胸式呼吸法　指导老年人吸气时气体由鼻孔吸入，把气体深缓地吸入肺底部，保持 3 s，然后缓缓呼气；同时指导老年人可配合躯体动作运动：举手时吸气，放手时呼气。

3. 腹式呼吸法　协助患者取仰卧或舒适的冥想坐姿，放松全身。右手放在腹部肚脐，左手放在胸部；吸气时，最大限度地向外扩张腹部，胸部保持不动；呼气时，最大限度地向内收缩腹部，胸部保持不动；循环往复，保持每一次呼吸的节奏一致。细心体会腹部的一起一落。此后可以让老年人在各种体位下（坐、站）及活动下（行走、上楼梯）练习腹肌呼吸。

二、排痰技术

1. 有效咳嗽训练　咳嗽是一种防御性反射，当呼吸道黏膜上的感受器受到刺激时，可引起咳嗽反射。无效的咳嗽只会增加老年人的痛苦和消耗体力，加重呼吸困难和支气管痉挛，因此帮助老年人掌握有效咳嗽的方法和时机，是非常有必要的。

进行有效咳嗽训练时，将老年人安置于舒适和放松的位置，指导老年人在咳嗽前先缓慢深吸气，吸气后稍屏气片刻，快速打开声门，用力收腹将气体迅速排出，引起咳嗽。一次吸气，可连续咳嗽 3 声，停止咳嗽，并缩唇将余气尽量呼尽。之后平静呼吸片刻，准备再次咳嗽。如深吸气可能诱发咳嗽，可试断续分次吸气，争取肺泡充分膨胀，增加咳嗽频率。咳嗽训练一般不宜长时间进行，可在早晨起床后、晚上睡觉前或餐前半小时进行。

2. 辅助咳嗽技术　辅助咳嗽技术主要适用于腹部肌肉无力，不能引起有效咳嗽的老年人。

（1）让老年人仰卧于硬板床上或坐在有靠背的椅子上，养老护理员的手置于老年人的肋骨下角处，嘱老年人深吸气，并尽量屏住呼吸，当其准备咳嗽时，养老护理员的手向上、向里用力推，帮助老年人快速呼气，引起咳嗽。

（2）叩击与振动：养老护理员五指并拢，掌心空虚，呈杯状，于老年人呼气时在肺段相应的特定胸壁部位进行有节律的快速叩击（80 ~ 100 次/min），每一部位叩击 2 ~ 5 min，注意不要引起老年人的疼痛感或其他不适。叩击之后可辅以振动,将两只手直接放在老年人胸壁的皮肤上并压紧,当老年人在呼气的时候给予快速、细小的压力振动,每次 0.5 ~ 1.0 min,每一部位振动 5 ~7 次。振动法有助于纤毛系统清除分泌物。对敏感的皮肤应防止直接刺激,可以让老年人穿一件薄的柔软舒适的衣服,或者在裸露的身体上放一条舒适轻薄的毛巾,避免在骨隆突部位或者是女性的乳房区进行敲打。由于叩击是力量直接作用于胸壁的,因此存在凝血功能障碍、肋骨骨折的老年人禁用此方法。

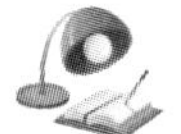

课后习题

1. [多选题]呼吸肌训练的形式有(　　)。

A. 横膈肌阻力训练　B. 吸气阻力训练　C. 诱发呼吸训练　D. 胸廓扩张运动

2. [判断题]缩唇呼吸一般吸气 3 s,呼气 2 ~6 s,呼吸频率<15 次/min。(　　)

3. [判断题]每次引流一个部位,一般 5 ~10 min,如有多个部位,则总时间不要超过 30 ~45 min,以防止造成老年人疲劳。(　　)

参考答案:1. ABC　2. ×　3. √

第五节　日常生活活动能力训练

一、躯体功能康复训练

当老年人因某些疾病如脑卒中、痴呆等出现一侧肢体功能障碍时,养老护理员可以指导老年人进行翻身、坐起、坐位、站起、立位、上下楼梯和步行等训练,促进患侧肢体的功能恢复,使老年人能够部分或者独立完成日常生活活动。

(一)方法与技术

1. 翻身　翻身训练适用于一侧肢体偏瘫的老年人,通过练习,可以防止压疮的发生,有利于肢体功能的恢复,为进一步坐起做准备。具体训练方法为:指导老年人偏瘫侧翻身呈患侧卧位时,双手手指交叉握在一起,置于胸前,伸肘、肩前屈 90°,健侧下肢屈膝、屈髋、足踩在床面上,头转向偏瘫侧,健侧上肢带动偏瘫侧上肢向偏瘫侧转动,并带动躯干向偏瘫侧转,同时健侧足踏在床面上用力使得骨盆和下肢转向偏瘫侧,如指导向健侧翻身呈健侧卧位时,动作要领同前,但养老护理员应帮助偏瘫侧下肢的起始位。进行训练时,养老护理员应站在翻身侧,做好保护,防止老年人坠床。

2. 坐起　坐起训练一般每日 2 次,每次 30 min。刚开始训练时将床头摇起 30°,如无不良反应,则每天将床头升高 15°,逐渐增加至 90°,并持续训练。具体操作如下:让老年人翻身至患侧卧位,嘱老年人用健侧下肢将患侧下肢带到床边,并保持膝关节屈曲,将健侧手置于患侧腋下支撑床,用健手将自己推起来成坐位。如果老年人健侧上肢肌力不足者,则养老护理员可将老年人移到床边,指导其将健侧下肢插到患侧下肢下方,健侧手用力推床，养老护理员将老年人患手搭在肩上，双手放在老年人肩下，同时用力，帮助老年人坐起。

3. 坐位　坐位训练主要通过坐平衡训练、患侧上肢负重训练、上下肢功能活动等协助老年人的功能恢复。具体操作如下。

(1) 坐平衡训练：通过重心转移（前、后、左、右）进行坐位躯干运动控制能力训练，训练开始时应在养老护理员的指导帮助下完成，逐渐减少支持并逐步过渡到日常生活活动中。

(2) 患侧上肢负重训练：患侧上肢与体侧伸肘、腕背伸90°、伸指、重心稍偏向患侧，可用健侧手辅助维持伸肘姿势。

(3) 上下肢功能活动：主要是指双侧上下肢或患侧上下肢关节功能活动，包括肩、肘、髋、膝及踝关节活动，肩胛骨前伸运动和足踝的背伸运动等。

4. 站起　老年人经过坐起训练后无直立性低血压等不良反应即可考虑用起立床进行站起训练。在站起训练之前先进行足跟踏地活动，即养老护理员用一只手保持偏瘫足和足趾的背屈，将另一只手放在偏瘫膝上，先把偏瘫足从地面举起，然后向下按压膝部，使足跟触及地面，这时踝部完全处于背屈状态，不能让跖趾关节底部触及地面，反复进行。站起训练有扶持站立和主动站立两种方式。具体操作如下。

(1) 扶持站立：初始由养老护理员扶持老年人站起，逐渐过渡到老年人自行扶着床档、门、椅子等练习站起，适用于身体条件尚好，没有活动禁忌者。

(2) 主动站起：站起练习时，老年人双足平踏地面，足跟不能离地，偏瘫足与健侧足平行或稍后一些；接着双手十字交叉相握前举，肘关节伸直，躯干前倾，抬头、颈，脊柱伸展，髋关节自然弯曲，膝关节前移并弯曲；最后头部超越双足，伸展髋、膝关节后站起。

5. 立位　立位训练主要通过站平衡训练、患侧下肢负重训练、上下台阶运动训练等协助老年人的站立功能恢复。具体操作如下。

(1) 站平衡训练：当老年人能较好站起后，指导老年人双上肢置于身体两侧，养老护理员逐渐除去扶持，让老年人独自站稳，完成站平衡训练。

(2) 患侧下肢负重训练：当老年人能较好完成上述动作后，让老年人将重心逐渐向患侧转移，训练患腿负重能力，并同时让老年人双上肢或健侧上肢伸向各个方向，并相应摆动，训练动态平衡。同时，可逐渐抬起健腿，训练单腿站立及平衡能力。初始也可让老年人用健侧手抓住一固定把手，或养老护理员在旁扶持，然后再逐渐放开，从有支持过渡到无支持，直至完成训练。

(3) 上下台阶运动：面对台阶，用健侧手扶住扶手，患侧足踏在台阶上。健侧足踩在台阶下，将健侧腿抬起，使健侧足与患侧足在同一台阶上，站稳后再将健侧腿回到起始位。根据老年人的身体状况酌情增加训练时间和次数。

6. 上下楼梯　上下楼梯训练的原则是上楼梯时健侧腿先上，下楼梯时患腿先下，反复进行，养老护理员可在患侧给予适当的指导与帮助。

(二) 良肢位的摆放

1. 轮椅坐位上肢良肢位摆放　①偏瘫老年人上身直立，在轮椅靠背处垫一木板。

②臀部尽量坐在轮椅坐垫的后方。③偏瘫侧要避免肘关节的过度屈曲。④偏瘫侧前臂和手用软枕支撑，以免偏瘫侧肩关节受到上肢重量向下牵拉的力量。⑤手指自然伸展，避免过度屈曲。

2. 轮椅坐位下肢良肢位摆放　双腿自然下垂，在偏瘫侧下肢外侧置软垫，纠正偏瘫腿的外旋，达到两侧足尖对称，避免偏瘫侧足尖外旋。操作中注意观察偏瘫老年人病情变化。

遵循安全的原则，使偏瘫老年人感觉舒适，预防关节畸形、挛缩及皮肤压疮的发生。

3. 卧床患侧卧位良肢位摆放　①床单位平整。②头部固定于枕头上，躯干略后仰，背后放一枕头固定，使身体放松。③患侧上肢：患肩向前平伸（可由家属以手法向前轻柔牵伸），患侧上肢和躯干呈 80°～90°，在床铺边放一小台子，使肘关节尽量伸直，手指张开，手心向上。④患侧下肢：髋部伸展，膝微屈。⑤健侧上肢：自然置于身上或枕头上。⑥健侧下肢：保持踏步姿势，放在身前一枕头上；膝关节和踝关节自然微屈。此侧卧位躯干应稍后仰，偏瘫侧肩部略向前伸，避免偏瘫侧肩部过多承受身体压力而引起疼痛；保持偏瘫侧肩胛骨前伸位时，不能直接牵拉患侧上肢，以避免对患侧肩关节造成损伤。

4. 卧床仰卧位良肢位摆放　①床铺尽量平整。②头固定于枕上，避免过伸、过屈和侧屈，面部朝向患侧。③患侧肩胛骨尽量向前伸，在肩胛骨下面垫一软垫，肩关节向外展与身体呈 45°；患侧上肢向外固定在枕头上，和躯干呈 90°或大于 90°。④肘关节、腕关节伸展，前臂旋后，掌心向上。⑤手指伸展略分开，拇指外展。⑥患侧臀部下面垫个软垫，髋关节稍向内旋。⑦膝关节垫起微屈并向内；膝下可垫一小枕。⑧踝关节背曲，保持 90°，即足尖向上；防止足下垂，在床尾放置枕头。

避免被子太重而压迫偏瘫足造成足尖外旋；避免使用过高的枕头，头部不要有明显的左右偏斜（可以稍偏向患侧）。

5. 卧床健侧卧位良肢位摆放　①床单位平整。②头固定于枕头上，避免向后扭转。③背后放一枕头，使身体放松，躯干略前倾。④患侧上肢：向前平伸，放在胸前的枕头上，和躯干呈 90°～130°，肘伸直，腕关节、指关节伸展放枕头上，避免腕及手悬空。患侧下肢：髋关节、膝关节自然弯曲，放在身前似踏出一步远的枕头上，踝关节尽量保持在中立位，避免足悬空。⑤健侧上肢：自然放置。健侧下肢：髋关节伸直，膝关节自然微屈，手腕呈背伸位，防止手屈曲在枕头边缘；足不能内翻悬在枕头边缘；两腿之间用枕头隔开。

6. 肌力康复训练

（1）上肢肌力训练

1）老年人取仰卧位，面部向上，上肢放松，双手分别握 1～2 kg 哑铃（根据自身肌力情况判断负荷），进行上举或扩胸训练，每日训练 5 组，每组训练 10～20 次。

2）能够站立的老年人取站立位，上身保持直立，挺胸抬头，同上，双手分别握 1～2 kg 哑铃（根据自身肌力情况判断负荷），进行上举或扩胸训练。注意：评估老年人训练后是否有不适等情况；肌肉收缩时保持 5～10 s，然后放松肌肉 10～20 s。

（2）下肢肌力训练

1）老年人取仰卧位，下肢伸直、放松。

2）指导老年人主动收缩股四头肌（大腿肌肉），肌肉收缩时保持 5 ~ 10 s，然后放松肌肉 10 ~ 20 s，每小时训练 10 ~ 20 次。

3）指导老年人向上勾足，足尖朝向自己保持 10 s；然后向下用力踩，足尖向下保持 10 s。一次过伸和过屈踝关节为一次练习，每小时训练 10 ~ 20 次。

4）指导老年人双腿并拢，左右腿交替或双腿同时抬起，保持勾足同时直腿抬高，抬起时离开床面 20 ~ 30 cm，保持 5 ~ 10 s，然后单腿或双腿放下 10 s，每小时训练 10 ~ 20 次。根据老年人肌力情况也可给予 1 ~ 2 kg 沙袋绑于下肢进行负荷训练。注意在向上勾足和向下踩的最大位置保持不超过 5 s（时间过长容易抽筋），目的是让肌肉能够持续收缩。收缩时用手触摸大腿肌肉，大腿肌肉紧绷为收缩良好，注意保持直腿伸直。

二、吞咽功能训练

吞咽障碍老年人首先需要解决的问题是营养。如老年人不能安全经口摄取足够的营养，应考虑改变营养方式。管饲饮食能保证意识不清和不能经口进食老年人的营养和水分供给，避免误吸。有以下情况时，老年人暂时不宜经口进食：①昏迷状态或意识尚未清醒。②对外界的刺激迟钝导致认知严重障碍。③吞咽反射、咳嗽反射消失或明显减弱。④处理口水的能力低，不断流涎，口部功能严重受损。

1. 基础训练　适用于所有吞咽障碍的老年人。

（1）口腔、颜面肌、颈部屈肌的张力控制和肌力强化、下颌关节活动度训练及舌部运动训练。

1）口唇闭锁训练：指导老年人面对镜子进行缩唇、展唇、噘嘴、抿嘴等动作的训练。

2）颊肌运动训练：指导进行鼓腮练习，并同时用适当阻力挤压两腮，随后轻呼气。

3）下颌运动及咀嚼训练：指导进行主、被动的张口、闭口，然后松弛及下颌向两侧运动的练习。

4）舌部运动训练：舌体不可自主运动时，养老护理员可用压舌板轻压舌背，促进舌体前伸或用纱布包住老年人舌尖轻轻向前牵拉及左右摆动等；舌体可自主运动者，则指导其进行舌体的各个方向运动训练。

（2）屏气–发声运动、构音训练、呼吸训练、咳嗽训练。

（3）咽部冷刺激与吞咽训练：使用冰冻的棉棒，轻轻刺激软腭、舌根和咽后壁，然后嘱老年人做吞咽动作。寒冷刺激能有效地强化吞咽反射，反复训练可使之易诱发而且吞咽有力。

（4）门德尔松（Mendelsohn）手法：吞咽时以舌部抵住硬腭、屏住呼吸，保持数秒，同时让老年人将示指置于甲状软骨上方，置于环状软骨上感受喉部上抬。喉部上抬无力者养老护理员可按摩颈部、上推其喉部促进吞咽。

2. 摄食训练　进食时采取的措施，包括进食体位、食物入口位置、食物性质（大小、结构、温度和味道等）和进食环境等。

（1）体位：开始训练时应选择既有代偿作用且又安全的体位。对于不能取坐位的老年人，一般至少取躯干 30°仰卧位，头部前屈，偏瘫侧肩部以枕垫起，喂食者位于老年人健侧。此时进行训练,食物不易从口中漏出、有利于食团向舌根运送,还可以减少向鼻腔逆流及误咽的危险。颈部前屈是预防误咽的一种方法。仰卧时颈部易呈后屈位,使与吞活动有关的颈椎前部肌肉紧张、喉头上举困难,因此容易发生误咽。

(2)食物的形态:根据吞咽障碍的程度及阶段,本着先易后难的原则来选择。容易吞咽的食物特点是密度均匀、黏性适当、不易松散、通过咽和食管时易变形且很少在黏膜上残留。稠的食物比稀的安全,因为它能较满意地刺激触、压觉和唾液分泌,使吞咽变得容易。此外,要兼顾食物的色、香、味及温度等。不同病变造成的吞咽障碍影响吞咽器官的部位有所不同,对食物的要求亦有所不同。口腔准备期的食物应质地很软,易咀嚼,如菜泥、水果泥和浓汤,必要时还需用长柄勺或长注射器喂饲;口腔期的食物应有内聚、黏性,如很软的食物和浓汤;咽期应选用稠厚的液体,如果蔬泥和湿润光滑的软食,避免食用有碎屑的糕饼类食物和缺少内聚力的食物;食管期的食物为软食、湿润的食物,避免高黏性和干燥的食物。根据食物的性状,一般将食物分为五类,即稀流质、浓流质、糊状、半固体和固体。半固体如软饭固体如饼干、坚果等。临床实践中,应首选糊状食物。

(3)食物在口中位置:食物放在健侧舌后部或健侧颊部,有利于食物的吞咽。

(4)一口量:一般先以少量试之(3 ~4 mL),然后酌情增加,如3 mL、5 mL、10 mL。为防止吞咽时食物误吸入气管,可结合声门上吞咽训练方法。这样在吞咽时可使声带闭合封闭喉部后再吞咽,吞咽后咳嗽,可除去残留在咽喉部的食物残渣。注意餐具的选择,应采用边缘钝厚匙柄较长,容量5 ~10 mL 的匙子为宜。

(5)咽部感觉刺激:用手触摸和挤压咽部,每周 2 次,每次 20 min;冷刺激是用冰冻的棉签蘸取少量水,轻轻刺激老年人的软腭、舌根部、咽部,每日 3 次,每次 10 min。

(6)吞咽相关肌群功能训练:由养老护理员对老年人进行按摩和指间叩击口周肌肉,每周 2 次,每次 20 min。

(7)颈部活动度训练:让患者左右转头,使颈部微感酸痛,每周 2 次,每次 30 min。

(8)咳嗽训练:进行深吸气、憋气、咳嗽的训练,连续锻炼 10 min,每日 2 次,提高排出气道异物的能力。

(9)空吞咽:进餐前做空吞咽动作,每日 3 次,每次 10 min,改善吞咽功能。

(10)带胃管期间摄食训练:用小汤匙把 2 ~3 mL 温度适中、适当黏度的米粉糊、蛋白粉糊等流食倒于健侧颊部,嘱老年人用健侧带动患侧把食物送到咽部,慢慢吞下,无呛咳时逐渐增加喂食量。当老年人每餐能分次吞下 200 mL 以上的流食,且连续 2 d 无呛咳及腹部不适时,即可拔除胃管。进行下一步吞咽功能训练。

3. 吞咽康复训练　是根据老年人特点,针对口唇闭锁、进餐姿势的保持、舌的运动、吞咽等弱项。指导老年人于餐前进行训练,每个动作 3 ~5 次/组,每天 3 组。包括基础操、面部肌肉运动、软腭及喉肌运动和舌肌运动四部分。

(1)基础操——针对进餐姿势保持而设计。①深呼吸:保持正确姿势如仰卧位或放松坐位,用鼻吸气,用口呼出。②空咀嚼,空吞咽:闭上嘴,做细嚼慢咽的动作。③头部运动:头部慢慢地向四个方向活动。④双手上举:双手相扣尽可能上举。⑤双臂外展:双臂向前合拢,向左右外展。

（2）面部肌肉运动：①睁眼，闭眼。②微笑。③噘嘴。④叩齿。⑤左右鼓腮。

（3）软腭及喉肌运动：①发“a、o、e”音。②仿咳嗽（清嗓子）。③持续发“a”音。

（4）舌肌运动：①张口，舌头向前伸出舔上唇，再舔下唇。②舌头向口角做左右摆动。③卷舌。舌尖抬起至门牙背面，维持5 s，放松，再贴上腭向后卷。

（5）吞咽功能训练时的注意事项：①训练前评估老年人的认知功能、活动能力、配合程度。②根据老年人的身体状况，选择适宜的训练项目和时间。③养老护理员要积极陪同和督促老年人坚持每天训练。④严重心功能不全、哮喘者不能训练。

三、膀胱功能训练

膀胱功能训练包括排尿习惯训练、诱导排尿训练、排尿意识训练、反射性排尿训练及盆底肌训练等。

1. 排尿习惯训练　详细记录老年人3 d的排尿情况，以确定老年人排尿模式。根据排尿模式和日常习惯，确立排尿间隔时间表。排尿间隔时间不少于2 h，在预定的时间协助并提示老年人排尿。老年人仰卧位时上身抬高或坐位可利用尿液重力作用便于排尿。

2. 诱导排尿训练　利用条件反射诱导排尿：能离床的老年人，协助老年人到洗手间，坐在马桶上，打开水龙头让老年人听流水声。对需卧床的老年人，放置便器，用温热毛巾外敷膀胱区或用温水冲洗会阴，边冲洗边轻轻按摩老年人膀胱膨隆处。

3. 排尿意识训练　适用于留置尿管的老年人。每次放尿前5 min，老年人卧于床上，指导其全身放松想象自己在一个安静、宽敞的卫生间，听着潺潺的流水声，准备排尿，并试图自己排尿，然后由陪同人员缓缓放尿。想象过程中，强调老年人运用全部感觉。开始时可由护士指导，当老年人掌握正确方法后由老年人自己训练。

4. 盆底肌训练　老年人在不收缩下肢、腹部及臀部肌肉的情况下自主收缩盆底肌肉（会阴及肛门括约肌），每次收缩维持5～10 s，重复做10～20次，每日3组。老年人也可以坐在马桶上，两腿分开开始排尿，中途有意识地收缩盆底肌肉，使尿线中断，如此反复排尿、止尿，重复多次，使盆底肌得到锻炼。

课后习题

1.［判断题］在吞咽训练时应将食物放在健侧舌后部或健侧颊部，有利于食物吞咽。（　　）

2.［判断题］冷刺激可以降低软腭和咽部的敏感度，改善吞咽过程中必需的神经肌肉活动，减少唾液腺的分泌。（　　）

3.［判断题］盆底肌训练的频率为每次收缩维持10～20 s，重复做15～30次。（　　）

参考答案：1. √　2. ×　3. ×

第六节　运动功能训练

一、关节活动训练

1. 肩关节活动训练　①养老护理员一手扶老年人患肩，另一手握患腕。②向前、向上抬起老年人患侧上肢并且使其指向天花板，保持肘关节伸直。③将患侧上肢在水平面上向外移动，与躯干成直角即可。

2. 肘关节活动训练　①老年人仰卧，养老护理员一手握住上臂，另一手握住腕部。②将肘关节由屈曲位缓慢地拉至伸展位。

3. 前臂旋后与腕及手指伸展活动训练　①老年人仰卧，肘关节屈曲，前臂立于床面。②养老护理员一手握住老年人上臂，另一手握住腕部，握住腕部的手使前臂做由内向外的旋转动作。③养老护理员一手拇指将老年人患侧拇指伸直，其余四指握在患侧拇指根部与腕部之间。④另一手将老年人患手其余四指伸直，双手同时向手背侧压。

4. 髋关节活动训练　①老年人仰卧，养老护理员一手托住老年人患侧膝关节，另一手握持足跟。②双手用力，使老年人患侧下肢向上活动，伸展髋关节。③养老护理员一手固定健侧下肢，另一手将老年人患肢缓缓放下。④双手用力，水平向外活动下肢，髋关节外展。

5. 踝关节活动训练　①老年人仰卧，下肢伸直。②养老护理员一手握持老年人踝关节上方，另一手握紧足跟及跟腱，并以前臂抵住足掌。③向下用力拉老年人足跟，使踝关节背屈。

注意：应协助老年人使其四肢各个关节缓慢、轻柔地被动活动，上肢依“手→腕→肘→肩”的顺序进行，下肢依“趾→踝→膝→髋”的顺序进行，以不引起关节疼痛或仅引起微痛为度，每个关节 10～15 次，2 次/d。保护关节，避免过多的牵拉和大幅度的运动。如出现关节疼痛，则相应关节训练暂停 1～2 周，即使训练也不要过度，可遵医嘱给予理疗或服用镇痛剂。

6. 关节操

（1）手指关节体操：①用力握拳→张开手指。②各指分开→并拢；③各指尖轮流与拇指对指。

（2）腕关节体操：①手指伸直，腕关节上下摆动作屈伸练习。②手指平放，掌心向下，手向桡侧、尺侧往返摆动。③手作绕环活动。④双手胸前合掌，两腕轮流背伸。

（3）肘关节体操：①屈肘以手触肩→复原。②两臂自然靠在身边，轮流屈伸肘。

（4）前臂旋转体操：①准备姿势，肘屈 90°，前臂旋后，使手掌向着面部。②双手拧毛巾练习。

（5）肩关节体操：①准备姿势，两臂靠在躯体向正前方平举→上举→放下；臂侧平举→上举→放下。②坐位或立位，两臂在背后伸直后引，躯干挺直。③直臂环绕或在屈肘的姿势下环绕。

(6)脊柱体操:①颈屈伸运动,低头(下颌尽量向后)→复原→仰头(下颌尽量向上)→复原。②转体运动,坐位(屈臂平举,双手互握于胸前)。转体向左(目视左肘)→复原→转体向右(目视右肘)→复原。③躯体侧屈运动,站立位。举右臂,垂左臂,上体向左侧屈-复原;举左臂,垂右臂,上体向右侧屈复原。

(7)髋关节体操:①仰卧,两腿轮流屈髋屈膝、伸直。②仰卧(腿伸直),髋关节内收→外展。③仰卧(膝伸直),髋关节内旋→外旋。④立位(膝保持伸直),直腿前踢(屈髋)→直腿后伸(伸髋)。

(8)膝关节体操:①卧位,屈膝关节,使足跟尽量靠近臀部。②坐位(膝屈位),伸展膝关节至最大范围然后放下。

(9)踝关节体操:①坐位或仰卧位,足背勾起→向下踩。②坐位或仰卧位,足向内摆(内收)→向外摆(外展)。③足踝绕环运动。

(10)趾关节体操:足趾向上曲起→复原→向下卷曲→复原。

二、平衡训练

平衡训练是指改善人体平衡功能的训练,用以锻炼本体感受器、刺激姿势反射,适用于治疗神经系统或前庭器官病变所致的平衡功能障碍。

1. 训练内容　主要包括静态平衡(即在安静坐或立位状态下能以单侧及双侧负重而保持平衡)及动态平衡(包括自动动态、他动动态平衡,以及动作中平衡)。

(1)静态平衡训练的大致顺序为:前臂支撑俯卧位、前臂支撑俯卧跪位、前倾跪位、跪坐位、半跪位、坐位、站立位(扶平行杠站立、独自站立、单腿站立)。

(2)动态平衡训练是在支撑面由大到小、重心由低到高的各种体位,逐步施加外力完成,具体可通过摇晃平衡板训练、大球或滚筒上训练以及通过平衡仪进行训练。

(3)自动动态平衡指老年人自已取坐位或立位时,自己改变重心的平衡功能。

(4)他动动态平衡指老年人在外力破坏其平衡的作用下,仍能恢复平衡。

2. 护理要点

(1)训练时要求老年人放松、消除紧张及恐惧心理。养老护理员要时刻注意老年人的安全预防跌倒,避免造成老年人再次损伤和增加心理负担。

(2)训练必须由易到难,注意保护,并逐步减少保护。

(3)从静态平衡训练开始,逐步过渡到自动动态平衡,再过渡到他动动态平衡。

(4)训练时所取的体位应由最稳定的体位,逐渐过渡到最不稳定的体位。逐步缩减老年人的支撑面积和提高身体重心,在保持稳定性的前提下逐步增加头颈和躯干运动,由注意保持平衡到不注意也能保持平衡,由睁眼训练保持平衡过渡到闭眼的平衡训练。

三、步行功能训练

因外伤或疾病造成神经、肌肉、关节损伤,出现步行障碍的老年人需要进行步态训练,造成步态异常的疾病有偏瘫、截瘫、截肢及下肢损伤等。

1. 步行训练前必需的训练和准备　①关节活动范围(ROM)训练。②健侧及上肢肌力的维持和增强。③耐力训练。④平衡及协调训练。⑤下肢承重练习。⑥合理选用辅助用具:包括矫形器、助行器、拐杖、手杖和轮椅等。

2. 步行基本动作训练

(1)步行前准备活动:在帮助下(扶持或靠墙)能完成步行的分解动作,包括重心转移练习,患肢负重练习,交叉侧方迈步,前后迈步,加强膝、髋控制能力的练习等。

(2)平行杠内训练或扶持步行训练:步行训练初期,为保证安全,最好让老年人在平行杠内进行向前行走、向后倒走、转身、侧方行走等;偏瘫老年人扶持行走时,养老护理员要站在偏瘫侧,一手握住老年人的患侧手,使其拇指在上掌心向前,另一手从患侧腋下穿出置于胸前,手背靠在胸前处,使患侧手伸直,与老年人一起向前缓慢步行。

(3)室内行走:在平行杠内不扶杠能行走时即可进行室内行走。开始在室内平肢尽量以内收、内旋的状态上抬,与健侧足站在同一层台阶上。下楼梯:健侧手抓住前下方的扶手,用健侧手足支撑身体,患侧足移至下一个台阶上,将健侧足下到与患侧足同一个台阶上。当老年人熟练掌握后,可练习一足一阶法。

3. 步行训练护理要点

(1)提供必要保护,以免跌倒。

(2)掌握训练时机,不可急于求成。如偏瘫老年人在平衡、负重、下肢分离动作训练未完成前不可过早进入步行训练,以免造成误用综合征。

(3)凡老年人能完成的动作,应鼓励老年人自己完成,不要辅助过多,以免影响以后的康复训练进程。

(4)训练时,应选择有一定硬度的床垫和椅面进行。养老护理员穿防滑鞋子,在训练过程中,做好老年人的安全照护,尽量避免被家具、轮椅等碰伤肢体;密切关注老年人是否有不正常的动作,防止意外发生。

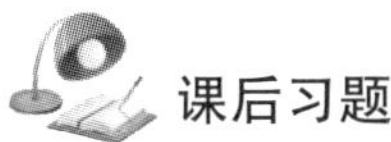

课后习题

1.[判断题]当肌力在2级以下时一般选择助力性活动;当肌力达到3级时,让患肢独立完成全范围关节活动;肌力达到4级时,按渐进抗阻原则进行肌力训练。(　　)

2.[判断题]静态平衡训练的大致顺序为:前臂支撑俯卧位、前臂支撑俯卧跪位、前倾跪位、半跪位、跪坐位、坐位、站立位。(　　)

参考答案:1. √　2. ×

第七节　辅助器具的使用

一、拐杖的使用

身高减去 41 cm 的长度为腋杖的长度，站立时大转子的高度即为把手的位置（图 8-7-1）。

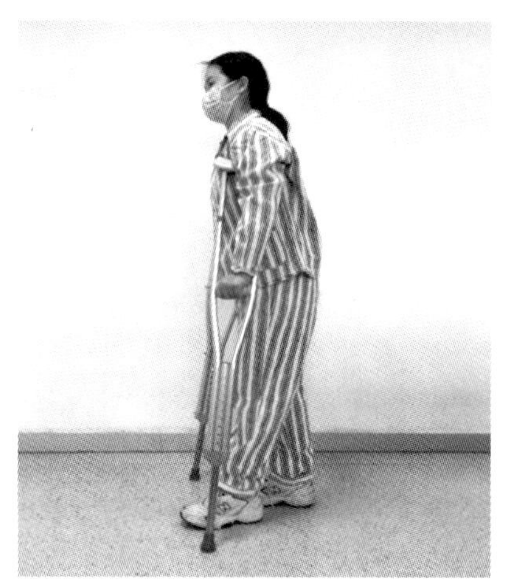

图 8-7-1　拐杖的使用

1. 检查拐杖　检查拐杖是否完好。护理员边演示边讲解使用拐杖步行方法及上下台阶方法。向老年人说明配合要点，取得配合。

2. 演示讲解

1）站立：站立时双拐并到一起，立于患侧，一手握住拐杖把手，另一手按住椅子扶手或床面，双手用力将身体撑起，依靠健侧下肢完成站立，将一支拐杖交于健侧手中，双拐平行放置于身体前方，开始行走。行走方法常采用四点法、三点法或两点法。

- 四点法：先向前移动患侧拐杖，再迈出健侧下肢，再移动健侧拐杖，最后迈出患侧下肢；相同的方法，先向前移动患侧拐杖，再迈出健侧下肢，再移动健侧拐杖，最后迈出患侧下肢，反复进行。
- 三点法：一般见于患侧下肢不能负重的情况，两侧拐杖一同向前，然后患侧向前迈出，最后健侧向前跟上患侧，如此反复进行。
- 两点法：向前移动患侧拐杖的同时迈出健侧下肢，向前移动健侧拐杖的同时迈出患侧下肢，移动患侧拐杖时迈出健侧下肢，移动健侧拐杖时迈出患侧下肢，再反复进行。

2）坐下：老年人想要坐下时，将双拐并在一起，立于患侧，一手抓住拐杖把手，另一只手按住椅子扶手或床面，健侧下肢用力，重心下移，同时患肢不要碰触地面。

3）上台阶：老年人将身体靠近台阶，双臂用力撑住双拐，健侧下肢迈到台阶上，健侧下肢用力伸直，身体稍向前倾，同时将患侧下肢和双拐带到台阶上，重复动作，迈向上一级台阶。

4）下台阶：下台阶时，先把双拐平行放在下一级台阶上，将患侧下肢前移，双臂用力撑起，健侧下肢屈曲移到下一级台阶，呈站立位，再将双拐下移，重复以上动作，迈向下一级台阶。

二、步行器的使用

老年人直立，双手握住助行器把手，肘关节屈曲 15°～30°时的高度为步行器高度（图 8-7-2）。

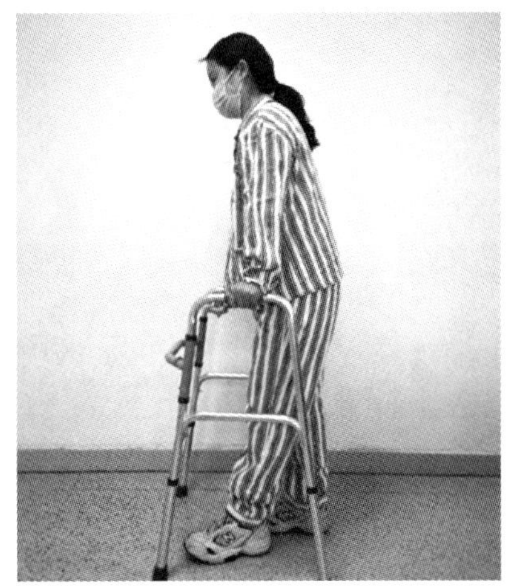

图 8-7-2　步行器的使用

1. 检查步行器　检查步行器是否完好，螺丝是否有松动，支脚垫是否完好适用，高度是否适合。

2. 演示讲解　护理员边演示边讲解使用步行器的步行方法。向老年人说明配合要点，取得配合。

1）四步法：步行器一侧向前移动一步（25～30 cm），对侧下肢抬高后迈出，落在步行器两后腿连线水平附近。然后，步行器另一侧向前移动一步，迈出另一下肢。重复上述步骤前进。

2）三步法：双手同时将步行器向前移动一步（25～30 cm），患肢抬高后迈出。双手臂伸直支撑身体（患肢遵医嘱决定承重力量），迈出健肢与患肢平行。重复上述步骤前进。

三、轮椅的使用

1. 协助老年人上轮椅

（1）护理员松开轮椅刹车，打开轮椅，推轮椅至老年人床旁，刹车制动。

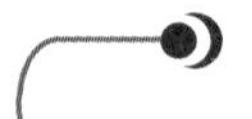

（2）护理员将轮椅靠近老年人身体健侧，轮椅与床夹角呈 30°～45°，刹车制动，脚踏板向上翻起。必要时，撤掉挡腿布。

（3）老年人坐在床边，双足平放于地面。护理员面向老年人，双膝微屈夹紧老年人患膝，防止老年人患侧下肢屈膝或足向前方移动，将老年人健侧上肢搭在自己肩上，双手环抱老年人腰部或抓紧其背侧裤腰，缓慢用力带动老年人平稳站起（图 8-7-3）。

（4）护理员以自己的身体为轴转动，带动老年人转体，将老年人移至轮椅前，平稳坐下。

（5）叮嘱老年人扶好扶手，护理员绕到轮椅后方，两臂从老年人背后腋下伸入，使老年人身体靠紧椅背坐稳。双脚放在脚踏板上，系好安全带（图 8-7-4）。

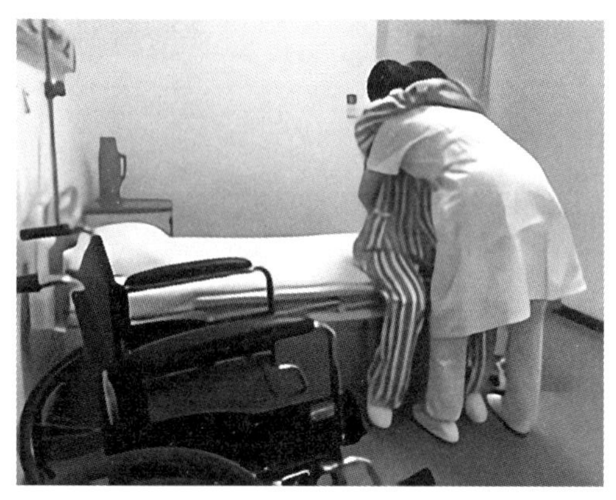
图 8-7-3　协助老年人离床

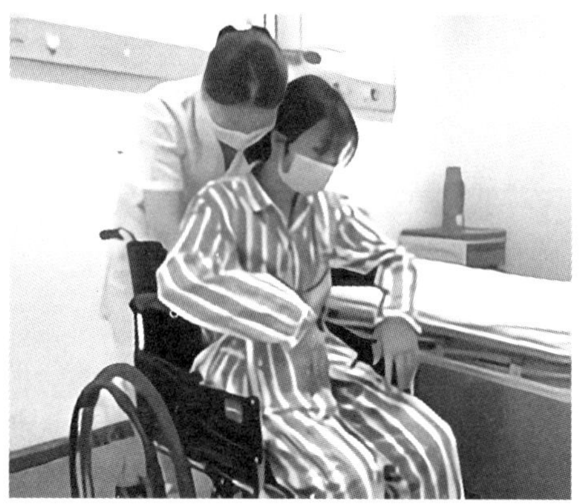
图 8-7-4　协助老年人坐入轮椅

2. 使用轮椅转运老年人　护理员平稳匀速推行。上下坡道、台阶、进出电梯按照相应操作方法执行。

（1）上、下坡道的轮椅推行方法

1）上坡道：护理员手握椅背把手均匀用力，两臂保持屈曲，身体前倾，平稳向上推行。

2）下坡道：采用倒退下坡的方法。护理员叮嘱老年人抓紧轮椅扶手，身体靠近椅背。护理员握住椅背把手，缓慢倒退行走。

（2）上、下台阶的轮椅推行方法

1）上台阶：脚踩轮椅后侧的杠杆，抬起前轮，以两后轮为支点，使前轮翘起移上台阶，再以两前轮为支点，双手抬车把带起后轮，平稳地移上台阶。

2）下台阶：采用倒退下台阶的方法。护理员叮嘱老年人抓紧扶手，提起车把，缓慢地将后轮移到台阶下，再以两后轮为支点，稍稍翘起前轮，轻拖轮椅至前轮移到台阶下。

（3）上、下电梯推行的方法

1）上电梯：护理员在前，轮椅在后，即轮椅以倒退形式进入电梯，及时原地掉头并刹车制动，老年人和护理员均背对电梯门。

2）下电梯：确认电梯停稳，松开刹车，仍然以倒退形式退出电梯。

3. 协助老年人下轮椅

（1）活动结束或到达目的地，刹车制动。

（2）轮椅与床（或椅子、坐便器等）夹角呈 30°～45°，刹车制动，脚踏板向上翻起，老年人双脚平稳踏在地面上，打开安全带。

（3）护理员面向老年人，双膝微屈夹紧老年人患膝，将老年人健侧上肢搭在自己肩上，双手环抱老年人腰部或抓紧其背侧裤腰，缓慢用力带动老年人平稳站起。

（4）护理员以靠近床侧足跟为轴转身带动老年人转体，将老年人移至床前，平稳坐下。

四、平车转运

1. 挪动法　①移开床旁桌、椅，掀开盖被，协助老年人移至床边（图 8-7-5）。②将平车的大轮靠床头、小轮靠床尾推至与床平行，紧靠床边，调整平车或病床，使其高度一致。③制动车闸或护理员用身体抵住平车。④协助老年人按上半身、臀部、下肢的顺序，依次挪向平车。由平车回床时，顺序相反，先挪动下肢，再挪臀部和上半身。

2. 一人搬运法　①推平车至床尾，使平车头端（大轮端）与床尾成钝角，制动车闸。②护理员站在钝角内的床边。③护理员两脚前后分开，稍屈膝，一手自老年人腋下伸至对侧肩部外侧，另一手伸至患者臀下。④嘱老年人双臂交叉于护理员颈后，双手用力握住抱起老年人，移步转身，将老年人轻轻放在平车上，卧于平车中央。⑤为老年人包裹盖被（图 8-7-6）。

3. 二人搬运法　①移开床旁桌、椅，掀开盖被，平车放置同一人搬运法。②护理员甲、乙两人站在同侧床边，将老年人双手置于胸腹部，协助其移至床边。③甲一手托住老年人头、颈、肩部，另一手托住腰部；乙一手托住老年人臀部、另一手托住腋窝处。两人同时托起，使老年人身体向护理员倾斜，移步走向平车，两人同时屈膝，手臂置推车上伸直，使老年人平躺于平车中央。④为老年人包裹盖被。

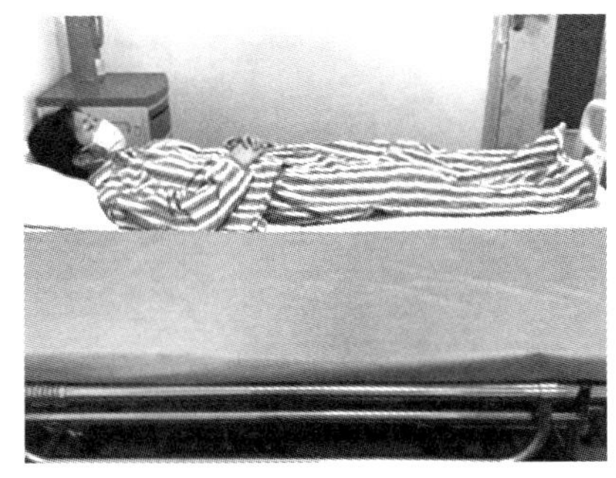

图 8-7-5　待搬运老年人

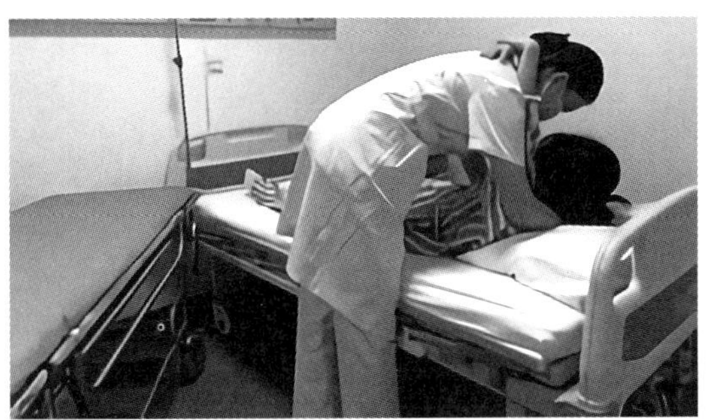

图 8-7-6　一人搬运法

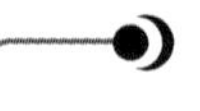

拓展资源

微课

（付　瑶　张金华　张建阁）

第九章 老年人中医养生照护

学习目标

◆知识目标：了解中医养生照护的内容和方法，了解中医腧穴的内容及中医养生照护的常用技术及手法。
◆技能目标：运用所学的技术及手法对老年人进行综合全面的服务。
◆素质目标：严守职业道德，能够恰当地运用相关技术进行评估，根据不同的评估结果为老年人提供个性化照护服务。

第一节　中医养生照护基本知识

一、中医养生照护遵循的基本理念

1. 整体观念　我国传统的中医学非常重视人体本身及其与自然的统一性和完整性，认为人体是一个有机的整体，构成人体的各个部分在结构上是不可分割的，而在功能上则是互相协调、相互为用的。中医学将这种内外环境统一性，机体自身整体性的思想，称之为整体观念。

(1) 人体是有机的整体：整体观念认为，人以五脏为中心，通过经络把脏腑、组织和器官密切联系在一起。通过识别各脏腑与器官、情志间的关系及变化，观察病情，调畅脏腑气机，调理情志，协调各脏腑器官的生理机能。

(2) 人与自然环境的统一性：人与自然环境的统一性主要表现在四季气候、昼夜晨昏、地理环境对老年人的影响。季节、气候的变化对人体有一定的影响，如春温、夏热、秋燥、冬寒，在生物体上对应的则是春生、夏长、秋收、冬藏，而人体也需与之相适应；又如昼夜晨昏对于人体及疾病也有一定的影响，同时，地理环境的差异对人的生活习惯及生理活动和脏腑功能都有影响。

(3)人与社会环境的统一性:良好的社会环境和融洽的社会关系有利于身心健康。尤其是老年人空巢家庭、儿女养老负担重等社会问题的出现,使老年人对于社会支持、心理支持的需求日益增加,护理员在照护过程中要从多方面考虑与社会环境的统一。

2. 辨证施护　辨证施护是中医学中认识疾病和治疗疾病的基本原则。辨证施护强调不同的证候给予不同的护理措施,"同病异护"和"异病同护"要求养老护理员在照护老年人过程中灵活运用护理方法,要重视个体差异和自然环境及社会环境对人的影响,要做到"因时、因地、因人"而异,进行辨证施护。

二、老年人中医养生常用保健腧穴

腧穴是人体脏腑经络之气输注于体表的特殊部位。养老护理员帮助老年人点按刺激身体养生保健腧穴,可以起到防病、治病的目的。

1. 百会穴——消除头痛

老年人身体素质随着年龄的增大在不断地下降,头痛是经常困扰老年人的疾病之一。本节介绍的第一个穴位即百会穴,是消除头痛的要穴。

百会穴位于头部正中,在头顶正中线与两耳尖连线的交点处,或以两眉头中间向上一横指起,直到后发际正中点。百会穴是手、足三阳经与督脉交汇之处。处于人之头顶,经络上传的阳气汇于此处,故名百会。按摩此穴可以缓解头部胀痛,有醒神开窍、安神定志的功效。

对于百会穴,可点揉也可叩击。①点揉法:以一手的中指或示指点按于百会穴上,先由轻渐重地点按 3 ~ 5 下,然后再顺时、逆时各旋转揉动 30 ~ 50 次。②叩击法:用右空心掌轻轻叩击百会穴,每次 10 下,可以起到活血通络的作用。

2. 膈俞穴配翳风穴——治疗呃逆(打嗝)

老年人多体虚,受到寒冷刺激、饱餐、吃饭过快、吃干硬食物后,都可能出现呃逆的现象,更有甚者持续不断,给老年人造成很大困扰。在此介绍消除呃逆的两个穴位膈俞穴配合翳风穴。

翳风穴位于耳垂后方,属手少阳三焦经穴位,有宽胸理气利膈、缓解或解除痉挛之效。膈俞穴是足太阳膀胱经的第 17 穴,位于背部第 7 胸椎棘突下,后正中线旁开 1.5 寸处。

治疗老年人因膈肌痉挛引起的的呃逆可点按翳风穴,以双手示指由轻至重按压 5 ~ 15 min,配合膈俞穴拔火罐治疗,一般 1 次可见效。

3. 外关穴——解除落枕

睡眠姿势不当易引起落枕。多数老年人在入睡前并无任何症状,晨起后却感到项背部明显酸痛,颈部活动受限。轻者为出现针刺痛,重者如刀割样或撕裂样疼痛。疼痛主要在颈部,也可以模糊地放射至头、背和上肢。任何活动均可加重疼痛,以致转头时两肩亦随之转动,极大影响老年人的生活。

外关穴位于前臂背侧,在腕背横纹上 2 寸、尺骨与桡骨之间。按压及轻揉可治疗落枕,在按压揉穴的同时,要摇动头部,尽量向患侧摇动,一般按压 15 min 左右即可见效。

4. 神门穴——养心安神

随着年龄的变化，不少老年人出现失眠的症状。不同于年轻人精神压力过大，老年人失眠主要是由大脑皮质生理变化所导致的，长期失眠极易诱发老年人其他身体及心理上疾病。

神门穴位于前臂内侧横纹尺侧端，是手少阴心经的穴位，具有安神养心的作用，可治疗心悸、失眠症、神经衰弱等。针对失眠症，可在每晚临睡前以左手拇指按压神门穴，左手示指、中指紧贴腕部，拇指边按压边揉动，10 ~ 15 min 后，交替至右手，方法同左手，再按压 10 ~ 15 min，坚持每晚 1 次。

5. 内关穴——老年人的心脏健康卫士

心痛、心悸、胸痛是老年人的常见疾病。内关穴是心包经的络穴，是治疗老年人心脏疾病的要穴。在经络学中，几乎所有与心脏异常相关的症状均可使用，如风湿性心脏病、冠心病、心律不齐，尤其是对预防心肌梗死发作具有突出效果。

内关穴位于前臂掌侧下段，腕横纹上 2 寸，桡侧腕屈肌腱同掌长肌腱之间。按压该穴时，用一只手的拇指按揉内关穴，或沿着手腕上下方向或用硬币侧轮滚动按揉，以感觉酸胀为度，常在按揉时会有酥麻感沿着前臂传至心脏，每天按揉半小时。经常按摩内关穴，可以起到保护心脏的作用，能够宁心安神、理气止痛。

6. 合谷穴——对抗疼痛

老年人疼痛是老年人晚年生活中经常出现的一种症状。许多临床医生及老年人自己都认为随着年龄的增长，一方面，准确感觉和主诉疼痛的能力降低；另一方面，不明确的疼痛和由此引发的不适感明显增加。合谷穴是调动机体生命活动的原动力，是手阳明大肠经的原穴，具有疏风镇痛、通络开窍之功效。

合谷穴属于手阳明大肠经，位于手背虎口处，于第一掌骨与第二掌骨间陷中。合谷穴的定位：一手的拇指第一个关节横纹正对另一手的虎口边，拇指屈曲按下，指尖所指处就是合谷穴。用对侧拇指按揉即可，也可用拇指、示指、中指拿捏穴位处的皮肤，不受地点和时间限制，随时随地都可操作，以感到酸胀但能忍受为度。

7. 大椎穴配太冲穴——消除感冒

老年人抵抗力下降，往往易患感冒，且较难治愈，严重者可并发支气管炎、中耳炎、肺炎或导致其他疾病，如肾病、肝病或心脏病等，因此必须予以足够重视。大椎穴配合太冲穴可以有效缓解感冒引起的发热、流涕等症状。

大椎穴位于脊柱第 7 颈椎棘突与第 1 胸椎棘突间，当低头时颈胸椎连接处最高点下方即为大椎穴。太冲穴位于足背侧第 1、2 跖骨间隙的凹陷处，大踇趾与第 2 趾的趾缝上 1.5 寸。嘱老年人低头暴露出颈胸椎连接处，采用点按法减轻感冒引起的不适。同时配合按摩太冲穴，可先用温水泡脚 10 ~ 15 min，再用大拇指由下向上推按，双脚都按，每侧 5 min。

8. 曲池穴配风池穴——降低血压

高血压是老年人常见的疾病，我国老年人群高血压患病率高达 49%。老年人高血压是危害老年人生存和生活质量的重要因素，积极治疗可明显降低中风、冠心病等重要心

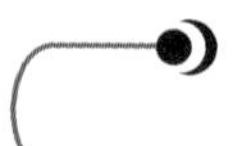

脑血管事件的发生率。曲池穴配合风池穴可有效缓解高血压头痛、眩晕等症状。

曲池穴位于上肢肘部屈曲时形成的肌肉横纹桡侧尽头；风池穴位于耳后，在胸锁乳突肌上端与斜方肌上端之间的凹陷处。养老护理员协助按压曲池穴时，嘱老年人前臂交叉抱于胸前，两手手指搭在肘部，以左手拇指按压在右侧穴位处，以右手中指按压左侧穴位，10 min 后，交替右手拇指按压左侧穴位，左手中指按压右侧穴位，按压 10 min。结束后，开始按压风池穴。嘱老年人双手上举，双手示指、中指、环指按压在两侧头部，拇指指腹正好朝上按压风池穴，以拇指用力按压揉搓，每次 15 min。以上两穴位每日按压 3 次。

9. 足三里——强身健体，延年益寿

足三里是一个能防治多种疾病、强身健体的重要穴位，也是抗衰老的有效穴位，适用于一切虚损性的疾病，经常按摩该穴，对于抗衰老、延年益寿大有裨益。

足三里位于外膝眼（髌骨外侧的凹陷处，又称犊鼻）下四横指（3 寸）、胫骨边缘。足三里是足阳明胃经的“合”穴，具有扶正培元、健脾和胃、调理阴阳、通经活络之功效。

用同侧拇指按揉足三里穴，也可借助于光滑木棒按揉，或用艾灸法。因腿部肌肉脂肪较厚，按压时可稍用力，但不可憋气以免血压升高。按摩穴位不限时间和地点，但要持之以恒才会有效。

10. 涌泉穴——补肾健脑

涌泉穴在人体养生、防病、治病、保健等各个方面显示出它的重要作用。经常按摩涌泉穴，可具有补肾健脑、延缓衰老的功效，并且能安心凝神，疏肝明目。

涌泉穴位于足底，嘱老年人蜷曲足底，足前部凹陷处即为涌泉穴。老年人可取坐位，将右脚抬起放在左腿上，定位后，护理员用拇指按压，或使用较强的力量按揉 20～30 次。也可使用整体按摩的方法，一手按住脚腕部，另一手垫一块干净布，用中等力量沿脚掌前后揉搓 10～15 次。

第二节　中医养生照护常用技术

一、因时施食

1. 春季　饮食宜选辛、甘、温之品，忌酸涩；宜清淡可口，忌油腻生冷之物。初春阳气之发，辛、甘、温之品可发散为阳以助春阳，温食利于护阳，但不宜食大热大辛之物。春为肝气当令，肝过旺则伤脾，使脾气衰落，故春宜“省酸增甘，以养脾气”。饮食宜甘甜少酸，饭不宜过饱，酒不可过量，多食易消化之品及含 B 族维生素较多的食物，有利春季身体的调养。

2. 夏季　阳气在外而阴气在内，人体消化功能较弱。食养应着眼于清热消暑，健脾益气。要适当选用酸味、辛香食物，增强食欲。宜食清爽可口、少油腻、易消化之物。

3. 秋季　应贯彻“少辛增酸”的原则。肺气盛于秋，故肺气太过乘肝，使肝气郁结。秋燥易伤津液，故饮食要以防燥护阴、滋养肺脏为基本标准。初秋饮食宜温，少寒凉之

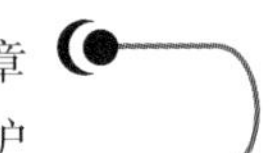

物，温食以护肺胃之气，凉食、寒食则伤肺胃之气，使肺失清肃，饮邪内留。过食寒凉之物可造成湿热内蕴，毒滞肠中，易引起腹泻等。平时饮用牛乳、果汁，可保持黏膜正常分泌功能，呼吸道湿润，皮肤润泽。

4. 冬季　肾主咸味，心主苦味，咸能胜苦。“冬日肾水味咸，恐水克火，故宜养心”。饮食宜减咸增苦以养心气，可使肾气固实。冬季虽宜热食，但燥热之物不可过食，以免内伏之阳气郁而化热。冬季饮食基本原则为保阴潜阳，如鱼、藕、木耳等都是有益的食物。冬季饮食可以浓重一些，有一定的脂类，此外要多食黄绿色的蔬菜，以补充维生素 A、维生素 B_2、维生素 C 等，晨起宜服热粥，晚餐宜节食。

二、推拿按摩

（一）保健按摩

保健按摩是指在老年人身体某些部位或穴位上运用一定的手法进行按摩的一种方法。此法有简便易学、安全有效等优点，适于各层次的人群进行防病治病。其具有消除疲劳、振奋精神、增强肌力、滑利关节、促进气血流畅、调节脾胃功能等作用。具体操作如下。

1. 操作前准备　与老年人沟通，取得配合。先让老年人静坐 3 min，排除杂念，思想清静，全身放松，然后意气相随，与动作相结合，进行保健按摩。

2. 手法　养老护理员通过不同的手法以达到不同的目的。

（1）按摩耳：养老护理员两平掌按压老年人耳孔，再骤然放开，连续做十几次后，用双手拇指、示指循老年人耳郭自上而下按摩 20 次（拇指在耳郭后，示指在前），再按摩老年人耳垂 30 次，以耳部感觉发热为度。早、晚各 1 次，其可强身祛病，益寿延年。此法如能配合“鸣天鼓”运动更佳，即养老护理员用双手掌心紧紧地按住老年人两耳孔，五指置于老年人脑后，然后用两手中间三指轻轻叩击后脑部数十次，或将两手示指各压在中指上，用示指向下滑弹后脑部数十次。“鸣天鼓”时，自始至终要使老年人闭目养神，手法由轻至重，坚持下去，可收到强壮元气、醒脑强效、防治耳病等功效。

（2）浴面：养老护理员先将手搓热，然后两手掌由老年人鼻翼迎香穴按摩至双眼睛明穴，再上擦至印堂穴、两额太阳穴，过两耳前下擦回鼻翼。如此上下左右按摩，具有提神醒脑的作用。

（3）揉太阳：养老护理员以双手拇指或示指分别固定于老年人两侧太阳穴上，做小幅度的环旋转动，使着力部分带动该处的皮下组织，进行反复不间断的、有节律的、轻柔缓和的回旋揉动。其具有醒脑作用，并可治疗感冒、眼病。

（4）按摩脘腹：养老护理员以单掌或叠掌按摩老年人脘腹，以中脘为中心，做顺时针环形节律的抚摩，其有健脾和胃的作用。

（5）搓四肢：上肢内侧由上往下，外侧由下往上；下肢外侧由上往下，内侧由下往上，各 3 ~ 5 遍即可。其有疏通经络、调和气血等保健作用。

（6）揉搓风池穴、风府穴：养老护理员将双手搓热后，于老年人颈项部风池穴、风府穴等处来回揉搓 30 次,有提神醒脑的作用,治疗感冒、头痛及颈椎病。

(7)揉搓肾俞穴:养老护理员两手掌紧按老年人两侧腰部,由上而下搓至腰骶部,有温热感即可,有壮腰固肾的作用,可治疗腰痛、夜间小便多等症。

(8)揉搓涌泉穴:养老护理员先将两手掌搓热,然后分别搓摩老年人足心涌泉穴,此法有保健作用,多用于治疗神经衰弱、失眠症等。

(二)穴位按摩

穴位按摩法是在中医基本理论指导下,运用手法作用于人体穴位。通过局部刺激,疏通经络,调动机体抗病能力,达到防病、治病、保健强身的一种技术操作。

1. 常用穴位　①印堂穴:醒脑、祛除头痛、活血通络。②阳白穴:清头明目、祛风泻热。③太阳穴:解除疲劳、振奋精神、镇痛醒脑。④迎香穴:祛风通窍、理气止痛。⑤合谷穴:调经气、和胃腑、平复呃逆、补气固脱、益气回阳、补气安神。⑥百会穴:调节机体阴阳平衡、醒脑开窍、安神定志、升阳举陷、通督定痫。⑦涌泉穴:散热生气。⑧手三里:润化脾燥、生发脾气、通经活络、清热明目、调理肠胃。⑨足三里:调理脾胃、补中益气、通经活络、疏风化湿、扶正祛邪。⑩水沟穴:急救晕厥要穴。⑪天枢穴:益气健脾。⑫委中穴:行气镇痛。⑬内关穴:保护心脏。⑭尺泽穴:散热去痛。⑮期门穴、中脘穴:疏肝理气、健脾和胃。

2. 功效　通过局部刺激进行穴位按摩,疏通经络,达到调节阴阳、补虚泻实、消积除满、舒经活血的目的,具有止逆、止吐、镇痛等功效。

3. 注意事项

(1)操作前修剪指甲,以防损伤老年人皮肤。

(2)根据症状、发病部位、年龄及耐受性,选用适宜的手法和刺激强度进行按摩,手法运用正确,压力、频率、摆动幅度均匀,动作灵活,时间合理。

(3)在行腹部、腰部按摩前,需让老年人排空大、小便。

(4)操作过程中若有不适,应及时调整手法或停止操作,以防止发生意外。

(5)凡各种出血性疾病、感染、急性传染病、皮肤破损及瘢痕处、骨折早期等不应按摩。

第三节　老年人常见疾病按摩养生

中医按摩法是以中医学的脏腑、经络学说为理论基础,结合西医的解剖和病理诊断,用手法或指法作用于人体体表的特定部位以调节机体生理、病理状况,达到理疗目的的方法。本节主要结合老年人群常见疾病的症状及体征,进行穴位按摩、养生指导。

一、头痛

1. 分类　可分为感冒头痛、神经衰弱头痛、劳累焦虑头痛、血管性头痛。

2. 按摩手法　①养老护理员双手掌指及指间关节微屈，以指端或指面着力，从老年人前发际始向后至头顶部施梳理法 30～40 遍。②养老护理员双手拇指置于老年人眉弓、太阳、风池等穴点揉各 1 min。③养老护理员双手掌由老年人耳后向枕后掌推 1～2 min。④养老护理员双手十指散开，叩打老年人头皮 1～2 min。⑤养老护理员双手交替揪提老年人头发，牵动头皮一揪一松，反复 3～5 遍。一侧偏头痛、太阳穴痛，可于痛处着重增加手法强度，点按该侧天窗穴、天容穴、完骨穴。⑥枕部、头顶部头痛，点按风池穴、风府穴。⑦前额、眼眶痛，点按攒竹穴、鱼腰穴并配合点按双侧合谷穴。

3. 注意事项　①与老年人沟通，取得配合。②头痛出现时即可施治，一遍效果不佳，可连续或间隙操作数遍。③原因不明的头痛，伴有恶心、呕吐、意识障碍等症状，应及时就医。

二、落枕

1. 症状　一侧颈部肌肉痉挛变硬，局部疼痛，压痛，活动受限。严重时整个肩部都有疼痛感，每以晨起时始发。

2. 按摩手法　①老年人取坐位，也可以健侧上肢施术。②养老护理员点按老年人患侧风池穴、肩井穴，以酸胀感为度。③养老护理员捏拿老年人患部肌肉，并配合弹拨 2～5 min，以老年人耐受为度，使局部组织放松。在患处施摩、擦、揉等手法，使局部有热感，疼痛减轻。④养老护理员以拇指点按老年人缺盆穴（患侧），余四指在斜方肌后方相应用力，随之向上捏拿数次。⑤嘱老年人做颈部的前屈、后伸及环转活动十数次。

3. 注意事项　①与老年人沟通，取得配合。②注意纠正老年人睡眠姿势及枕头高度。③避免受凉，可用热毛巾做局部热敷。

三、颈椎病

1. 症状及体征　颈部甚至肩背部有酸胀、沉重等不适感，经常有落枕的表现，也可伴有一侧上肢及手指麻木，严重者可伴有肌肉萎缩或无力，经医院检查颈椎有退行性变或确诊颈椎病。

2. 按摩手法　①老年人取坐位或仰卧位，养老护理员施术于老年人颈部患处，揉摩 1～2 min。如有条索、硬结，于局部指揉并弹拨 1 min。②间插推法：养老护理员点按老年人双侧风池、肩井、缺盆各穴 1 min。若老年人出现患指麻窜感时，重点捏拿、弹拨及揉颈外侧的前、中斜角肌。如伴有头痛，加点按该侧完骨穴、风池穴。

3. 注意事项　①与老年人沟通，取得配合。②操作时以老年人能耐受为度。③要坚持操作，每天 1～2 次。④有条件的可自行进一步做牵引治疗。

四、肩周炎

1. 症状及体征　患肩疼痛，尤以夜间为重，甚至影响睡眠，肩关节活动不同程度的受限，病久可出现肩部肌肉萎缩。

2. 按摩手法　①老年人取坐位，也可以健侧上肢施术。②养老护理员掌揉老年人患肩 1 ~ 2 min，捏拿老年人斜方肌与腋窝前后的胸大肌以及大、小圆肌各十余次。③养老护理员点揉老年人患肩各疼痛点各 1 min，并施以弹拨手法，力量以老年人耐受为度。④养老护理员点按老年人肩井、肩髃髎、肩贞各穴 1 min。沿肩关节向前臂做捏、拿、揉手法各 10 遍。⑤养老护理员在老年人肩关节周围捶叩 1 ~ 2 min。患侧上肢做上举、外展、后伸及环行绕动十余遍。

3. 注意事项　①与老年人沟通，取得配合。②治疗期间注意患肩的保暖，避免负重。③可配合热敷、理疗及针灸等疗法。

五、腰痛

1. 症状及体征　腰部酸、沉、胀、痛等不适感，以夜间较重，腰部活动受限程度不等，局部可触及压痛点，以及条索、硬结。

2. 按摩手法　①老年人取坐位，养老护理员手握空拳在老年人患处大面积捶叩 1 ~ 2 min。②养老护理员在老年人疼痛处掌揉及点按各 1 min，并沿脊柱两侧向下至臂部掌推十余遍，以有热感为度。对于有条索、硬结处，要着重采用弹拨手法十余次，并配合点按、捏揉，手法力量稍重，以耐受为度。③养老护理员两手拇指分别按压老年人同侧肾俞、大肠俞、环跳、委中、悬钟等穴，以酸胀为度，并进行腰部的前屈、后伸、侧屈及环转等活动各十余遍。

3. 注意事项　①与老年人沟通，取得配合。②操作时应由轻到重的进行。③在进行腰痛的按摩时，应根据老年人病情进行。

六、岔气

1. 症状及体征　胸、背部突然出现一种强烈的不适感，疼痛，转侧受限，不敢咳嗽和深呼吸，局部肌肉紧张并有压痛。胸、背外观无异常发现。

2. 按摩手法　①养老护理员在老年人疼痛处掌揉 1 ~ 2 min，疼痛处轻叩 1 min。②养老护理员按压老年人内关、臂中、阳陵泉等穴各 1 min，以酸胀为度，并配合深吸气。③嘱老年人做扩胸、缩胸动作 20 次。

3. 注意事项　①与老年人沟通，取得配合。②避免老年人在不良姿势下转体、运动。③避免老年人负重，适当休息。④可配合热敷等疗法。

七、腓肠肌痉挛

1. 症状及体征　多在睡眠中出现小腿肌肉突然痉挛样疼痛，局部隆起，下肢不敢伸直，老年人易从睡眠中痛醒。

2. 按摩手法　①老年人坐位，可在发作时自行施术。②养老护理员将老年人踝关节背屈，同时用手向上用力扳动足趾，抽筋疼痛即可缓解。③养老护理员捏拿老年人小腿后侧肌肉 5 ~ 10 次，并用手掌自腘窝向足跟方向做推法 5 ~ 10 次。④养老护理员用拇指

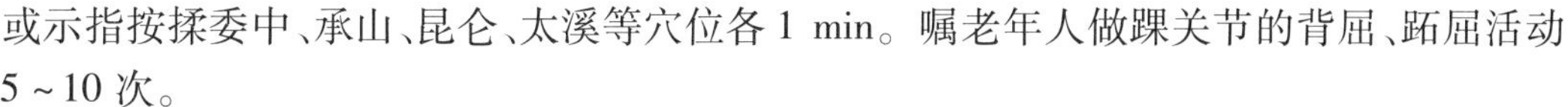

或示指按揉委中、承山、昆仑、太溪等穴位各 1 min。嘱老年人做踝关节的背屈、跖屈活动 5 ~ 10 次。

3. 注意事项　①与老年人沟通，取得配合。②适当活动，改善腿部血液循环，避免过度疲劳。③睡眠时可用暖水袋热敷小腿部，防止受凉。

八、失眠症

1. 症状及体征　入睡困难，心烦意躁，即使入睡也睡不实，多梦，易醒；久之伴有头昏、头痛、乏力、注意力不集中、记忆力减退等。

2. 按摩手法　①老年人床上取仰卧位，养老护理员双手掌指及指间关节微屈，以指端或指面着力，从老年人前发际开始向后至头顶部梳理 20 ~ 30 遍。②养老护理员双手十指散开，轻叩老年人头皮 1 ~ 2 min。嘱老年人闭目，以示指中节着力，由重而轻推擦眉弓，配合默念 100 次。③养老护理员点揉老年人中脘、关元、气海等穴各 1 min，并用轻手法旋推腹部，配合呼吸 100 次。以上手法反复操作 3 ~ 5 次。

3. 注意事项　①与老年人沟通，取得配合。②睡觉前用热水泡脚。③可根据老年人喜好播放轻松的音乐。

九、牙痛

1. 症状及体征　牙及面部疼痛，可伴有牙龈红肿，影响正常咀嚼。

2. 按摩手法　①养老护理员点按老年人合谷穴（下牙痛）1 min，力量由轻渐重。②养老护理员点按老年人下关、颊车穴（上牙痛）1 min，并配合指揉。③养老护理员按揉老年人双侧太阳、颧髎穴各 1 min，并做上下牙齿叩击 100 次，力量由轻渐重，以耐受为度。

3. 注意事项　①与老年人沟通，取得配合。②勤用盐水漱口。③少吃糖类食品。

十、呃逆

呃逆，又称膈肌痉挛。

1. 症状及体征　突然发作，呃逆声连续不断，以至影响说话、吃饭及睡眠。

2. 按摩手法　①养老护理员用掌根沿老年人胸腹部方向横行推摩 20 ~ 30 次。②养老护理员按压老年人中脘、内关、足三里、梁丘、支沟等穴各 1 min，配合老年人呼吸，即吸气时向下按压，呼气时停止不动，保持压力。以上手法反复操作 3 ~ 5 次。

3. 注意事项　①与老年人沟通，取得配合。②避免饭后当风、饮食过急等不良习惯。③可配合中药及针灸治疗。

（吴小艳　鲁振玲）

第十章 老年人临终关怀

学习目标

◆知识目标:理解临终老年人的心理与生理变化,分析为临终老年人提供心理护理的方法。

◆技能目标:有效与临终老年人家属进行沟通,有效为丧偶老年人进行哀伤疗护。

◆素质目标:培养正确的生死观,尊重、理解老年人及其家属的状态,对临终老年人保持积极健康的心理状态。

第一节 临终关怀与死亡教育

临终关怀(hospice care)又称善终服务、安宁照顾等。临终关怀是向临终者及其家属提供的一种全面的照料,包括生理、心理、社会等方面,使临终者的生命得到尊重,症状得到控制,生命质量得到提高,家属的身心健康得到维护和增强,使临终者在临终时能够无痛苦、安宁、舒适地走完人生的最后旅程。目前,世界上对临终的时限范围无统一的界定标准,但一般认为:临终是由各种疾病末期、肿瘤晚期或意外事故造成人体主要器官的生理功能趋于衰竭、生命活动趋于终止。

一、临终关怀的意义

1. 以维护尊严为宗旨,提高临终生活质量　临终关怀是满足"老能善终"的最好举措。对临终老年人来讲,治愈希望已十分渺茫,最需要身体舒适、控制疼痛、生活护理和心理支持。照护目标也由以治疗为主转为以对症处理和护理照顾为主,让临终老年人在有限时间内,提高生活质量。

2. 安抚亲友,解决老年人家庭照料的困难　临终关怀是解决临终老年人家庭照料困难的重要途径。临终关怀将家庭成员的工作转移到社会。社会化的老年人照顾，对于一些家庭，特别是低收入家庭，临终关怀可以让老年人走得更安详，让临终家属摆脱沉重的医疗负担和心理枷锁，使他们更好地投身到事业中去，免受社会谴责。

3. 节约费用，优化利用医疗资源　临终关怀为节约医疗资源、有效利用有限的资源提供了可能。临终关怀不追求猛烈的、可能给老年人增添痛苦的或无意义的治疗，对于那些身患不治之症且救治无效的老年人来说，接受临终关怀服务可以减少大量的甚至是巨额的医疗费用，如果将这些高额费用转移到其他有希望救助的老年人身上，它将发挥更大的价值。同时综合医院内的专科病房或病区，不仅可解决目前大多医院利用率不足、造成资源闲置、浪费的问题，又可以综合利用医院现有的医护人员和仪器设备。

4. 转变观念，真正体现人道主义精神　临终关怀不仅是社会发展与人口老龄化的需要，也是人类文明发展的标志。一方面，无论是临终老年人、家属还是照护人员都要转变对死亡的传统观念。护理员要通过护理工作使临终老年人坦然对待死亡，接受死亡，并和他们共同面对死亡。另一方面，承认医治对某些濒死老年人来说是无效的客观现实，通过临终关怀来替代医疗资源的无谓消耗，合理分配、利用有限的医疗资源，以保证医疗卫生服务的公平性和可及性，从实质上体现了对老年人及大多数人真正意义上的人道主义精神。

二、老年人对待死亡的心理类型

老年人对待死亡的态度受许多因素的影响，如文化程度、社会地位、宗教信仰、心理成熟程度、年龄、性格、身体状况、经济状况等。

1. 理智型　此类老年人意识到死亡即将来临时，能从容地面对死亡，并在临终前安排好自己的工作、家庭事务。这类老年人一般文化程度较高，心理成熟程度也较高，能比较镇定地对待死亡，能意识到死亡对配偶、子女和朋友来说是最大的生活事件，因而总尽量避免自己的死亡给亲友带来太多的痛苦和其他影响。他们往往在精神还好时，就已经认真地写好了遗嘱，交代自己遗体的处理或器官（如角膜）捐赠等事宜。

2. 积极应对型　此类老年人有强烈的生存意识，能认识到死亡首先取决于生物学因素，但也能意识到意志对死亡的作用。因此，能用顽强的意志与病魔作斗争，如忍受病痛折磨，寻找各种治疗方法以赢得生机。这类老年人大多属于低龄老年人，还有很强的斗志和毅力。

3. 接受型　这类老年人分为两种表现，一种是无可奈何地接受死亡的事实，如有些农村老年人一到60岁，子女就开始为其作后事准备（做棺木等）。对此，老年人们常私下议论："儿女们已开始准备送我们下世了。"但也只能沉默，无可奈何地接受。另一种老年人把此事看得很正常，多是信仰某种宗教。因此，他们会亲自过问后事准备，甚至做棺木的寿材也要亲自看着买，墓地也要亲自看着修，担心别人办不好。

4. 恐惧型　此类老年人极端害怕死亡，一般都有较好的社会地位、经济条件和良好的家庭关系。他们期待或向往着能在老年享受天伦之乐，看到子女成家立业、兴旺发达。此类老年人往往表现为不惜代价，冥思苦想，全神贯注于自己机体的功能，喜欢服用一些滋补、保健药品,千方百计地延长生命。

5. 解脱型　此类老年人大多有着极大的生理、心理问题。可能是家境穷困、饥寒交迫、衣食无着,或者身患绝症、病魔缠身,极度痛苦。他们对生活已毫无兴趣,觉得活着是一种痛苦,因而希望早些了结人生。

6. 无所谓型　有的老年人不理会死亡,对死亡持无所谓的态度。

三、老年人的死亡教育

1. 克服怯懦思想　在临终老年人中,自杀的本身就是怯懦的表现,从一定意义上讲,生比死更有意义。

2. 正确地对待疾病　疾病是人类的敌人,它危及人类的健康和生存。和疾病作斗争,在某种意义上是和死亡作斗争。积极的心理活动有利于提高人的免疫功能,良好的情绪、乐观的态度和充足的信心是战胜疾病的良药。

3. 树立正确的生命观　任何人都不是为了等待死亡而来到这个世界上的。生活、学习、工作、娱乐才构成了人生的意义。唯物主义的观点认为,生命有尽头,可以使人们认识到个人的局限性,从而思考怎样去追求自己的理想,怎样去度过自己的岁月。从这个意义上说,对"死"的思考,实际上是对"人生"的思考。

4. 心理上对死亡做好充分的准备　当人们步入老年期以后,面临的是走向人生的终点——死亡。怎样尽量使人生剩余的时间过得有意义,认识和尊重临终的生命价值,对于临终的老年人来说是非常重要的,也是死亡教育的真谛所在。

对老年人进行死亡教育的重点在于了解他们的文化素养和宗教背景,其原先对死亡有什么看法,现面对死亡的情况下,最恐惧、担心、忧虑的究竟是什么。根据他们的有关情况,帮助其解决对死亡的焦虑、恐惧和各种思想负担,使其能坦然面对可能的死亡。因此,要根据老年人不同的年龄、性格、职业、家庭背景等因人而异地开展死亡教育。

课后习题

1. [判断题]大家都忌讳死亡这个话题,所以死亡教育没有意义。(　　)

2. [单选题]有关临终关怀的概念,下述错误的是(　　)。

A. 以延长临终老年人生存时间为重点　　B. 以提高临终老年人生命质量为目的

C. 给予临终老年人心理方面的支持　　D. 为临终老年人提供生理方面的照顾

3. [单选题]临终关怀的内容,正确的是(　　)。

A. 虽然临终老年人的病情很重,但仍要大剂量针对性的积极治疗为主

B. 尽可能地减少临终老年人的治疗费用

C. 组织各种丰富的体育活动,以提高临终老年人的生活质量

D. 解决临终老年人生理、心理上的需求

参考答案:1. ×　2. A　3. D

第二节 临终老年人的心理变化与护理

刘奶奶,68岁,曾是大学教授。丈夫已经去世数年,独自生活。最近查出晚期鼻咽癌。知道病情后,刘大妈整日足不出户、郁郁寡欢,说害怕见到熟人问自己的近况,还说因为化疗,头发也没了,不好见人。如果让她出门还不如让她现在就死。无奈之余,女儿只好在每天傍晚时和她一块去外面散步。可刘大妈每次都极不情愿,还常常唉声叹气。女儿一再劝说,让其调整心情,好好配合医生进行治疗。刘大妈觉得孩子说的有道理,也想调整好心情,可总控制不住地胡思乱想。

请思考:①刘奶奶的状况究竟是怎么回事?②应如何对刘奶奶进行护理?

一、临终老年人的心理变化

美国医学博士布勒-罗斯将临终者的心理、行为反应过程分为五个阶段,即否认期、愤怒期、协议期、抑郁期与接受期。

1. 否认期　当得知面临死亡时,老年人常没有思想准备,拒绝接受自己即将死亡的事实,持消极否认态度。心理反应为“不,不可能,不会是我!一定是搞错了!”。继而会四处求医,怀着侥幸的心理,希望是误诊。此期持续时间因人而异,大部分人能很快度过,也有些人会持续否认直至死亡。

2. 愤怒期　已知病情预后不佳,但不能理解这种结论,认为世界对自己不公,心里很委屈,愤怒。通常会产生生气、愤怒、怨恨等不良情绪。进而转变为看待任何人、事不顺眼,心理不平衡,爱发怒并常迁怒于周围的人。

3. 协议期　经过前面两阶段后开始考虑如何正视疾病,并会主动与专业人员和家属沟通,希望尽可能地延长生命,以完成未尽心愿。希望奇迹发生,出现诸如:“如果能让我好起来,我一定……”等想法。处于此阶段者能冷静看待自己的疾病,对人变得非常和善、宽容,对病情抱有一线希望,能积极配合治疗。

4. 抑郁期　病情进一步加剧,治愈已经没有希望,就会产生很强烈的挫败感,出现情绪低落、消沉、退缩、悲伤、沉默、哭泣等举止,甚至有轻生的念头。常要求会见亲朋好友,希望有喜爱的人陪伴,并开始思考未尽事宜,包括交代后事。

5. 接受期　此时,对死亡已有心理准备和应对能力,对于诸多事情均已做好安排,情

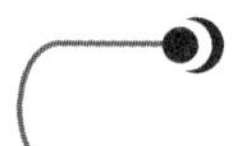

绪会相对平静、安详。但由于此时处于生命结束期,无论是精神和肉体都处于极度疲劳和衰弱状况，会经常出现嗜睡状态,情感减退,静待死亡的来临。

在这几个阶段,临终者始终有恐惧情绪。恐惧的原因主要有两个:一是对死亡事情未知引发的恐惧;二是与亲人分离。此时,护理员应该帮助老年人理解生死的必然性,树立死亡是不可抗拒的、生命的意义在于质量的好坏等意识;耐心、真诚地倾听,坦诚温和地回答,使老年人感受到护理员始终和他(她)在一起,没有被人抛弃。此外,为家属创造更多的陪护机会和条件,尽最大可能地让老年人感受到亲情与轻松。

二、临终老年人的心理护理

心理护理是临终老年人护理的重点。给予老年人心理支持和精神慰藉,可以采取以下措施。

1. 否认期临终老年人的护理

(1)真诚且坦诚:护理员应真诚、忠实,不要揭穿老年人的防卫机制、也不要欺骗老年人,让老年人告诉你他所知道的情况,坦诚温和地回答其对病情的询问,且注意医护人员对老年人病情表述的一致性。

(2)陪伴与倾听:常陪伴老年人身旁、仔细倾听、适当表达同情。让老年人知道你愿意和他(她)讨论他(她)所关心的问题,更重要的是让老年人感到没有被抛弃,而是时刻被关心。此期尤其要争取家属合作,密切观察防止自杀等行为发生。

(3)沟通并引导:在与老年人的沟通中,护理员要注意自己的言行。尽量使用对方的话,在交谈中因势利导、循循善诱,提升其面对疾病的承受能力,使老年人逐步面对现实。

2. 愤怒期临终老年人的护理

(1)理解与忍让:对临终老年人的“愤怒”应看成正常适应性反应,是一种求生无望的表现。要谅解、宽容老年人,并做好老年人家属的思想工作,对于老年人不礼貌的言行应忍让克制,还要注意预防过激行为引发的恶性事件,切不可以“愤怒”回击愤怒。

(2)耐心倾听并疏导:照护人员一定要有爱心,耐心倾听其心声,使其郁闷情绪及时得到释放。积极创造条件让老年人自由发泄内心的忧愁、不满、恐惧。照护人员要安抚、疏导老年人,让其倾诉内心的忧虑和恐惧,这样对老年人有益。

3. 协议期临终老年人的护理

(1)指导与呵护:处于这一时期的老年人对治疗是积极的。因其抱有希望,护理员应当给予指导和关心,加强护理,要用语言、行动表达对老年人的关心与呵护,使其更好地配合治疗,以减轻痛苦,控制症状,并加强安全防护。

(2)观察与满足:老年人的协议行为可能是私下进行的,应该注意观察。在交谈中,应鼓励老年人说出内心的感受,尊重老年人的信仰,应尽可能地满足老年人的需要,即使难以实现,可采取延缓回答或迂回战术,作出积极护理的姿态,满足老年人求生的欲望。

4. 抑郁期临终老年人的护理

(1)同情与鼓励:此期是临终老年人心理非常痛苦的时期。护理员应多给予同情和照顾,经常陪伴老年人,鼓励老年人表达自己的意见和感情,允许其用不同的方式宣泄情感,如忧伤、哭泣等。

(2)给予支持:鼓励和支持老年人,增加其希望感。尽量满足老年人的合理要求,安排亲朋好友见面、相聚,并尽量让家属陪伴在身旁。

(3)清洁照护:若老年人因心情忧郁而忽视个人清洁卫生,护理员应协助和鼓励老年人保持身体的清洁与舒适,尽量给老年人带来快乐。此期,应特别注意了解老年人最关心的事宜并尽量予以解决。

(4)预防自杀:耐心细致观察,注意安全,预防老年人的自杀倾向。

5. 接受期临终老年人的护理

(1)减轻痛苦:此期老年人需要更安静、舒适的环境和气氛。同时,应尽量减轻疾病带来的痛苦,使老年人平静地度过人生的最后阶段。

(2)尊重与陪伴:护理员要帮助老年人完成其未尽心愿和事项,要为家属陪伴创造条件,要善于从言语和非言语的表达中了解老年人的真正需求,尽可能地满足他们的需求。只要老年人意识清醒,就应尊重他们的意见和日常生活习惯,让其有更多的自由。

此外,还应该注意在过程中使用触摸、眼神交流等技巧。触摸是大部分临终者愿意接受的一种方法。在护理过程中,针对不同情况,可以轻轻抚摸临终老年人的手、胳膊、额头及胸、腹、背部,抚摸时动作要轻柔,手部的温度要适宜。通过对老年人触摸能获得他们的信赖,减轻其孤独感和恐惧感,增强老年人的安全感和温暖感。对虚弱、无法言语、交谈或听觉障碍的老年人,可通过表情、眼神、手势表达理解和爱,并以熟练的操作取得老年人的信赖和配合。

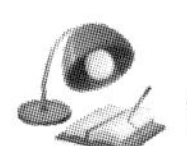

课后习题

1.[单选题]临终老年人怨天尤人,责怪命运不公,迁怒于他人,属于(　　)。

A. 否认期　　B. 愤怒期　　C. 协议期　　D. 抑郁期

2.[单选题]临终老年人最早出现的心理反应期是(　　)。

A. 否认期　　B. 愤怒期　　C. 协议期　　D. 抑郁期

3.[单选题]对濒死期老年人的心理护理,下列不妥的是(　　)。

A. 理解老年人的心理需求　　B. 对老年人攻击行为应无声地接受

C. 尽量满足老年人的意愿　　D. 对老年人否认期的言行应好心矫正

参考答案:1. B　2. A　3. D

第三节　临终老年人的常见症状与护理

曾奶奶，今年88岁。入住养老机构已3年，口腔癌终末期，自我感觉疼痛明显，但服药依从性较差。

请思考：应该怎么照护曾奶奶？过程中需要注意什么？

一、临终老年人的常见症状

各种疾病末期、肿瘤晚期均会导致人体细胞、组织新陈代谢严重下降和脏器功能日益衰竭。临终老年人的症状和体征是随着病情发展而逐步增加的，因病因不同而有差异的。大多数临终者最初的生理改变，诸如苍白、无力、出汗、心慌、恶心、胃肠不适、体重减轻等症状，并逐渐发生以下一系列变化并逐渐加重。

1. 皮肤变化　随着死亡临近，老年人皮肤变得苍白，温度下降。脸部外观改变呈希氏面容（面肌消瘦、面部呈铅灰色、眼眶凹陷、双眼半睁半闭、下颌下垂、嘴微张），面部肌肉松弛，双颊无力，随着呼吸的起伏面部肌肉呈现鼓起和凹陷。

2. 感觉减退　视力逐渐消失，老年人会本能地转向光亮方向，双眼半睁开，目光呆滞。死亡来临时，瞳孔固定，对光反射消失；语言表达逐渐困难、混乱或失去理智，最终丧失表达能力。听力保存时间最长，是最后丧失的感觉。

3. 肌肉松弛，肌张力降低　表现为吞咽困难；无法维持良好舒适的功能体位，肢体软弱无力，不能进行自主躯体活动，四肢腱反射消失。

4. 呼吸功能障碍　呼吸功能减退，频率由快变慢，呼吸不规律；出现潮式呼吸、张口呼吸等，最终呼吸停止。由于分泌物在支气管内潴留，伴有痰鸣音。

5. 中枢神经系统变化　老年人的意识逐渐消失，可表现为嗜睡、意识模糊、昏睡、昏迷等，各种反射和痛觉逐渐消失。由于缺氧，老年人可出现烦躁不安。

6. 循环衰竭　脉搏跳动快而不规则，桡动脉搏动逐渐减弱，血压降低。后期，临终老年人体温可升高，但皮肤湿冷，体表发凉。

7. 消化和泌尿系统功能紊乱　出现呃逆、恶心、呕吐、食欲减退、腹胀、便秘或腹泻，体重下降。肛门外括约肌松弛，可出现大便失禁。可出现膀胱膨胀，尿潴留，或由于括约肌松弛，出现尿失禁。

8. 疼痛　疼痛是癌症老年人最常见、最难以忍受的症状之一，其发生率在新诊断老年人中约为25%，在晚期老年人中为60%～80%，严重地影响了临终老年人的疾病康复及整体治疗体验。目前,控制癌症临终老年人的疼痛仍以三阶梯镇痛治疗为主,但镇痛剂存在成瘾性、耐药性等不良反应。

9. 癌因性疲乏　癌因性疲乏(cancer-related-fatigue,CRF)是一种痛苦的、持续的、主观上的疲惫感或乏力感,与近期活动量及活动强度不成比例,与癌症或癌症治疗有关,并常伴有功能障碍。癌因性疲乏可表现为虚弱、全身衰退、嗜睡、疲劳等症状,不仅会加重病情,还会增加经济负担,降低临终老年人的生活质量。

二、临终老年人的症状护理

对临终老年人进行身体的护理旨在减少其痛苦,增加舒适程度。为此,要针对老年人状况制定临终护理计划,做好基础护理和生活照料。

1. 设置安宁病房　临终是生命的特殊阶段,要为老年人提供单间病房,应为临终老年人创造舒适安静的病房环境,增加与家人团聚的机会,减少干扰。保持环境的安静、整洁、舒适,空气新鲜,床单位做到清洁、平整、干燥,室内温暖,保持一定温度,有满足临终老年人一定娱乐活动的设施,如棋牌类、电视、广播等。

2. 全方位基础护理和生活照料　临终老年人身体各器官功能衰竭,机体抵抗力下降,并发症多,要提供高质量的护理让老年人感到舒适,协助满足饮食、排泄、睡眠等生存的最基本需要,做好皮肤、口腔护理,预防压疮,保持身体的完整形态和预防感染。补充高质量营养,不能进食者可静脉补充营养。

(1)生命体征监测及皮肤护理:定时、按需监测生命体征,观察皮肤颜色及肢体温度变化;按时、按需及时进行身体清洁,做好头发、颜面、口腔、皮肤护理,预防压疮,身体受压部位、易出汗处、会阴部和足部要保持清洁,无异味,保持身体的完整形态和预防感染,并根据需要更换敷料和衣物。临终期迁延较长,体内脂肪消耗过多的临终老年人,应采用气垫床。

(2)口腔及饮食护理:对一般临终老年人要强调定时定量,早饭吃好、午饭吃饱、晚饭吃少,对于患有胆胰疾病的老年人,饭量过多易引起急性发作,因此要特别注意,既要保证足够能量摄入,又要防止摄入过多;对不能自主进餐的老年人要协助或喂食。在调理膳食结构上,各种营养素要齐全,搭配合理,蛋白质、脂肪和碳水化合物要符合老年人所需,考虑老年人饮食习惯、咀嚼能力、消化能力及各种疾病对营养和各种食物的需要。补充高质量营养,不能进食者可静脉补充营养。

3. 症状护理

(1)若临终老年人存在疼痛症状:遵医嘱使用镇痛剂,规律、足量使用药物,而且预防性使用比治疗性镇痛的效果更好。对无法口服镇痛剂者,可选用皮肤贴片、舌下含化、静脉或肌内注射等方法给予镇痛剂。除镇痛剂外,还可采用其他方法缓解疼痛,如音乐疗法、注意力分散法、自我暗示法、针灸法等。注意评估镇痛后的效果,同时注意观察镇痛剂的不良反应,如恶心、呕吐、便秘和尿潴留,以及最严重的不良反应——呼吸抑制等。

(2)若临终老年人存在恶心、呕吐症状:应及时清理呕吐物,更换床单。避免不良刺激;出现前驱症状时,立即协助临终老年人侧卧或是坐起,防止呕吐物误吸;呕吐后协助

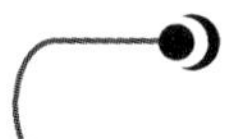

临终老年人漱口，清洁口腔；剧烈呕吐时暂时禁食；安抚临终老年人，分散注意力，缓解其紧张、焦虑情绪。

(3)若临终老年人存在谵妄症状：应避免刺激。遵医嘱使用镇静剂，并观察其不良反应，如呼吸抑制等。尽量避免使用约束用具，以免加重临终老年人的恐惧感和不适感。注意保护临终老年人，避免发生意外跌倒或是坠床；鼓励亲友家属陪伴，做好临终老年人安抚工作。

(4)若临终老年人存在严重出血症状：呕血、咯血者，头应偏向一侧，防止窒息，出血严重者予以禁食；用深色毛巾擦去血迹，防止鲜血刺激家属和临终老年人，引起恐惧；及时清理口鼻、呼吸道残留的血液。密切观察临终老年人的生命体征，如脉搏、血压、呼吸的变化；做好家属解释安抚工作，使家属做好思想准备。

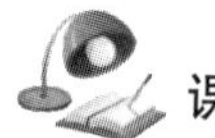

课后习题

1. [判断题]对临终老年人的轻抚触摸，可以增加临终老年人的安全感。(　　)
2. [判断题]癌性疼痛应在无法忍受时用镇痛剂。(　　)
3. [判断题]谵妄的临终老年人易发生意外，应首选约束带进行约束。(　　)

参考答案:1. √　2. ×　3. ×

第四节　临终老年人家属的心理变化及护理

赵爷爷，今年75岁，膀胱癌终末期，有一儿子，常年在外地打工，赵爷爷无人照料，送入养老机构，于昨日在机构去世，通知家属后，家属以最快速度赶来。

请思考：应该怎么与赵爷爷的儿子沟通？

一、临终老年人家属的心理变化

一般情况下，临终老年人家属要经历震惊、否认、愤怒、悲伤和接受等几个阶段，而这几个阶段并非都必然发生，且顺序也有可能改变。

1. 震惊与冲击　当人们得知自己的亲人患不治之症后十分惊讶，难以接受既定的事实，想起以往的生活即感慨万千，无限悲痛。这种震惊也会发生在临终老年人故去后的最初阶段。

2. 否认与怀疑　老年人经过一段时间的治疗，病情有时有所缓解，家属这时往往会幻想疾病可以治愈，怀疑医生诊断错了，抱有一线希望而四处求医问药，试图否定医生的诊断和证明。

3. 愤怒与怨恨　当老年人经过治疗不见好转，且日益加重，家属确认医治无望时，就很自然地产生了愤怒、怨恨的情绪。

4. 悲伤与抑郁　当临终老年人家属得知亲人病情已处于治疗无望阶段时，心情会极度悲痛。家属作为主要照顾者，精神上承受巨大压力，还要面临治疗决策、经济负担和个人社会交往受限的考验，极易产生不良情绪。有时老年人死亡后，家属会产生对死者生前没有照顾好，甚至对死者的死亡要负责任等情绪，伴有失落和孤独感。空着的床位，生前的遗物，都能引发家属的悲伤、抑郁情绪。

5. 接受与解脱　认清逝者已逝，一切都已成为过去，逐步解脱，重新寻找新的生活方向，准备过新的生活，重组的过程是渐进的。

二、临终老年人家属的护理

1. 满足家属照顾临终老年人的需要

(1)帮助了解病情：安排家属与临终老年人的主管医生会谈，使家属正确了解临终老年人的病情进展及预后；与家属讨论老年人身心状况的变化。

(2)指导参与照护：让家属参与协助制定照护计划，为家属提供与老年人单独相处的时间和环境，如设立临终单间等。允许家属陪护临终老年人可使临终老年人获得慰藉，减轻孤独感，增强安全感，有利于稳定老年人情绪。教会家属为老年人做力所能及的看护，如翻身、喂水等，使老年人得到心理满足，也使家属在护理过程中得到心理慰藉，同时降低家属在失去亲人之后的悲痛。

(3)协助维持家庭完整性：协助家属安排日常家庭活动，保持家庭的完整性。如与临终老年人共同进餐、读报、看电视、下棋等。

2. 鼓励家属表达情感，提供有效指导，保持身心健康

(1)鼓励表达：护理员积极与家属沟通，建立良好的关系，取得家属的信任，帮助家属接受临终老年人临近死亡的现实。与家属会谈时，提供安静、私密的环境，耐心倾听，鼓励家属说出内心的感受和遇到的困难，积极解释临终老年人生理、心理变化的原因，减少家属的疑虑。

(2)引导宣泄：临终事件会抑制家属自身的身心需求，护理员需运用专业知识，让家属重新认识到自身的需求，并尽可能提供帮助。提供适当的场所和机会让家属宣泄内心的情绪和悲伤，理解和支持家属的失落反应和恐惧紧张的情绪，给予适当安慰，为家属提供最大程度的心理支持。

(3)科学指导：护理员应根据家属需求提供适时的指导、关怀和有效支持，有可能缓解家属所承受的压力，增强其照顾能力和应对资源，促使其选择有效的应对方式，提升其对完成照顾任务的信心，接纳现实，以调适心理，改善对自己目前状况的整体评价，增加幸福感。

3. 开展临终教育，指导家属走出死亡的误区　帮助家属理解生命质量的真正意义，循序渐进地进行死亡教育，理解生与死是不可抗拒的自然规律。消除家属对死亡的恐惧，使家属有一定的心理准备，克服死亡给家属带来的痛苦，引导家属走出死亡的心理误区。使家属能够理性接受现实，坦然面对未来。通过护理员对疾病过程和转归的讲解，多数家属照顾者会逐渐意识到临终老年人已走到生命的最后阶段，也能较平静地接受老年人临终的事实，并开始为老年人离世做一些准备。

4. 做好尸体料理　尸体料理是整体护理的延续，是临终关怀的重要内容。做好尸体料理，不仅是对死者，也是对家属心理的安慰。

临终护理是人类社会的需要，充满同情与爱心的临终护理也是社会发展和进步的标志。家属的心理活动和临终老年人的生命质量密切相关。护理员应提前做好家属的心理工作，及时准确地告知家属临终老年人的情况，让家属接受现实，并且调整好心态，积极配合护理员共同完成对老年人的临终关怀，使老年人安详地走完人生的最后旅程。

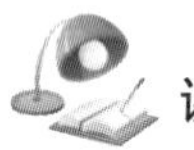

课后习题

1.［单选题］临终老年人家属悲伤的表现不包括（　　）。

A. 情绪感觉方面　　B. 生理知觉方面　　C. 社会支持系统　　D. 认知方面

2.［单选题］对逝者家属的护理不包括（　　）。

A. 对逝者遗物的整理与移交　　B. 态度真诚，表情同情、理解

C. 说明逝者的病情、日常情况及抢救过程　　D. 尸体护理时，请家属在旁以便安慰

3.［判断题］养老护理员和家属可以在临终老年人面前讨论病情。（　　）

4.［判断题］临终老年人家属的主要反应表现为失落与悲哀。（　　）

5.［判断题］老年人死亡后必须由医生明确诊断确认死亡，才能进行尸体料理。（　　）

参考答案：1. C　2. D　3. ×　4. √　5. √

第五节　丧偶老年人的心理变化与护理

案例

吴奶奶，87 岁，和老伴一同进入养老机构养老，突然有一天晕倒后送医，老伴因急性心肌梗死去世，2 个月后，吴奶奶回到机构，天天以泪洗面。

请思考：应该怎么照顾吴奶奶，注意什么？

一、丧偶老年人的心理变化

老年人丧偶后，心理反应一般要经过4个阶段。

1. 承认　很多老年人在得知老伴亡故的消息后，都会表现得麻木不仁，呆若木鸡。这种麻木不仁并不意味情感淡漠，而是情感休克的表现。麻木不仁可以看作是对噩耗的排斥，也是对自己无力驾驭的强烈情感的克制。这个阶段可能持续数小时至一个星期。

2. 内疚　在接受了老伴亡故的消息后，很多老年人会出现内疚、自责的现象。总觉得对不起逝者，甚至认为对方的亡故自己要负主要责任。内疚在所有居丧者中或多或少都存在，只要不太强烈，这一阶段最终会度过的。

3. 怀念　居丧的老年人在强烈的悲哀之情稍稍平息后，又会产生对逝者的深深怀念。这时，在他们的头脑中会反复出现老伴的身影，时而感到失去他(她)之后，自己是多么的孤独。这种状态可能持续数星期甚至数年。

4. 恢复　当居丧的老年人逐渐认识到"人的生、老、病、死是无法抗拒的自然规律，对老伴最好的寄托和思念是保重身体、更好地生活下去"，理智战胜了感情，身心也就能逐渐恢复常态。

二、丧偶老年人的护理

1. 注意休息和营养　丧偶老年人因悲伤压抑等不良心理反应，可能会出现营养失衡、睡眠障碍等。因此，养老护理员要提醒老年人注意适当休息，适当增加睡眠时间，并注意进食含较多蛋白质、维生素等营养素的清淡易消化饮食，如牛奶、鸡蛋、鱼虾等。

2. 自我心理调适　帮助丧偶老年人摆脱负性情绪，可以尝试多种方法。

(1)帮助老年人找到合适的宣泄悲伤的方法：不要让老年人把负面情绪积存在心里，可以建议其把对老伴的眷恋之情用书信或日记的形式写出来，以此抒发心怀并留作永久纪念。

(2)设法转移老年人的注意力：尽管宣泄情绪对身心健康有益，但过度的悲伤会造成人为的精神和身体消耗。因此，可以提倡老年人多参加集体活动，接触外面的世界，只有生活的视野开阔了，精神上的痛苦才能得以缓解。

(3)帮助老年人建立希望：帮助老年人树立"和老伴到另一个世界相聚"的期许，虽然是种单纯的愿望，是不可能实现的，但却可以给老年人充分的精神寄托。

3. 建立新的生活方式　由于老伴的过世，老年人原有的某些生活方式被迫改变。此时，应该帮助老年人调整生活方式，让其与子女、亲友重新建立和谐的依恋关系，使老年人感受到虽然失去了一个亲人，但家庭成员间的温暖与关怀依旧，感到生活的连续性，也有安全感，从而使他们尽快走出丧偶的阴影，投入新生活。

4. 心理咨询和心理督导　对于重要亲人的临终离世，丧偶老年人所受到的巨大打击是不言而喻的。如果通过各种自行调节方式仍然无法排解强烈的悲伤心情，甚至影响到自身的日常生活和功能时，应到专业的心理治疗中心进行心理咨询和心理督导，并根据医生的诊治酌情辅以药物治疗。

5. 寻求家庭社会支持　个人的力量是有限的，他人的援助可以使个体的潜能无限增长。所以要让丧偶老年人学会寻求和利用家庭社会支持系统所能提供的支持和帮助，从而使他们尽快走出丧偶的阴影，勇敢地挑起社会和家庭的重担，迎着火红的夕阳，坚强、乐观地生活下去，投入新的生活。

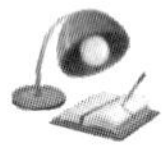

课后习题

[单选题]丧偶老年人的心理状态不包括(　　)。

A. 麻木　　B. 怀念　　C. 内疚　　D. 放弃

参考答案：D

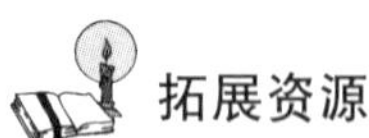

拓展资源

微课

（付　瑶　孟李雪）

参考文献

[1]杨涵墨. 中国人口老龄化新趋势及老年人口新特征[J]. 人口研究,2022,46(5):104-116.

[2]国务院. 关于印发“十四五”国家老龄事业发展和养老服务体系规划的通知[EB/OL]. (2022-02-21)[2023-03-31]. https://www.gov.cn/zhengce/content/2022-02/21/content_5674844.html.

[3]肖建英,姜土生,青秋蓉,等. 中国养老护理员职业能力提升路径——基于养老照护工作的科学性、技术性、服务性、社会性视角[J]. 中国老年学杂志,2019,39(8):2034-2038.

[4]国务院办公厅. 中华人民共和国劳动和社会保障部令[EB/OL]. (2000-03-16)[2023-10-21]https://www.gov.cn/gongbao/content/2000/content_60388.html.

[5]中华人民共和国人力资源和社会保障部. 人社部拟分批发布职业资格清理结果[EB/OL]. (2012-05-11)[2024-3-21]. https://www.mohrss.gov.cn/SYrlzyhshbzb/dongtaixinwen/buneiyaowen/201205/t20120511_94975.html.

[6]国家职业分类大典修订工作委员会. 中华人民共和国职业分类大典[M]. 2015 版. 北京:中国劳动社会保障出版社,2015.

[7]国务院. 国务院关于取消和调整一批行政审批项目等事项的决定[EB/OL]. (2015-03-13)[2023-12-10]. https://www.gov.cn/zhengce/content/2015-03/13/content_9524.html.

[8]专业技术人员管理司. 人力资源社会保障部关于公布国家职业资格目录的通知[EB/OL]. (2017-09-12)[2024-03-26]. https://www.mohrss.gov.cn/xxgk2020/fdzdgknr/zcfg/gfxwj/rcrs/201709/t20170915_277385.html.

[9]民政部办公厅人力资源社会保障部办公厅. 人力资源社会保障部办公厅 民政部办公厅关于颁布养老护理员国家职业技能标准的通知[EB/OL]. (2019-09-25)[2023-12-15]. https://www.mohrss.gov.cn/xxgk2020/fdzdgknr/rcrs_4225/jnrc/202112/t20211227_431378.html.

[10]税务总局民政部国家发展改革委教育部财政部. 全国老龄办关于加强养老服务人才队伍建设的意见[EB/OL]. (2023-12-31)[2024-03-16]. https://www.gov.cn/zhengce/zhengceku/202401/content_6929136.html.

[11]王晓晓,郭清. 基于 CiteSpace 分析近 20 年国内居家养老领域研究热点及发展趋势[J]. 中国老年学杂志,2021,41(16):3536-3540.

[12]蒲新微,孙宏臣. 互助养老模式:现状、优势及发展[J]. 理论探索,2022(2):54-60.

[13]民政部. 养老机构管理办法[EB/OL]. (2020-09-01)[2023-11-20]. https://

www. gov. cn/zhengce/zhengceku/2020-09/19/content_5544761. html.
[14]尤黎明,吴瑛. 内科护理学[M]. 7 版. 北京:人民卫生出版社,2022.
[15]葛均波,徐永健,王辰. 内科学[M]. 9 版. 北京:人民卫生出版社,2018.
[16]王建业. 老年医学[M]. 3 版. 北京:人民卫生出版社,2021.
[17]于卫华,戴夫,潘爱红. "医养结合"老年护理实践指南[M]. 合肥:中国科学技术大学出版社,2018.
[18]郑敏娜,孟磊,苏晗. 老年康复护理[M]. 武汉:华中科技大学出版社,2021.
[19]郑洁皎,高文. 老年病康复指南[M]. 北京:人民卫生出版社,2020.
[20]付敬萍,张卿. 老年心理护理[M]. 武汉:华中科技大学出版社,2020.
[21]宋岳涛. 老年综合评估[M]. 2 版. 北京:中国协和医科大学出版社,2019.
[22]皮红英,张立力. 中国老年医疗照护技能篇(日常生活和活动)[M]. 北京:人民卫生出版社,2017.
[23]胡亦新,余小平. 中国老年医疗照护技能篇(常见疾病和老年综合征)[M]. 北京:人民卫生出版社,2017.
[24]中国老年医学学会高血压分会,北京高血压防治协会,国家老年疾病临床医学研究中心,等. 中国老年高血压管理指南 2023[J]. 中华高血压杂志,2023,31(6):508-538.
[25]中国老年学和老年医学学会. 老年慢性阻塞性肺疾病管理指南[J]. 中西医结合研究,2023,15(3):154-164.